高级卫生专业技术资格考试用书

神经外科学全真模拟试卷与解析

全真模拟试卷

英腾教育高级职称教研组　编写

中国健康传媒集团

中国医药科技出版社

内 容 提 要

根据人力资源和社会保障部、卫健委《关于深化卫生事业单位人事制度改革的实施意见》和《关于加强卫生专业技术职务评聘工作的通知》，高级卫生专业技术资格采取考试和评审结合的办法取得。本书是"高级卫生专业技术资格考试用书"系列之一，紧扣高级卫生专业技术资格考试前沿与新版考纲，包括两个分册："全真模拟试卷"包含题型说明与 6 套高度仿真模拟试卷，其所设题目数量、题型比例分配、难易程度、考核知识点构架均严格模拟真题；"答案解析"为 6 套模拟试卷的全解析版，有助于考生及时检验复习效果，有的放矢地归纳、梳理并记忆考试重点、难点与易错点，主要适用于参加卫生专业技术资格高级职称考试（副高、正高）评审申报人员在最后阶段冲刺备考，顺利通过考核。

图书在版编目（CIP）数据

神经外科学全真模拟试卷与解析/英腾教育高级职称教研组编写 . —北京：中国医药科技出版社，2024.4

高级卫生专业技术资格考试用书

ISBN 978 – 7 – 5214 – 4546 – 6

Ⅰ.①神…　Ⅱ.①英…　Ⅲ.①神经外科学 – 资格考试 – 自学参考资料　Ⅳ.①R651

中国国家版本馆 CIP 数据核字（2024）第 067504 号

美术编辑　陈君杞
责任编辑　高一鹭
版式设计　友全图文

出版　**中国健康传媒集团** | 中国医药科技出版社
地址　北京市海淀区文慧园北路甲 22 号
邮编　100082
电话　发行：010 – 62227427　邮购：010 – 62236938
网址　www. cmstp. com
规格　787mm × 1092mm $^1/_{16}$
印张　10 $^1/_2$
字数　230 千字
版次　2024 年 4 月第 1 版
印次　2024 年 4 月第 1 次印刷
印刷　河北环京美印刷有限公司
经销　全国各地新华书店
书号　ISBN 978 – 7 – 5214 – 4546 – 6
定价　48.00 元

获取新书信息、投稿、为图书纠错，请扫码联系我们。

题型说明

一、单选题：每道试题由 1 个题干和 5 个备选答案组成，题干在前，选项在后。选项 A、B、C、D、E 中只有 1 个为正确答案，其余均为干扰选项。

例：下列关于颈内动脉海绵窦瘘，叙述错误的是

    A. 窦内段颈内动脉因外伤而破裂，多与颅底骨折合并存在

    B. 眼外肌麻痹以动眼神经损害最多

    C. 临床表现可见搏动性突眼

    D. 颈内动脉海绵窦瘘最重要的检查手段是脑血管造影

    E. 颈内动脉海绵窦瘘因外伤引起者占 3/4

    答案：B

    解析：颈内动脉海绵窦瘘，是指海绵窦段的颈内动脉或其分支破裂后与海绵窦形成的异常动静脉交通，导致海绵窦内的压力增高，继而引起眶部、中枢神经系统的相应症状。眼外肌麻痹以展神经损害最多，约占半数；其次是动眼神经，再次为滑车神经。

二、多选题：每道试题由 1 个题干和 5 个备选答案组成，题干在前，选项在后。选项 A、B、C、D、E 中至少有 2 个正确答案。

例：下列脑肿瘤，哪些在大脑半球常见

    A. 脑膜瘤

    B. 胶质瘤

    C. 血管网状细胞瘤

    D. 颅内转移瘤

    E. 畸胎瘤

    答案：ABD

    解析：常见的大脑半球肿瘤有脑膜瘤、胶质瘤、颅内转移瘤。血管网状细胞瘤，又称血管母细胞瘤，是由脑神经和脊神经所产生的一种高度血管分化的良性肿瘤，在脑中，其几乎所有病灶都发生在整个脑部的后下部，也就是小脑（C 选项错误）。畸胎瘤是卵巢生殖细胞肿瘤中常见的一种，来源于生殖细胞（E 选项错误）。

三、共用题干单选题：叙述一个以单一病人或家庭为中心的临床情景，提出 2 ~ 6 个相互独立的问题，问题可随病情的发展逐步增加部分新信息，每个问题只有 1 个正确答案，以考查临床综合能力。答题过程是不可逆的，即进入下一问后不能再返回修改所有前面的答案。

例：男性，50 岁，既往身体健康，近 4 个月出现 2 次肉眼血尿，经 CT 检查发现右肾实质及右肾静脉有实性占位性病变，门诊以"右肾癌及右肾静脉栓塞"收入院。

1. 下列症状存在可能性最小的是

    A. 发热   B. 腹痛

    C. 尿频、尿痛   D. 消瘦

    E. 咳血

    答案：E

    解析：泌尿系肿瘤的典型表现是血尿，主要是无痛性血尿；患者在早期可能肉眼看不到血尿或是间断性出现血尿，但是到后期会越来越明显，血尿可能会进一步发展为尿中出现血块。其他临床表现通常有发热、腹部包块、腹痛、尿频、尿痛、消瘦等。咳血通常为肺部肿瘤及肺结核的临

床表现；肾细胞癌的转移常见于头部、颈部，移行细胞癌常见于躯干和四肢，肺部少见，故泌尿系肿瘤存在咳血症状的可能性小。

2. 该患者同时并发有下腔静脉血栓形成，反映这一情况的体征是

A. 贫血貌

B. 高血压

C. 右上腹肿块

D. 右侧精索静脉曲张

E. 右下肢麻痹

答案：D

解析：下腔静脉血栓形成是比较常见的血栓类型，常见于重大手术、高龄衰弱、高凝状态、血管损伤等情况。具体临床表现如下：①腹水形成；双侧下肢明显水肿，病情加重可以出现双侧下肢温度升高、皮肤溃疡、巨大水疱形成。②腹部、双侧下肢明显胀痛，持续存在；随着疾病的进展，会出现静脉曲张的情况发生，常见于下肢静脉曲张、精索静脉曲张等。③下腔静脉所有属支血管血流减慢、闭塞。

四、案例分析题：每道案例分析题有 3～12 问。每问的备选答案至少 5 个，最多 12 个，正确答案及错误答案的个数不定。考生每选对一个正确答案给 1 个得分点，选错一个扣 1 个得分点，直至扣至本问得分为 0，即不含得负分。案例分析题的答题过程是不可逆的，即进入下一问后不能再返回修改所有前面的答案。

例：患者，女，19 岁。因"突发头痛、右侧肢体无力 10 天"入院。患者 10 天前突然出现左侧额顶部头痛，程度剧烈；右侧肢体无力，跌倒在地，呼之不应；恶心、呕吐，无抽搐。当地医院查头颅 CT 示脑出血合并 SAH。治疗

后神志转清，但言语表达不清，不能理解外人言语。患者 4 个月前发现有"风湿性心脏病"，未服药治疗。1 个月前出现反复高热，无咳嗽、无尿痛，外院应用"青霉素、克林霉素、地塞米松"后好转，停药后又发热。现仍发热，体温 38℃～39℃。查体：心前区闻及收缩期吹风样杂音，未闻及肺部啰音，神志清，感觉性失语，右侧肢体肌力 4 级，右侧巴氏征阳性。脑膜刺激征阴性。血 WBC $11.6 \times 10^9/L$，中性粒细胞百分比 80.2%，肝肾功能、血糖、血脂、电解质正常。凝血四项正常，ESR 89mm/h，ASO 正常。X 线胸片：心影增大。超声心动图示：二尖瓣瓣膜增厚合并中度关闭不全，心包少量积液。

1. 患者经检查后确诊为大脑中动脉瘤，以下最可能的致病原因是

A. 外伤性动脉瘤

B. 先天因素致动脉瘤

C. 细菌性动脉瘤

D. 脑动静脉畸形合并动脉瘤

E. 动脉硬化致动脉瘤

F. 夹层动脉瘤

答案：C

解析：依题意，发热反复发作，至今高热未退，同时伴随风心病、心瓣膜关闭不全与全身感染中毒症状（感染性心内膜炎），怀疑为细菌性动脉瘤。颅内动脉瘤的形成病因目前尚不十分清楚，动脉壁本身的先天性缺陷和（或）后天性损伤与血流动力学因素应是动脉瘤形成、发展和破裂的主要因素；此外，身体的感染性病灶，如细菌性心内膜炎的菌栓脱落流至脑动脉侵蚀动脉壁，形成细菌性动脉瘤。

2. 下列关于细菌性动脉瘤，说法错误的是

A. 细菌性动脉瘤是由于颅内感染所致

B. 细菌性动脉瘤通常位于脑动脉分叉部

C. 细菌性动脉瘤可分为血管内源性和血管外源性

D. 颅内感染性栓子可造成脑梗死

E. 心内膜炎合并细菌性动脉瘤的预后差

F. 80%～90%细菌性动脉瘤是血管内源性的

答案： A

解析： 细菌性动脉瘤一般是身体其他部位的感染性病灶，如细菌性心内膜炎的菌栓脱落流至脑动脉侵蚀动脉壁，形成细菌性动脉瘤，并非颅内感染所致。

3. 下一步的治疗方案中，治疗措施错误的是

A. 抗生素控制感染

B. 紧急开颅手术夹闭动脉瘤

C. 合并心衰时应更换人工心瓣膜

D. 脱水降颅内压

E. 对症支持治疗

F. 防止癫痫发作

答案： B

解析： 本病例已经出现了脑出血、SAH 的并发症，需要先处理并发症，即进行对症支持治疗；同时处理原发病灶，解决病因。"神志清"说明出血没有扩大，目前无指征紧急开颅夹闭动脉瘤；待清除原发病灶之后，观察动脉瘤是否得到控制，若仍然存在则需要尽早进行动脉瘤颈夹闭手术。

4. 患者下一步应首选进行哪项辅助检查以确诊

A. MRI

B. DSA

C. CT

D. ECT

E. 经颅多普勒超声

F. 头颅 X 线平片

答案： B

解析： DSA 针对脑血管疾病，尤其是动脉瘤，有良好的诊断能力。其特点是图像清晰，分辨率高，可观察血管病变，进行血管狭窄的定位测量，为诊断及介入治疗提供了真实的立体图像依据。

5. 该患者脑出血最可能的原因是

A. 颅内动脉瘤

B. 颅脑动静脉畸形

C. 烟雾病

D. 高血压脑出血

E. 肿瘤卒中

F. 脑梗死后出血

答案： A

解析： 依题意，怀疑为细菌性动脉瘤。一般动脉瘤在破裂出血前无症状，少数病例可因体积大压迫周围神经结构而出现相应的局灶神经症状。动脉瘤最常见的症状是出血，其次是脑血管痉挛、癫痫发作；局灶神经症状取决于动脉瘤的部位及大小，如颈内动脉 - 后交通动脉瘤常出现同侧动眼神经麻痹。

目录

全真模拟试卷（一）

一、单选题：每道试题由 1 个题干和 5 个备选答案组成，题干在前，选项在后。选项 A、B、C、D、E 中只有 1 个为正确答案，其余均为干扰选项。

1. 女，50 岁。头外伤致右额颞部硬膜下血肿，行开颅血肿清除及去骨瓣减压术，术后 4 小时出现左侧瞳孔散大至直径 4mm，该病例最佳的处理方案是
   A. 立即行左侧开颅探查
   B. 立即脱水后复查头颅 CT
   C. 脑室外引流
   D. 保守治疗
   E. 以上都不对

2. 慢性硬膜下血肿有以下特点，但除外
   A. 发病年龄较大
   B. 仅有轻微的颅脑损伤
   C. 出血源多为进入上矢状窦的桥静脉
   D. 血肿的包膜需 3 周以后才趋完备
   E. 大部分病例为双侧性血肿

3. 以下哪种脑出血的发病率最高
   A. 高血压脑出血
   B. 脑转移瘤卒中
   C. 动脉瘤
   D. 血友病
   E. 脑动静脉畸形（AVM）

4. 鞍区肿瘤手术中所谓的第二间隙是指
   A. 视神经 – 视交叉前间隙
   B. 视神经 – 颈内动脉间隙
   C. 颈内动脉外侧间隙
   D. 视交叉上间隙
   E. 小脑幕 – 动眼神经间隙

5. 一般情况下，三叉神经运动根位于感觉根的
   A. 前内侧
   B. 后内侧
   C. 前外侧
   D. 后外侧
   E. 以上都不是

6. 颅内转移瘤的发病率是
   A. 10% ~20%
   B. 5% ~10%
   C. 20% ~30%
   D. 30% ~40%
   E. 1% ~5%

7. 动脉瘤破裂出血后，容易再出血的时间是
   A. 3 周内
   B. 1 个月内
   C. 6 小时内
   D. 2 个月内
   E. 3 个月内

8. 有关胸核的描述，正确的是
   A. 为排尿与排便中枢
   B. 仅见于颈 8 至胸 5 节段
   C. 仅见于脊髓胸段
   D. 发出脊髓丘脑束
   E. 发出至小脑的纤维

9. 男，47 岁，视物模糊数月，头痛、恶心、呕吐 3 天，行 MRI 检查如图，最可能的诊断为

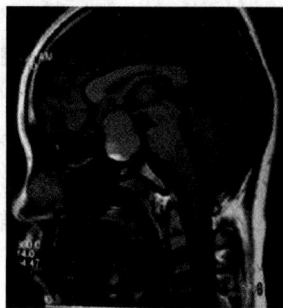

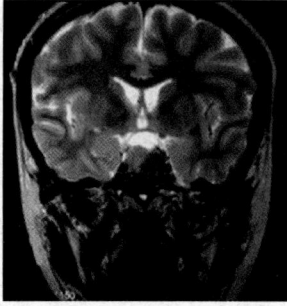

A. 颅咽管瘤

B. 脑膜瘤

C. 蛛网膜囊肿

D. 垂体瘤并发出血

E. 表皮样囊肿

10. 造成婴儿脑积水的常见原因不包括

    A. 产伤后颅内出血

    B. 化脓性脑膜炎

    C. 颅内肿瘤阻塞所致

    D. 结核性脑膜炎

    E. 其他种类脑膜炎

11. 对椎 – 基底动脉系分支的描述，错误的是

    A. 基底动脉发出脑桥动脉

    B. 椎动脉发出脊髓前、后动脉

    C. 基底动脉发出小脑上动脉

    D. 椎动脉发出迷路动脉和小脑前下动脉

    E. 基底动脉发出大脑后动脉

12. 脊髓颈 5 至胸 1 节段左侧半损伤将导致

    A. 左侧上肢软瘫，左侧下肢硬瘫

    B. 右侧上、下肢硬瘫，腱反射亢进

    C. 右侧膈肌瘫痪

    D. 右侧躯干、四肢损伤平面以下本体感觉消失

    E. 左侧上、下肢软瘫，腱反射消失

13. 垂体腺瘤中，从组织学分类，最多见的是

    A. 嫌色性垂体腺瘤

    B. 嗜酸性垂体腺瘤

    C. 嗜碱性垂体腺瘤

    D. 混合性垂体腺瘤

    E. 垂体腺癌

14. 脊膜脊髓膨出易发生在脊柱的部位是

    A. 颈段   B. 颈胸段

    C. 胸段   D. 胸腰段

    E. 腰骶段

15. 应用立体定向毁损术治疗帕金森病时，毁损下列哪个神经核团最有效

    A. 苍白球

    B. 福雷尔区

    C. 丘脑腹外侧核

    D. 丘脑腹前核

    E. 丘脑底核

16. 诊断急性蛛网膜下腔出血的 CT Fisher 分级 3 级是指

    A. 血肿垂直层厚 < 0.5mm

    B. 血肿垂直层厚 $0.5 \sim 1.0$mm

    C. 颅内血肿

    D. 脑室内血肿

    E. 血肿垂直层厚 > 1.0mm

17. 三叉神经痛的疼痛多见于

    A. 第二、三支

    B. 第一支

    C. 第一、三支合并

    D. 双侧合并多见

    E. 第一、二、三支同时

18. 哪种 CT 影像不是慢性硬脑膜下血肿的表现

    A. 低密度   B. 等密度

    C. 高密度   D. 混杂密度

    E. 似颅骨密度

19. 一火器伤伤员，头颅 X 线片见有一洞形骨折及颅腔内有金属异物，应诊断为

    A. 切线伤   B. 贯通伤

C. 盲管伤　　　　D. 闭合伤

E. 复合伤

20. 垂体生长激素腺瘤的生物学治愈标准是

A. 血 GH 下降 50% 以上

B. 血 GH 小于 2.5μg/L

C. 血 GH 小于 10μg/L

D. 血 GH 小于 15μg/L

E. 血 GH 小于 5μg/L

21. 扁平颅底的主要测量指标为

A. 钱氏线

B. 麦氏线

C. 克劳氏指数

D. 二腹肌沟连线

E. 基底角

22. 对颅内肿瘤的定位诊断技术，下列哪项检查现在可以被 CT 或 MRI 完全替代

A. 脑室造影

B. 脑血管造影

C. X 线平片

D. 神经系统体检

E. 数字减影脑血管造影（DSA）

23. 患者，女，55 岁。脑内多发病灶，活检为脑转移癌，最常见的来源是

A. 肺　　　　B. 乳腺

C. 皮肤　　　D. 膀胱

E. 肾

24. 幕上的星形细胞瘤多见于

A. 额叶　　　　B. 颞叶

C. 顶叶　　　　D. 枕叶

E. 视丘

二、多选题：每道试题由 1 个题干和 5 个备选答案组成，题干在前，选项在后。选项 A、B、C、D、E 中至少有 2 个正确答案。

25. 有关脑包虫病，哪些是恰当的

A. 儿童多见，为成人的 7 倍

B. 牧区多见

C. 女性多于男性

D. 为牛带绦虫引起

E. 由狗绦虫致病

26. 脊索瘤常见的部位是

A. 髓核　　　　B. 斜坡

C. 棘突　　　　D. 骶骨

E. 蝶骨嵴

27. 小脑幕切迹疝的典型表现为

A. 患侧瞳孔先缩小，继之散大

B. 病变对侧锥体束征

C. 昏迷

D. 病变同侧锥体束征

E. 生命体征变化

28. 与感觉有关的脊髓核团包括

A. 中间内侧核

B. 中间外侧核

C. 胶状质

D. 后角固有核

E. 胸核

29. 颅内压增高时，头颅 X 线平片改变常是下列哪项

A. 颅缝增宽

B. 脑回压迹增多

C. 蝶鞍骨质脱钙

D. 蛛网膜颗粒压迹扩大、加深

E. 以上均不对

30. 头皮裂伤的特点是

A. 伤口常呈哆开

B. 出血较剧烈

C. 部分裂伤反较全层裂伤出血多

D. 抗感染能力强

E. 以上均不对

31. 白质前连合含有

A. 轻触觉纤维

B. 非意识性本体感觉纤维

C. 躯体运动纤维

D. 痛、温觉纤维

E. 意识性本体感觉纤维

32. 内听道综合征可表现为

    A. 同侧周围性面瘫

    B. 同侧中枢性面瘫

    C. 同侧耳鸣、耳聋

    D. 饮水呛咳及吞咽困难

    E. 同侧肢体共济失调

33. 关于脑转移瘤的说法，正确的有

    A. 病灶周围水肿一般不明显

    B. 最常见来源于肺癌和女性乳腺癌

    C. CT 增强扫描常可见均匀强化或环形强化

    D. 脑转移瘤多发者较为常见

    E. 激素对大多数脑转移瘤所致的脑水肿治疗有效

34. 根据《中国中枢神经系统恶性胶质瘤诊断和治疗共识》，新诊断的恶性胶质瘤患者术后可选择的化疗方案有

    A. CHOP + MTX

    B. ACNU 方案

    C. PCV 方案治疗间变性胶质瘤

    D. TMZ 同步放疗联合辅助化疗方案治疗 GBM

    E. TMZ + VM – 26

35. 关于颈动脉内膜剥脱术的描述，正确的有

    A. 双侧 ICA 狭窄，有症状的一侧先做手术

    B. ICA 狭窄 <60%，无症状，亦可考虑手术

    C. ICA 狭窄 >70%，伴 TIA，为手术适应证

    D. ICA 狭窄 > 50%，有症状，适合手术

    E. ICA 狭窄 <50%，不适合手术

36. 患者，男，35 岁。突发头痛、呕吐，意识丧失 20 分钟，CT 见脑池及脑室内高密度影。正确的治疗措施是

    A. 出血急性期应用镇静剂和止痛剂

    B. 常规抗癫痫治疗

    C. 大剂量激素冲击治疗

    D. 纠正可能发生的低钠血症

    E. 为避免诱发再出血，应禁用钙离子拮抗剂

37. 动脉瘤性蛛网膜下腔出血病人，在出血后第 3 天病情再次加重的原因可能为

    A. 再次出血

    B. 间质脑水肿

    C. 正常压力脑积水

    D. 脑血管痉挛

    E. 梗阻性脑积水

38. 脊髓血管畸形包括

    A. 脊髓海绵状血管瘤

    B. 硬脊膜动静脉瘘

    C. 脊髓髓周动静脉瘘

    D. 脊髓髓内动静脉畸形

    E. Cobb 综合征

39. 关于后纵韧带骨化的叙述，正确的有

    A. 分为节段型和连续型两类

    B. 女性多于男性

    C. 好发于颈椎

    D. 在 MRI 的 T_1WI 和 T_2WI 中均为低信号

    E. X 线片常可清晰显示骨化情况

40. 使脑脊液分泌增多的因素有

    A. 二氧化碳

    B. 碳酸酐酶抑制剂

    C. 去甲肾上腺素

    D. 挥发性麻醉药

    E. 二甲双胍

41. 选择治疗肿瘤的方法，正确的是
    A. 良性肿瘤和交界性肿瘤以手术切除为主
    B. 对晚期患者可做姑息性手术
    C. 对放射线高度敏感者，以放射治疗为主
    D. 免疫治疗的不良反应少，应首选或单独使用
    E. 恶性肿瘤应拟定综合治疗方案

42. 脑血栓形成发病时症状的表述，正确的有
    A. 通常无头痛
    B. 血压可为正常
    C. 有时出现短暂性脑缺血发作的前驱症状
    D. 必定会发生偏瘫
    E. 发病 24 小时内头颅 CT 可为正常

43. 顶叶的功能有
    A. 味觉   B. 内脏感觉
    C. 学习记忆   D. 躯体感觉的整合
    E. 语言活动

44. 背侧丘脑联络性核团包括
    A. 背外侧核   B. 内侧核群
    C. 腹后外侧核   D. 板内核
    E. 丘脑前核

三、共用题干单选题：叙述一个以单一病人或家庭为中心的临床情景，提出 2～6 个相互独立的问题，问题可随病情的发展逐步增加部分新信息，每个问题只有 1 个正确答案，以考查临床综合能力。答题过程是不可逆的，即进入下一问后不能再返回修改所有前面的答案。

（45～47 题共用题干）

男性，50 岁。1 年来出现右侧耳鸣，如火车轰鸣样；右眼视力下降。查体：右侧突眼、球结膜充血，右侧颞部可闻及与脉搏一致的轰鸣样杂音。

45. 为明确诊断，最佳的检查是
    A. MRI   B. MRA
    C. PET   D. DSA
    E. CT

46. 治疗应选择
    A. 抗炎
    B. 血管内介入治疗
    C. 开颅肿瘤切除
    D. 神经内科治疗
    E. 眼科手术治疗

47. 可能的诊断是
    A. 右眶内脑膜瘤
    B. 右眶内血管瘤
    C. 甲状腺功能亢进症
    D. 右海绵窦炎
    E. 右颈动脉海绵窦瘘

（48～50 题共用题干）

女性，38 岁。因头痛伴呕吐、双眼视物不清 4 个月而入院。查体：神清；视力：左眼 0.3，右眼大致正常；眼底：左视神经乳头边缘色淡，右视神经乳头边缘不清且局部隆起。

48. 该患者考虑诊断为
    A. 颅前窝肿瘤   B. 颅中窝肿瘤
    C. 颅后窝肿瘤   D. 枕叶肿瘤
    E. 多发性硬化

49. 为协助确诊，首先应检查
    A. 视野
    B. 脑电图
    C. 脑脊液免疫球蛋白
    D. 头颅 CT 或 MRI
    E. 脑血管造影

50. 检查结果证实最初诊断，治疗应采取
    A. 转诊眼科   B. 激素治疗

C. 开颅病灶切除　D. 脱水降颅压

E. 继续观察

(51～57 题共用题干)

男性，35 岁。头痛、头昏 3 个月，1 周前曾出现一次右上肢抽搐发作，无意识丧失，无呕吐，持续时间约 1 分钟，自然停止。无高热性惊厥病史。现仍正常参加工作。门诊查体：生命体征正常。神志清楚，语言功能正常，双侧眼底视神经乳头未见明显水肿，脑神经无异常；四肢活动正常，未引出病理反射。

51. 根据上述临床特征，该患者的病变可能位于颅内哪个部位
    A. 右侧额叶　　　　B. 左侧额叶
    C. 右侧颞叶　　　　D. 左侧颞叶
    E. 左侧顶叶

52. 门诊检查：头颅 CT 平扫示左侧额叶前部有一类圆形的稍低密度病灶，直径约 3cm，有一定边界，病灶周围脑水肿不明显，占位效应较轻微。脑电图检查于左额部可见慢波，偶见棘－慢综合波、尖波等癫痫波。根据上述资料，临床初步诊断考虑为
    A. 左额叶陈旧性脑梗死
    B. 左额叶胶质瘤
    C. 左额叶脑软化灶
    D. 左额叶脑内胆脂瘤
    E. 左额叶脑囊肿

53. 该患者收入院行进一步检查，下列哪项检查对确定诊断帮助不大
    A. 头颅 MRI 平扫＋增强
    B. 头颅 MRS 检查
    C. 脑 PET－CT 检查
    D. 脑 ECT 检查
    E. 脑血管造影检查

54. 该患者入院后经各项检查，高度怀疑为左额叶前部低级别胶质瘤、继发性

癫痫。下一步治疗措施是
    A. 随诊观察，定期影像学随访复查
    B. 给予口服卡马西平或丙戊酸钠预防癫痫发作
    C. 行左额部开颅、额叶病变切除术
    D. 行立体定向左额叶病变活检术
    E. 给予扩张脑血管、改善脑供血治疗

55. 该患者行开颅手术治疗，术中病变组织快速冰冻切片病理报告为星形细胞瘤Ⅰ～Ⅱ级。此时采取何种手术策略最为妥当
    A. 扩大切除病变及其周围 2～3cm 的正常脑组织
    B. 扩大切除病变组织后，还需行去骨瓣减压术
    C. 肿瘤组织切除后残腔放置放射性同位素质粒，以行内放疗
    D. 行病变组织等容切除即可
    E. 行病变组织部分切除即可

56. 患者术后未出现明显的功能障碍，石蜡切片病理报告为星形细胞瘤Ⅱ级。复查 MRI 示原左额叶前部病变已完全切除。下一步应采取何种治疗措施，最准确的选项是
    A. 可随诊观察，定期影像学复查，如肿瘤复发，则再次手术或行放疗、化疗
    B. 可行局部放射治疗，照射剂量为 50～55Gy
    C. 可选用亚硝脲类化疗药物行 4～6 个疗程的化疗
    D. 可选用替莫唑胺进行 4～6 个疗程的化疗
    E. 以上都可以

57. 患者术后不同意接受放疗或化疗，术后 3 年复查 MRI 未见肿瘤复发。疗效评价为

A. 显效（CR）

B. 有效（PR）

C. 微效（MR）

D. 无变化（NC）

E. 恶化（PD）

（58～61 题共用题干）

男性，51 岁。1 小时前从 2 楼摔下，当即昏迷，急诊送院。查体：神志模糊，生命体征尚平稳，双额开放性损伤，出血不多，伤口内可扪及碎骨片。双侧瞳孔直径左∶右 = 4∶2（mm），右侧直接对光反射灵敏，左侧直接对光反射消失，双侧间接对光反射存在。肢体刺激下有躲避反应。

58. 入院后急诊处理包括

A. 头颅 CT

B. 应用抗生素

C. 立即缝合伤口

D. 立即送入手术室

E. 视力、视野检查

59. 患者左侧瞳孔散大应考虑为

A. 右侧动眼神经损伤

B. 脑疝形成

C. 左侧视神经损伤

D. 左侧动眼神经损伤

E. 右侧视神经损伤

60. 损伤机制包括

A. 蝶骨小翼骨折直接累及动眼神经

B. 蝶骨小翼或眶顶骨折累及眶上孔

C. 脑组织肿胀而压迫视神经颅内段

D. 眼球后极与视神经前端之间的急剧扭转

E. 外伤性颈动脉 - 海绵窦瘘形成而影响患侧视神经

61. 关于视神经管减压术，正确的是

A. 手术最佳时机在发病 1～2 周

B. 对于视神经水肿造成的视力损害效果较好

C. 具体术式分为颅内入路和经蝶窦入路

D. 对于伤后单眼完全失明者应立即手术探查

E. 额部入路主要磨除视神经管内侧壁而进行减压

（62～64 题共用题干）

女性，3 岁。右面部抽搐 3 年余入院。无重大疾病史。

62. 最可能的临床诊断为

A. 扭转痉挛　　　B. 面肌痉挛

C. 帕金森病　　　D. 面神经炎

E. 手足徐动症

63. 为明确诊断，可进行的 MRI 检查序列是

A. CISS　　　　　B. TWI

C. MRS　　　　　D. TOF

E. DWI

64. 患者确诊后，以下的哪个治疗方案首选

A. DBS

B. 放射外科

C. 微血管减压术

D. 立体定向毁损术

E. 神经根切断术

四、案例分析题：每道案例分析题有 3～12 问。每问的备选答案至少 5 个，最多 12 个，正确答案及错误答案的个数不定。考生每选对一个正确答案给 1 个得分点，选错一个扣 1 个得分点，直至扣至本问得分为 0，即不含得负分。案例分析题的答题过程是不可逆的，即进入下一问后不能再返回修改所有前面的答案。

（65～67 题共用题干）

患者女性，54 岁。因"右耳听力下降

伴耳鸣 2 年，加重 2 个月"入院，患者无明显诱因发病，耳鸣持续性"嗡嗡"样，无明显搏动性，未行其他诊治。近 2 个月来上述症状加重；且出现右耳流脓，量多少不等，无伴血丝；无发热、头痛、眩晕、恶心、呕吐，无吞咽困难，无误咽呛咳，无声音嘶哑等。曾在当地医院门诊行外耳道肿块活检，病理诊断示纤维血管型息肉，拟诊断为"右侧慢性化脓性中耳炎"收治入院。入院查体：右外耳道可见大量新生物，质软，色白，堵塞外耳道，耳膜无法窥清；听力学检查：纯音测听示右耳传导性耳聋，听阈 25dB。乳突 CT 示：①右侧鼓室与外耳道内高密度影，胆脂瘤样表现；②右侧中耳乳突炎。

65. 该患者入院后应常规进行的检查有
    A. 血常规检查
    B. 颅脑 MRI 平扫和强化
    C. 颈部 CT 检查
    D. 条件允许时，立体定向穿刺活检
    E. 肝、肾功能检查
    F. 颈部血管彩色超声检查

66. 该患者最可能的诊断是
    A. 淋巴瘤　　　　B. 颈动脉体瘤
    C. 左腮腺肿瘤　　D. 胆脂瘤
    E. 颈静脉球瘤　　F. 动脉瘤

67. 该患者最可能的分期是
    A. A 期，肿瘤局限于中耳腔
    B. B 期，肿瘤局限于鼓室乳突区，无迷路下骨破坏
    C. C 期，肿瘤向迷路下区和岩锥伸展并破坏骨质
    D. D 期，肿瘤侵犯颅内
    E. B 期、C 期之间
    F. A 期、B 期之间

(68~70 题共用题干)
　　患者男性，37 岁。既往体健，因"3

小时前不慎从 3m 高处坠落，头部着地，伤后即出现意识不清"来诊。查体：血压 160/90mmHg（1mmHg = 0.133kPa），心率 70 次/分，呼吸 24 次/分，刺痛不睁眼、不发音、肢体屈曲。右枕部头皮挫伤，局部头皮血肿，面积约 8cm × 10cm。左瞳孔直径 4mm，直接对光反射（－），间接对光反射（－）；右瞳孔直径 3mm，直接对光反射（＋），间接对光反射（＋）。左眼外展、外斜位，右眼位居中。双耳外耳道见不凝血流出。双侧胸壁压痛，胸部挤压征（＋）。腹软，移动性浊音（－），骨盆分离试验（－）。右侧上、下肢肌力 2 级，右侧巴宾斯基征（＋）。

68. 患者到达急诊室后，需立即进行的处理有
    A. 进行初步诊查评估，为防止疏漏，可按照英文字母"A、B、C、D、E"顺序进行
    B. 格拉斯哥昏迷指数（GCS）评分 5 分，需立即行气管内插管
    C. 可能存在颅底骨折，应采用经鼻插管
    D. 在整个检查过程中，应保护颈椎
    E. 充分与家属沟通，告知病危
    F. 迅速建立静脉通道，密切监测生命体征，请相关科室会诊

69. 为确定进一步处置方案，应立即进行的检查项目包括
    A. 颅脑、颈部 CT 平扫
    B. 颅脑、颈部 MRI 平扫
    C. 头部正、侧位 X 线片
    D. 颈椎侧位 X 线片
    E. 胸部 CT 平扫
    F. 腹部 CT 平扫

70. 气管内插管后，急行颅脑、颈部、胸部、腹部 CT 检查。结果提示：左额颞

脑挫裂伤伴实质内血肿、左颞硬膜下血肿、右枕硬膜外血肿、蛛网膜下腔出血、颅内积气，环池及侧脑室受压、中线移位约 1cm，右枕骨骨折。胸部 CT 示：双肺挫伤、多发肋骨骨折。患者在检查过程中，突发呼吸骤停，刺痛不睁眼、不发音、肢体伸直；右侧瞳孔散大，直径约 5mm，对光反射消失。为挽救患者生命，需立即进行的处理有

A. 呼吸机辅助呼吸

B. 静脉迅速滴注 20% 甘露醇降低颅内压

C. 再次评价患者意识状态，患者目前格拉斯哥昏迷指数（GCS）评分为 2T

D. 患者已行气管内插管，故不能行 GCS 评分

E. 予适当过度换气，呼吸频率设定为 20 次/分，将二氧化碳分压（$PaCO_2$）控制在 30~35mmHg

F. 该患者属于中危患者，可留急诊室观察

G. 该患者属于极危患者，需立即收入神经重症监护病房，并进行术前准备

（71~73 题共用题干）

患者女性，69 岁。因"头痛、头昏 2 个月，双下肢无力 1 周"入院。既往史：眼底视网膜色素变性，双眼失明 10 年。入院查体：血压 140/80mmHg（1mmHg = 0.133kPa），心率 70 次/分，心律齐，无病理性杂音，呼吸 16 次/分。双肺呼吸音清，未闻及明显干、湿性啰音，腹部平软，无压痛、反跳痛，肝、脾肋下未触及，双下肢未见水肿。全身皮肤、巩膜未见黄染，浅表淋巴结未触及肿大。意识清楚，言语流利，双眼失明，双侧鼻唇沟对称，口角

无偏斜，伸舌居中，颈软，四肢肌张力可，双下肢肌力 4~5 级，双侧共济运动可，双侧痛觉对称，双侧腱反射对称，病理征阴性。门诊资料：术前颅脑 MRI 见图 1-1。入院完善检查后行手术治疗。患者取俯卧位，后正中入路，形成 5cm × 5cm 骨窗，骨窗上达横窦，向下咬开枕骨大孔后缘、剪开硬脑膜、牵开小脑，暴露肿瘤。探查见肿瘤 2cm × 2cm × 3cm，色灰白，质韧，血供丰富，肿瘤基底位于外侧孔处脉络丛，占满第四脑室，与小脑及脑干粘连。神经系统电生理监测下小心分离肿瘤，将肿瘤分块切除，行显微镜下肿瘤全切。术毕标本送检。术毕印象：第四脑室脉络丛乳头状瘤？淋巴瘤？术后复查颅脑 MRI 见图 1-2。

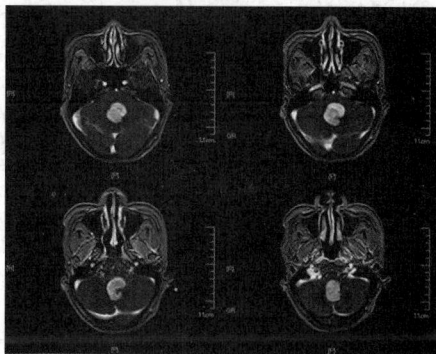

图1-1

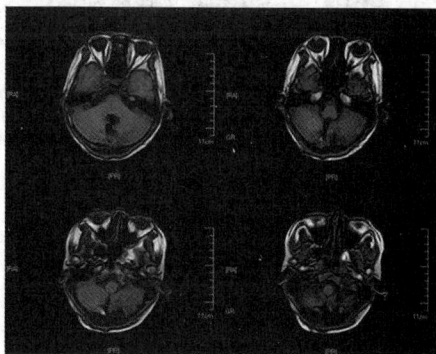

图1-2

71. 以下对该患者病史的询问中，有助于诊断和鉴别诊断的是

A. 病毒感染史　　B. 药物过敏史

C. 颅脑外伤史　　D. 免疫缺陷史

E. 恶性肿瘤史　　F. 激素治疗史

72. 该患者可能的诊断有

    A. 脉络丛乳头状瘤

    B. 原发性中枢神经系统淋巴瘤

    C. 室管膜瘤

    D. 脑膜瘤

    E. 星形细胞瘤

    F. 海绵状血管瘤

73. 提示：该患者术后确诊为原发性中枢神经系统淋巴瘤。可采取的辅助治疗措施有

    A. 放射治疗

    B. 化学治疗

    C. 同步放疗＋化疗

    D. 激素治疗

    E. 脱水治疗

    F. 立体定向放射外科治疗

（74～76 题共用题干）

    患者女性，29 岁。因"头皮撕脱 2 小时"来诊。患者在工厂工作时，长发卷入机器内致使头皮撕脱，撕脱皮瓣大小约 8cm×10cm，头皮失血较多。伤后出现约 20 分钟的意识不清，并出现左侧肢体抽搐，间断性发作。查体：意识淡漠，脉搏细速，心率 110 次/分，血压 87/58mmHg（1mmHg ＝ 0.133kPa）。双侧瞳孔左：右＝2mm：2mm（直径），双侧对光反射（＋）。急诊颅脑 CT 示：右顶部粉碎性骨折片陷入颅腔，深度 >1cm；伤处周围脑组织存在高－低密度的混杂影，硬膜下月牙状高密度影。

74. 患者最可能的诊断包括

    A. 急性开放性颅脑损伤

    B. 颅骨骨折

    C. 外伤性癫痫

    D. 脑挫裂伤

    E. 硬膜下血肿

    F. 头皮撕脱伤

75. 从解剖层面上分析，该患者撕脱的头皮主要包括

    A. 皮层

    B. 皮下层

    C. 帽状腱膜层

    D. 腱膜下层

    E. 腱膜下间隙

    F. 骨膜层

76. 下列治疗措施得当的是

    A. 积极采取止血等措施，避免失血性休克和疼痛性休克的发生

    B. 积极补充血容量，避免失血性休克

    C. 若条件允许可考虑全头皮再植术

    D. 若无法完成头皮再植，可考虑头皮回植

    E. 若头皮创面边缘感染存在，则需多次行创面清洁及更换敷料，待肉芽组织生长后再行晚期植皮

    F. 具备手术指征时，行急性开颅清创术

（77～80 题共用题干）

    患者女性，68 岁，农民。因"突发意识障碍 2 小时"急诊入院。2 小时前其家人发现意识不清，呼之不应，卧床，身周见呕吐物，无抽搐，无排尿、排便失禁。既往有高血压病史。查体：体温 38.3℃，心率 93 次/分，呼吸 20 次/分，血压 198/135mmHg（1mmHg ＝ 0.133kPa），浅昏迷，左侧瞳孔散大、对光反射消失，右侧肢体偏瘫，右侧巴宾斯基征（＋）。

77. 急诊接诊时最先进行的检查包括

    A. 血常规、血型

    B. 凝血酶原时间

    C. 尿常规

    D. 颅脑 CT

    E. 颅脑 X 线

    F. 颅脑 MRI

G. 腹部 B 超

H. DSA

78. 该患者最可能的诊断是

A. 左额叶脑内血肿

B. 左基底核高血压脑出血

C. 脑干血肿

D. 自发性蛛网膜下腔出血

E. 慢性硬膜下血肿

F. 小脑出血

G. 脑干梗死

79. 提示：患者入院检查颅脑 CT，结果显示左侧基底核区出血，出血量约为 60ml，脑中线结构明显右移。出血的原因最可能是

A. 前交通动脉瘤

B. 原发性高血压

C. 淀粉样脑血管病

D. 右颞动静脉畸形

E. 口服抗凝药物导致凝血异常

F. 自发性 Willis 环闭塞症（moyamoya 病）

80. 提示：拟手术治疗。针对该脑出血患者，常用的外科治疗手术方法有

A. 去骨瓣开颅血肿清除术

B. 小骨窗开颅血肿清除术

C. 锥颅穿刺血肿清除术

D. 腰大池置管持续引流术

E. 立体定向血肿清除术

F. 脑室外引流术

G. 颞肌下减压术

（81～85 题共用题干）

患者女性，49 岁。右眼视力进行性减退伴间歇性头痛 7 个月。查体：眼睑无下垂，双眼球运动正常，双侧瞳孔正常，右眼视力 0.1、左眼视力 1.0，双眼颞侧视野缺损，右眼视神经乳头苍白、左眼视神经乳头水肿，余神经系统无明显异常。外院

CT 平扫提示鞍区占位性病变。

81. 为明确诊断，需进一步完善的检查是

A. ACTH

B. 头颅 MRI

C. 甲状腺功能三项

D. 促性腺激素（FSH、LH）

E. 头颅 X 线正、侧位片

F. 视力、视野检查

G. GH

H. PRL

82. 提示：头颅 MRI 示鞍上区占位，22mm × 42mm 大小，T_1WI 等信号，T_2WI 高信号，增强后均匀强化，视交叉受压。视力：右眼为 0.1、左眼为 1.0，双颞侧视野完全缺损。相关内分泌检查无异常。最可能的诊断是

A. 垂体腺瘤

B. 鞍上生殖细胞瘤

C. 鞍区动脉瘤

D. 异位松果体肿瘤

E. 鞍结节脑膜瘤

F. 鞍区上皮样囊肿

G. 颅咽管瘤

83. 本病例适合采取的主要治疗策略是

A. 经右翼点入路手术

B. 外放射治疗

C. 经鼻蝶窦入路手术

D. 双侧额下入路手术

E. 化学药物治疗

F. 立体定向放射治疗

G. 右侧额下入路手术

84. 该患者双颞侧视野完全缺损，是由于肿瘤压迫视觉传导通路何部位所造成

A. 视辐射

B. 外侧膝状体

C. 视神经

D. 视束

E. 动眼神经副核

F. 视皮质

G. 视交叉

85. 有关脑膜瘤切除的 Simpson 分级标准中，属于 Simpson II 级的是

    A. 肿瘤肉眼全切除，包括切除受累的硬脑膜、静脉窦和颅骨

    B. 肿瘤肉眼全切除，未处理受累的硬脑膜、静脉窦和颅骨

    C. 肿瘤部分切除

    D. 肿瘤活检术

    E. 仅做开颅减压术

    F. 肿瘤肉眼全切除，电凝灼烧受累的硬脑膜、静脉窦和颅骨

(86~94 题共用题干)

    患者男性，30 岁。因高处坠落致伤头、胸部 2 小时入院。伤后持续昏迷，呕吐 2 次。初步体检：神志浅昏迷，双侧瞳孔等大等圆，对光反射迟钝，刺痛肢体有屈曲，无言语。呼吸急促，呼吸频率 36 次/分，听诊双侧呼吸音减弱。口鼻有血迹，呕吐物成咖啡样。

86. 患者到达急诊室后应立即给予的处置有

    A. 监测神志、瞳孔、血压、心率等生命体征

    B. 建立足够的静脉通道

    C. 监测动脉血氧饱和度，吸氧，保持呼吸道通畅，必要时气管插管

    D. 留置胃管，胃肠减压

    E. 立即施行开颅减压术

87. 提示：心率 120 次/分，血压 100/50mmHg，吸氧后 SpO_2 80%。患者到达急诊室后应考虑的进一步检查有哪些

    A. 胸部 X 线

    B. 胸腹部 B 超

    C. 头颅 CT

    D. 心电图

    E. 经颅多普勒彩超

88. 提示：头颅 CT 如图。

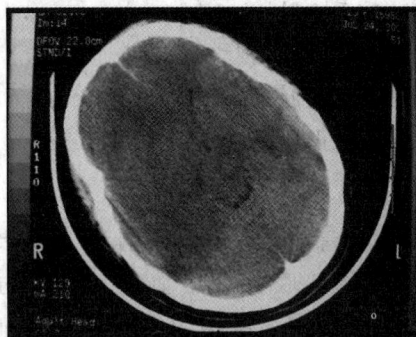

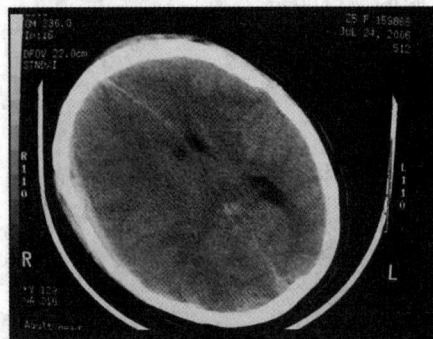

从头颅 CT 可以考虑的诊断有哪些

A. 右侧额颞脑挫裂伤

B. 右侧额颞顶急性硬膜外血肿

C. 左侧枕骨骨折

D. 颅底骨折

E. 脑肿胀

F. 右侧额颞顶急性硬膜下血肿

89. 提示：患者入院后因双侧血气胸，行双侧胸腔闭式引流术。入院第三天患者出现左侧眼球突出，球结膜水肿外翻。目前考虑新的临床问题有

A. 结膜炎

B. 颅内压增高和眼眶内压力增高

C. 外伤性颈动脉海绵窦瘘

D. 外伤性颈动脉假性动脉瘤破裂

E. 眼、鼻外伤

90. 进一步的针对性检查有哪些

    A. PET

    B. 经颅多普勒彩超

    C. DSA

    D. MRI

    E. 脑电图

    F. 头颈部听诊

    G. 鼻窥镜检查

91. 提示：左侧颈内动脉虹吸段血流频谱紊乱，波峰融合，边缘不清；左侧颈内动脉流速明显增高；左侧眼上静脉流速增高，血流反向，搏动性增强。目前考虑的诊断是

    A. 结膜炎

    B. 颅内压增高和眼眶内压力增高

    C. 外伤性颈动脉海绵窦瘘

    D. 外伤性颈动脉假性动脉瘤破裂

    E. 视网膜中央静脉阻塞

92. 下一步检查和治疗方案有哪些

    A. 开颅手术夹闭瘘口

    B. "放风筝"疗法

    C. 全脑血管 DSA

    D. 结扎左侧颈内动脉（颈段）

    E. Matas 试验

    F. 可脱球囊闭塞瘘口，保持颈内动脉通畅

    G. 弹簧圈栓塞瘘口

93. 提示：患者入院第四天，正准备行全脑血管 DSA 检查和血管内治疗前，突然出现大量鼻出血，量约 800ml。目前状态下的恰当处理有哪些

    A. 输血，抗休克治疗

    B. 保持呼吸道通畅，必要时气管插管

    C. 前鼻腔填塞

    D. 请耳鼻喉科急行后鼻道填塞

    E. 急诊行全脑血管 DSA

    F. 头颅 CT 检查

94. 提示：DSA 片如图。

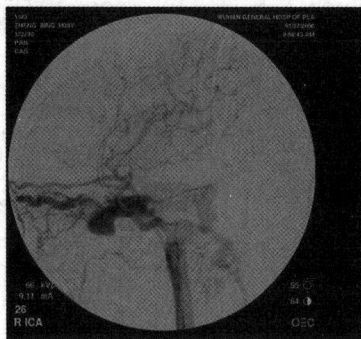

目前患者的 DSA 诊断有哪些

    A. 颅底骨折

    B. 颅内血肿

    C. 外伤性颈动脉海绵窦瘘

    D. 外伤性颈动脉假性动脉瘤破裂

    E. 硬脑膜动静脉瘘（海绵窦型）

（95～97 题共用题干）

    患者男性，45 岁。头痛 3 个月，频繁呕吐 2 周。既往无特殊病史。入院查体：神志清楚，精神差，言语正常，左侧肢体肌力 4 级，左侧巴宾斯基征阳性。查眼底：双侧视神经乳头水肿。头部 MRI 扫描结果如图所示。

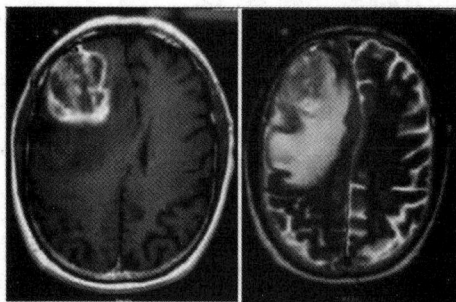

95. 首先考虑的诊断是

    A. 脑膜瘤　　　　B. 胶质母细胞瘤

C. 脑梗死　　　　　D. 脑寄生虫病

E. 脑脓肿　　　　　F. 颅内转移瘤

96. 优先考虑的检查是

    A. PET　　　　　　B. MRI 增强扫描

    C. SPECT　　　　　D. CT

    E. DSA　　　　　　F. TCD

97. 首选的治疗方式是

    A. 放疗　　　　　　B. 手术切除

    C. 基因治疗　　　　D. 中药治疗

    E. 免疫治疗　　　　F. 替莫唑胺化疗

(98～100 题共用题干)

    患者男性，28 岁。颈部疼痛，强迫头位 3 个月入院。颈椎 X 线未见异常，腹部 X 线平片可见直肠移位。

98. 为明确诊断，最应做的进一步检查是

    A. CT　　　　　　　B. MRI

    C. 颈椎双斜位　　　D. 脊髓造影

E. 脊髓血管造影　　F. 体感诱发电位

99. 最可能的诊断是（提示：MRI 检查可见颈 5、6 髓外硬膜下分叶状囊性占位病变，增强后囊壁不强化）

    A. 神经鞘瘤　　　　　B. 室管膜瘤

    C. 畸胎瘤　　　　　　D. 肠源性囊肿

    E. 表皮样囊肿　　　　F. 蛛网膜囊肿

100. 术后病理证实为肠源性囊肿，该病最常发生于

    A. 颈 - 胸交界部位

    B. 下胸部

    C. 胸腰段

    D. 腰椎

    E. 脊髓圆锥水平

    F. 髓外硬膜下

    G. 髓内

全真模拟试卷（二）

一、单选题：每道试题由 1 个题干和 5 个备选答案组成，题干在前，选项在后。选项 A、B、C、D、E 中只有 1 个为正确答案，其余均为干扰选项。

1. 相对最容易产生一侧小脑幕切迹疝的是
   - A. 颞叶占位性病变
   - B. 阻塞性脑积水
   - C. 弥漫性颅内压增高
   - D. 小脑幕下占位性病变
   - E. 顶叶占位性病变

2. 关于脑转移瘤，瘤周围水肿系
   - A. 细胞性
   - B. 渗透性
   - C. 脑积水性
   - D. 血管源性
   - E. 脑缺血性

3. 患者头部外伤致硬膜外血肿 4 小时，并发小脑幕裂孔疝，下列哪项临床表现不正确
   - A. 一侧瞳孔散大
   - B. 意识障碍
   - C. 双侧肢体瘫痪
   - D. 视神经乳头水肿
   - E. 库欣反应

4. 脑脓肿的临床表现，哪一项是错误的
   - A. 可有颅内压增高表现
   - B. 可有脑膜刺激征
   - C. 可有癫痫发作
   - D. 均伴有全身感染症状
   - E. 可有肢体偏瘫

5. 动脉瘤破裂后，再次发生破裂的高峰时间段是
   - A. 第 1 周以内
   - B. 第 1 周末至第 2 周
   - C. 第 2 周末至第 3 周
   - D. 第 3 周末至第 4 周
   - E. 第 1 个月末至第 2 个月

6. 静脉滴注 20% 的甘露醇 250ml 治疗高颅压时，滴注速度应为
   - A. 4ml/min 以上
   - B. 5ml/min 以上
   - C. 10ml/min 以上
   - D. 6ml/min 以上
   - E. 3ml/min 以上

7. 脑外伤患者查体时发现有角膜下颌反射，有何意义
   - A. 正常反射
   - B. 中脑损伤
   - C. 脑桥损伤
   - D. 延髓损伤
   - E. 无任何意义

8. 男，10 岁，性早熟，CT：鞍区占位性病变
   - A. 生殖细胞瘤
   - B. 生长激素腺瘤
   - C. 脑膜瘤
   - D. 多形性胶质母细胞瘤
   - E. ACTH 腺瘤

9. 脑猪囊虫病最常见的症状是
   - A. 颅内压增高
   - B. 脑膜刺激症状
   - C. 精神症状
   - D. 脑局灶体征
   - E. 癫痫发作

10. 对脊髓 γ 运动神经元的描述，正确的是
    - A. 为前角内的大型细胞
    - B. 可直接支配关节运动
    - C. 与肌张力调节有关
    - D. 轴突支配心肌、平滑肌
    - E. 轴突支配梭外肌

11. 脑叶出血中最常见的部位是

A. 枕叶　　　　　B. 额叶

C. 顶叶　　　　　D. 颞叶

E. 岛叶

12. 对 Arnold – Chiari 畸形所致枕骨大孔处的梗阻，最常行

A. Torkildsen 分流术

B. 第三脑室造瘘术

C. 打开第四脑室恢复通路

D. 颅后窝减压术

E. 以上都不对

13. 参与大脑动脉环组成的动脉是

A. 脉络丛前动脉

B. 基底动脉

C. 椎动脉

D. 后交通动脉

E. 大脑中动脉

14. 目前应用最广的诊断颅内出血的辅助检查是

A. MRI　　　　　B. CT

C. EEG　　　　　D. PET

E. DSA

15. 矢状窦旁脑膜瘤手术中，肿瘤位于矢状窦何部位，必要时可在该处行矢状窦结扎

A. 矢状窦前 1/3 处

B. 矢状窦中 1/3 处

C. 矢状窦后 1/3 处

D. 各部位均不可行结扎

E. 各部位均可行结扎

16. 有关楔束，哪项说法正确

A. 贯穿脊髓后索全长

B. 传导同侧下肢浅感觉

C. 传导对侧下肢本体觉

D. 上升至同侧楔束核换元

E. 以上都不对

17. 脊髓蛛网膜炎的主要原因是

A. 脊柱外伤

B. 脊髓本身的病变

C. 化学药物

D. 身体其他部位感染继发

E. 脊柱病变

18. 舌咽神经、迷走神经、副神经从下列哪一裂孔通过

A. 破裂孔　　　　B. 眶上裂

C. 颈静脉孔　　　D. 棘孔

E. 枕骨大孔

19. 患者突发蛛网膜下腔出血后出现一侧上睑下垂，应考虑为颅内何种病变可能

A. 颈内动脉 – 后交通动脉动脉瘤

B. 垂体腺瘤卒中

C. 前交通动脉动脉瘤

D. 基底动脉动脉瘤

E. 颈内动脉海绵窦段动脉瘤

20. 急性硬脑膜外血肿患者伤后出现中间清醒期的长短与下列哪种因素关系最密切

A. 出血的部位　　B. 出血的来源

C. 出血量的多少　D. 出血的速度

E. 出血的时间

21. 使用脑立体定向治疗锥体外系运动障碍性疾病中，效果明显者为

A. 震颤麻痹　　　B. 舞蹈症

C. 手足徐动症　　D. 扭转痉挛

E. 投掷症

22. 患者，男性，43 岁。头痛、头晕 3 个月，有幻嗅。CT 提示左侧颞叶的低密度病变，CT 增强无强化，中线结构有移位。MRI 示：病变区 T_1 加权像低信号、T_2 加权像为高信号。脑脊液检查阴性。最可能的诊断是

A. 脑膜炎　　　　B. 星形细胞瘤

C. 颞叶癫痫　　　D. 脑梗死

E. 病毒性脑炎

23. 有些症状在神经纤维瘤Ⅱ型的患者没有，这些症状是
    A. Lisch 结节
    B. 牛奶咖啡斑
    C. 腋部斑点
    D. 多发典型皮肤神经纤维瘤
    E. 皮肤斑块

24. 患者，女性，26 岁。闭经、泌乳 2 年。MRI 示鞍区占位，直径约 2.5cm，增强后强化较正常垂体低。最可能的疾病是
    A. 肢端肥大症
    B. 泌乳素腺瘤
    C. 动脉瘤
    D. 空蝶鞍综合征
    E. 颅咽管瘤

25. 患者，男性，65 岁。剧烈头痛 3 周。增强头颅 CT 显示：中心低密度，周围环形增强小病灶。最可能的诊断是
    A. 脑脓肿
    B. 结核瘤
    C. 脑实质内出血
    D. 颅内转移瘤
    E. 星形细胞瘤

二、多选题：每道试题由 1 个题干和 5 个备选答案组成，题干在前，选项在后。选项 A、B、C、D、E 中至少有 2 个正确答案。

26. 脊髓半侧损害的体征是
    A. 病变节段平面以下的同侧深感觉障碍
    B. 病变节段平面以下的对侧深感觉障碍
    C. 病变节段平面以下的同侧痛温觉障碍
    D. 病变节段平面以下的对侧痛温觉障碍
    E. 病变节段平面以下痉挛性瘫痪

27. 三叉神经的三个分支分别通过以下哪些孔道
    A. 棘孔　　　　　B. 眶上裂
    C. 圆孔　　　　　D. 卵圆孔
    E. 破裂孔

28. 颅内压增高的后果是
    A. 脑疝
    B. 脑血流量减少
    C. 脑水肿
    D. 脑组织缺血、缺氧
    E. 脑组织移位

29. 关于小脑的髓质，下述正确的是
    A. 位于前叶内
    B. 位于后叶内
    C. 由小脑上脚构成
    D. 为小脑的神经纤维组成
    E. 内有齿状核

30. 有关内侧丘系，下列哪些说法正确
    A. 发自同侧脊髓后角
    B. 止于同侧丘脑腹后外侧核
    C. 传导对侧半身的本体觉
    D. 由第 2 级传入纤维组成
    E. 传导同侧半身的本体觉

31. 肾上腺皮质激素治疗脑水肿的作用原理是
    A. 使细胞内溶酶体膜稳定
    B. 加强或调整血–脑屏障功能
    C. 降低脑血管壁的通透性
    D. 减轻和对抗炎症性反应
    E. 收缩血管

32. 脑震荡的主要临床表现有
    A. 有短暂原发昏迷

B. 腰椎穿刺可见血性脑脊液

C. 逆行性遗忘

D. 出现病理反射

E. 运动障碍

33. 关于第 1 腰髓节段，下述正确的是

    A. 参加腰骶膨大的形成

    B. 后索内有薄束、楔束

    C. 发纤维参与骶丛神经

    D. 平对第 10 胸椎

    E. 存有灰质侧角

34. Willis 环的组成包括

    A. 前交通动脉 AcoA

    B. 两侧大脑前动脉 A1 段

    C. 颈内动脉分叉部

    D. 两侧后交通动脉 PcoA

    E. 基底动脉顶端和两侧大脑后动脉 P1 段

35. 脑疝类型包括

    A. 小脑幕切迹疝

    B. 大脑镰下疝

    C. 枕骨大孔疝

    D. 小脑幕上疝

    E. 大脑镰上疝

36. 患者男性，55 岁。出现进行性加重的头痛 5 个月。查体：神清，左侧肢体肌力 4 级，病理征阳性。CT 提示右额部混杂密度病灶。有关神经胶质瘤的临床特点，正确的是

    A. 中枢神经星形细胞瘤对放疗均不敏感

    B. 星形细胞瘤是神经胶质瘤中最常见的类型

    C. 来源于神经上皮的肿瘤，是最常见的颅内恶性肿瘤

    D. 多型性胶质母细胞瘤和毛细胞型星形细胞瘤是恶性程度最高的肿瘤

E. 肿瘤趋于恶性、侵袭性生长，手术后常需放疗、化疗，易复发

37. 患者男性，50 岁。头痛伴抽搐 2 年。查体未见明显异常。MRI 示：右侧中央前回区矢状窦旁脑膜瘤。关于脑膜瘤的叙述，正确的有

    A. 可侵及邻近颅骨或硬脑膜

    B. 通常为良性，生长缓慢，术后不会复发

    C. 以大脑半球矢状窦旁最多见，其次为大脑凸面、蝶骨嵴等

    D. 有完整包膜，压迫嵌入脑实质内生长

    E. 发病率仅次于神经胶质瘤，居颅内肿瘤总数的第二位，男性多于女性

38. 关于颅内细菌性动脉瘤的说法，正确的是

    A. 约 18% 的病例出现典型的蛛网膜下腔出血

    B. 周围支最常受侵犯

    C. 感染栓子停留在滋养血管

    D. 大脑中动脉系统最常受侵犯

    E. 金黄色葡萄球菌和 β 溶血性链球菌是最常见的病原菌

39. 哪些部位损害可产生上运动神经元瘫

    A. 皮质脊髓束

    B. 皮质脑干束

    C. 内囊

    D. 大脑皮质运动神经元

    E. 脊髓前角细胞

40. 颅底骨折的主要诊断依据是

    A. 脑神经损伤

    B. 蛛网膜下腔出血

    C. 脑脊液漏

    D. 颅底 X 线片

E. 头颅 CT 片

41. 关于自发性蛛网膜下腔出血的辅助检查，正确的是
   A. MRI 对确定颅内或脊髓内 AVM、海绵状血管瘤和颅内肿瘤十分有帮助
   B. 脑血管造影是确定 SAH 病因的检查手段，应尽早实施
   C. 腰椎穿刺是诊断蛛网膜下腔出血的直接手段，应该尽可能多地将血性脑脊液放出
   D. 大约一半患者有心电图改变，与下丘脑缺血或交感神经兴奋性提高有关
   E. 头颅 CT 诊断急性 SAH 准确率很高，迅速可靠

42. 关于髓母细胞瘤的叙述，不正确的是
   A. 手术时枕骨大孔后缘通常不需要切除
   B. 对化疗高度敏感
   C. 可发生脑脊液播散
   D. 是常见的儿童恶性脑肿瘤
   E. 对放疗高度敏感

43. 丘脑下部损伤可出现
   A. 体温调节障碍
   B. 电解质紊乱
   C. 循环及呼吸紊乱
   D. 意识与睡眠障碍
   E. 水代谢紊乱

44. 脑血管痉挛的治疗包括
   A. 升高血压
   B. 扩容
   C. 给予止血药物
   D. 血管内球囊扩张
   E. 降低血钙

三、共用题干单选题：叙述一个以单一病人或家庭为中心的临床情景，提出 2 ~ 6 个相互独立的问题，问题可随病情的发展逐步增加部分新信息，每个问题只有 1 个正确答案，以考查临床综合能力。答题过程是不可逆的，即进入下一问后不能再返回修改所有前面的答案。

（45 ~ 47 题共用题干）

颅腔内容物中脑组织占 80% ~ 90%，脑脊液约占 10%，血液占 2% ~ 11%。当颅内出现占位性病变而颅内压尚处于代偿期时。

45. 其代偿容积约为
   A. 8%   B. 15%
   C. 20%   D. 30%
   E. <2%

46. 失代偿时最迅速并有效的缓解颅压手段为
   A. 保持呼吸道通畅
   B. 使用甘露醇
   C. 降低血压
   D. 脑室穿刺放液
   E. 保持头高足低位

47. 其主要的代偿机制为
   A. 脑压缩
   B. 颅内脑脊液量减少
   C. 脑血流量减少
   D. 脑移位
   E. 血压增高以维持脑血流量

（48 ~ 50 题共用题干）

男性，30 岁。左侧胸痛 4 个月，双下肢无力 2 个月。神经系统查体：左下肢肌力 4 级，右下肢肌力 5 级；右侧 T_4 以下痛温觉消失，左侧减退；左侧巴氏征阳性。

48. 考虑诊断为
   A. 脊髓炎

B. 脊髓髓内肿瘤

C. 脊髓髓外硬脊膜内肿瘤

D. 脊髓硬脊膜外肿瘤

E. 心绞痛

49. 应进行的最佳检查是

A. 脊柱 X 线片　　B. 脊髓造影

C. CT　　　　　　D. MRI

E. 肌电图

50. 考虑病变位于

A. 颈髓　　　　　B. 上胸髓

C. 下胸髓　　　　D. 腰髓

E. 骶髓

(51～54 题共用题干)

女性，30 岁。月经不规则 2 年，溢乳 4 个月，妇科按子宫发育不全治疗无效。神经科检查：神清，肥胖体型，眼底检查（－），病理反射（－）。

51. 进一步检查应做

A. 脑电图　　　　B. 脑超声

C. 腰穿查脑脊液　D. 头颅 MRI

E. 促黄体生成素和卵泡刺激素

52. 头颅 MRI 显示鞍内有 18.6mm × 13.8mm 低密度区，患者可能的诊断是

A. GH 腺瘤　　　B. PRL 腺瘤

C. FSH 腺瘤　　　D. ACTH 腺瘤

E. 颅咽管瘤

53. 患者行蝶鞍区肿瘤切除术后第二天出现昏迷，不可能的原因是

A. 垂体前叶功能减退

B. 脑水肿

C. 脑积水

D. 颅内血肿

E. 尿崩症

54. 下一步治疗措施中，哪一项错误

A. 注意水、电解质、酸碱平衡

B. 有脑水肿时用脱水剂

C. 保持呼吸道通畅

D. 考虑有糖代谢障碍，用 10% 葡萄糖注射液补充

E. 适当补充肾上腺皮质激素

(55～58 题共用题干)

男性，48 岁，无高血压病史，与他人剧烈争吵后突发剧烈头痛，呕吐伴烦躁不安 5 天。入院查体：BP 140/90mmHg，P 100 次/分，R 120 次/分，T 37.5℃，神志淡漠，四肢活动正常，颈抵抗（＋），余神经系统检查（－）。

55. 最可能的诊断是

A. 脑梗死

B. 脑出血

C. 蛛网膜下腔出血

D. TIA

E. 脑肿瘤卒中

56. 首选的检查是

A. MRA　　　　　B. MRI

C. CT　　　　　　D. 核素扫描

E. 腰穿

57. 若 CT 阴性应进一步行

A. MRI　　　　　B. MRA

C. 核素扫描　　　D. 腰穿

E. 头颅 X 线平片

58. 对 SAH 的处理，下列哪一项除外

A. 提高血压，增加脑灌注量

B. 积极寻找病因

C. 镇静止痛

D. 应用抗纤溶药物

E. 绝对卧床

(59～62 题共用题干)

患者男性，40 岁。发现左侧阴囊肿大 1 年。查体：阴囊大小 5cm × 6cm，无压痛，透光试验（＋）。

59. 最可能诊断为
    A. 精索鞘膜积液
    B. 睾丸肿瘤
    C. 睾丸鞘膜积液
    D. 腹股沟斜疝
    E. 交通性鞘膜积液

60. 首选的治疗为
    A. 热敷   B. 穿弹力内裤
    C. 手术治疗   D. 理疗
    E. 阴囊托起

61. 如果手术治疗，术后并发症不包括
    A. 阴囊血肿
    B. 术中未行睾丸固定而发生睾丸扭转
    C. 损伤动脉引起的睾丸萎缩
    D. 精索静脉曲张
    E. 手术不彻底而复发

62. 假设该患者年龄为 8 个月，其首选的治疗为
    A. 热敷   B. 穿弹力内裤
    C. 穿刺抽吸治疗 D. 等待观察
    E. 阴囊托起

(63~65 题共用题干)

患者女性，45 岁。背部烧灼样痛 3 周。继之出现大、小便功能障碍及双下肢运动障碍。查体：胸 4 节段以下痛温觉丧失、触觉减退，双下肢肌力 2~3 级。

63. 最可能的诊断是
    A. 脊髓内肿瘤
    B. 脊髓硬脊膜外肿瘤
    C. 脊髓外、硬脊膜下肿瘤
    D. 脊柱骨肿瘤
    E. 脊髓转移瘤

64. 对诊断最有帮助的检查是
    A. 肌电图检查
    B. 腰椎穿刺，脑脊液化验
    C. B 超检查

    D. X 线摄片检查
    E. 脊髓 MRI

65. 如果诊断椎管内肿瘤，首选的治疗方法为
    A. 活检   B. 放射治疗
    C. 中药治疗   D. 化疗
    E. 手术探查，肿瘤切除

四、案例分析题：每道案例分析题有 3~12 问。每问的备选答案至少 5 个，最多 12 个，正确答案及错误答案的个数不定。考生每选对一个正确答案给 1 个得分点，选错一个扣 1 个得分点，直至扣至本问得分为 0，即不含得负分。案例分析题的答题过程是不可逆的，即进入下一问后不能再返回修改所有前面的答案。

(66~68 题共用题干)

患者女性，8 岁，因"个子矮小，性早熟，右下肢无力，头痛，呕吐"来诊。查体：意识清楚，对答切题，乳房发育，右下肢肌力 4 级，双侧视神经乳头水肿。颅脑 CT：脑积水，第三脑室球形扩大。

66. 为明确诊断，需要的下一步检查包括
    A. 颅脑 CT 血管造影
    B. 颅脑数字减影血管造影（DSA）
    C. 颅脑 MRI 平扫
    D. 颅脑磁共振血管造影（MRA）
    E. 经颅多普勒超声
    F. 脑电图

67. 正确的治疗方法包括
    A. 密切随访观察
    B. 内分泌治疗
    C. 放疗
    D. 化疗
    E. 立体定向活检后决定下一步治疗方案
    F. 手术后内分泌治疗

68. 正确的手术方式包括
    A. 开颅显微镜手术
    B. 脑室－腹腔分流手术
    C. 立体定向穿刺抽吸手术
    D. 内镜下放置分流管，然后行脑室－腹腔分流手术
    E. 内镜下脑室－囊肿造瘘
    F. 内镜下脑室－囊肿－脑池双造瘘

（69～74题共用题干）

患者女性，56岁。因"发作性头晕伴右侧进行性听力下降3年"来诊。查体：神清语利，定向力、理解力可，双侧瞳孔等大等圆，直径约3mm，对光反射灵敏；粗测右侧听力有明显下降，右侧角膜反射减退，双侧额纹、鼻唇沟对称等深，可抬额、鼓腮、吹口哨，右侧眼睑闭合力量较左侧弱，示齿嘴角稍向左歪斜。Rinne试验：右侧气导＞骨导，左侧气导＞骨导；但右侧气导及骨导的时间均较左侧缩短。Weber试验结果：偏左侧；右侧前庭冷热水交替试验明显减弱，右侧咽反射减退；右侧Romberg征（＋）；右侧肢体腱反射活跃，右侧肢体轻瘫试验（＋），右侧巴宾斯基征阳性。既往史：无特殊。颅脑CT平扫提示：右侧脑桥小脑角稍低密度占位性病变。颅脑平扫增强MRI提示：右侧脑桥小脑角区占位性病变，T_1呈等信号，T_2呈高信号，增强可表现为不均匀强化，有囊变；肿瘤大小约为 4.2cm × 3.5cm × 3.3cm。患者拟诊断为听神经瘤。

69. 关于听神经瘤患者听力损害的特点，描述正确的是
    A. 常表现为非对称性的听力下降
    B. 高频听力损害更为明显
    C. 主要表现为神经性听力损害，Weber试验偏向健侧
    D. 与纯音听力下降相比，语音分辨率下降更为明显
    E. 以耳鸣伴进行性听力下降为特点
    F. 以低频听力损害为主

70. 提示：患者的纯音听阈测定、语言分辨率检查结果示：患者的纯音听力为60dB，语言分辨率为：20%。按照Gardener－Robertson修订听力分级，该患者的听力分级为
    A. 1   B. 2
    C. 3   D. 4
    E. 5   F. 6

71. 最为合适的治疗选择应为
    A. 保守观察治疗，定期复查
    B. γ刀治疗，定期复查
    C. 经颅中窝入路切除病变，术后定期复查
    D. 经迷路入路切除病变，术后定期复查
    E. 经枕下乙状窦后入路切除病变，术后定期复查
    F. 经远外侧入路切除病变，术后定期复查

72. 提示：患者选择手术治疗。关于术中神经电生理监测的描述，错误的是
    A. 脑神经监测期间必须在使用肌松药条件下减浅麻醉深度
    B. 眼轮匝肌和口轮匝肌F波的连续监测在术中可以作为一个反映神经传导通路完整性的指标
    C. 面神经肌电图监测，包括连续的自发肌电图监测和触发肌电图监测，前者记录手术操作产生的面神经肌电反应，实时掌握手术操作平面与面神经的关系，还可反映术者的技术操作精度；后者则用电极直接刺激疑似面神经的组织以诱发面肌动作电位，从而确认面神经及其行走路径
    D. 脑干听觉诱发电位和蜗神经动作电位监测有利于保护蜗神经

E. 监测还可包括三叉神经和后组脑神经肌电图监测

F. 眼轮匝肌和口轮匝肌 F 波的连续监测存在不稳定性和滞后性

73. 患者术后可出现的并发症包括

A. 右侧面瘫

B. 饮水呛咳及吞咽功能障碍

C. 脑脊液漏

D. 声音嘶哑

E. 术区及远隔部位血肿

F. 颅内感染

74. 影响患者术后面神经功能的主要因素包括

A. 肿瘤的大小及质地

B. 术中电生理监测

C. 术者操作的精细程度

D. 患者的年龄

E. 内听道内肿瘤的大小

F. 术者的手术量及经验

（75~77 题共用题干）

患者女性，35 岁，因"突发头痛、左侧肢体无力 1 小时"入院。查体：意识清楚，左侧肢体肌力 3 级。颅脑 CT：右侧颞叶、岛叶高密度出血影。

75. 可考虑的检查包括

A. CTA

B. MRA

C. 数字减影血管造影（DSA）

D. MRI

E. SPECT

F. PET－CT

G. 条件允许时，立体定向穿刺活检

76. 提示：考虑脑动静脉畸形诊断成立，Spetzler－Martin 临床分级 Ⅱ 级。以下治疗符合原则的是

A. 手术切除

B. 放射外科治疗

C. 血管内介入治疗

D. 放射外科和血管内介入联合治疗

E. 保守治疗，密切观察

F. 抗癫痫治疗

77. 提示：手术切除后随访 1 个月，患者恢复良好。查体：生命体征平稳，语言功能正常，左侧肢体肌力 4 级。应进一步进行的处理包括

A. 颅脑 MRI 检查

B. 数字减影血管造影（DSA）

C. 多普勒超声检查脑血流情况

D. 脑电图检查

E. PET－CT 检查

F. 康复治疗

（78~80 题共用题干）

患者女性，50 岁。因"眩晕 4 天，伴左侧面部麻木 2 天"来诊。患者 1 周前有感冒、发热病史，已治愈。4 天来出现头晕、走路不平稳感，逐渐加重。翻身、坐起、体位改变时感觉天旋地转，伴恶心、呕吐多次。无耳鸣，未诊治。2 天前感觉左侧面部麻木。查体：意识清，语利，眼球运动正常，无眼震，瞳孔等圆等大，对光反射灵敏。视力正常；左侧额纹消失，左眼闭目无力，左侧鼻唇沟变浅，鼓气、吹哨漏气；伸舌居中，咽反射正常。颈软，心、肺、腹无异常。四肢肌力、肌张力正常，双侧病理征（－）。指鼻试验（－），跟－膝－胫试验（－）。

78. 该患者眩晕性质最可能属于

A. 周围性眩晕

B. 中枢性眩晕

C. 前庭性眩晕

D. 颈性眩晕

E. 良性阵发性位置性眩晕

F. 梅尼埃病

G. 小脑性眩晕

79. 关于该患者眩晕，说法正确的是

A. 眩晕持续时间较短，数小时至数

天，最多可达数周

B. 眼震与眩晕程度常一致

C. 常常会伴有听觉障碍

D. 常伴有明显的自主神经功能障碍

E. 前庭功能试验正常

F. 急性发作与椭圆囊内的耳石变性移位有关

80. 关于进一步的诊疗措施，以下说法正确的是

A. 该患者同时合并左侧周围性面瘫

B. 需进一步行 MRI 扫描，排除梗死等颅内病变

C. 可进一步行电测听试验

D. 患者面瘫考虑为核上性

E. 可给予抗眩晕、改善微循环、激素、抗炎、局部物理治疗等对症治疗

F. 该型面瘫预后一般较好

(81~90 题共用题干)

患者女性，60 岁。12 小时前突发头痛伴呕吐，继而昏迷。入院体检：浅昏迷，双侧瞳孔直径 2.5mm，对光反射尚存在，刺痛双侧肢体有收缩动作，无定位，无语言。颈项强直，颏胸距 4 指。

81. 提示：当地已行 CT 扫描，如下图。

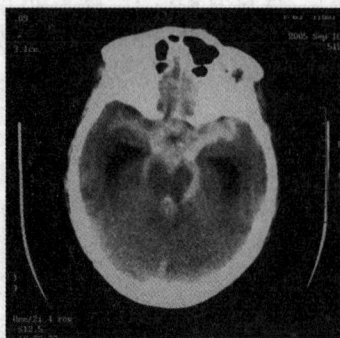

该患者的 CT 诊断有

A. 蛛网膜下腔出血

B. 脑挫裂伤

C. 急性硬膜下血肿

D. 脑室内出血

E. 脑梗死

F. 脑积水

82. 考虑患者最可能的出血原因是

A. 高血压脑出血

B. 脑动静脉畸形破裂出血

C. 颅内动脉瘤破裂出血

D. 外伤性颅内出血

E. 凝血功能障碍

83. 提示：入院 CT 请阅下图。

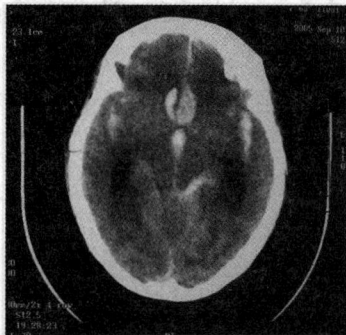

据 CT 所见出血波及的脑池有

A. 鞍上池 B. 环池

C. 脚间池 D. 侧裂池

E. 纵裂池 F. 四叠体池

84. 按 Hunt - Hess 分级法，该患者应分级为

A. 0 级 B. Ⅰ 级

C. Ⅱ 级 D. Ⅲ 级

E. Ⅳ 级 F. Ⅴ 级

85. 提示：患者入院后行 CTA，如图。

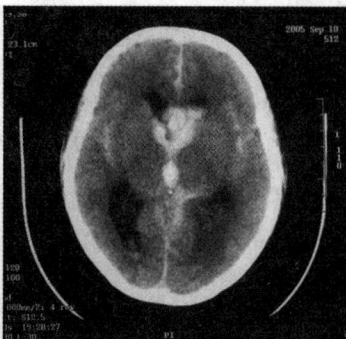

患者的 CTA 诊断是

A. 后交通动脉瘤

B. 前交通动脉瘤

C. 基底动脉瘤

D. 大脑中动脉瘤

E. 眼动脉瘤

86. 提示：患者家属选择行前交通动脉瘤夹闭术。在前交通动脉瘤夹闭术中，以下哪些手术策略是有益的

A. 尽可能多地切除蝶骨嵴，以获得更多的手术空间

B. 切除部分额叶脑组织，以获得更多的手术空间

C. 在多数病例需要切开直回以暴露动脉瘤

D. 切开硬膜后先穿刺脑室释放脑脊液将有利于降低颅内压

E. 充分解剖脑池，尤其是开放脚间池，释放脑脊液，可以获得更多的手术空间

87. 下列哪些有关手术技巧的描述是正确的

A. 对于前交通动脉瘤而言，可以从手术的开始阶段即寻找动脉瘤，无需将注意力首先放在分离颈动脉池等

B. 在颈内动脉和大脑前动脉起始段首先分离出一段，以获得近端控制的空间是有用的手术策略之一

C. 在选择手术入路时，一般首先选择动脉瘤优势供血侧，如本病例选用左侧入路

D. 如果额叶内有一超过 30ml 的血肿，则在选择入路时应优先考虑以利于清除血肿为重

E. 术中一旦动脉瘤破裂出血，如果临时夹闭优势供血侧的大脑前动脉近段，则出血即停止

F. 尽可能多地清除脑池内的血肿，对

术后脑血管痉挛的预防作用非常有益

88. 下列哪些血管在前交通动脉瘤夹闭手术中要加以保护

A. 眶额动脉

B. 前交通动脉

C. Heubner 回返动脉

D. 脉络膜后内侧动脉

E. 结节乳头体动脉

F. 下丘脑穿动脉

89. 提示：在分离动脉瘤时，动脉瘤突然破裂。此时可以采取的正确技术和方法有哪些

A. 用临时阻断夹夹闭优势供血侧大脑前动脉近段

B. 迅速用明胶海绵和棉片填塞动脉瘤出血区域

C. 助手用第二个吸引器管准确地吸住动脉瘤破口，保持术野清晰

D. 术者继续分离动脉瘤，力争在短时间内分离出瘤颈，夹闭动脉瘤，控制住出血

E. 更多地切除动脉瘤周围的脑组织，以获得手术空间，抵消因为出血带来的术野狭小问题

F. 保持镇静，手术组成员各司其责，切忌忙乱

G. 控制性降低血压

90. 预防脑血管痉挛的方法有哪些

A. 尼莫地平持续静脉注射

B. 手术中尽可能多地清除蛛网膜下腔内的积血

C. 腰穿释放血性脑脊液

D. 腰大池置管引流血性脑脊液

E. 静脉滴注氨基己酸

(91～95 题共用题干)

患者男性，42 岁。半年前出现肩部紧

缩感及双上肢麻木，2 个月前出现四肢乏力及排尿费力，2 天前发生尿潴留。

91. 椎管内肿瘤，髓内病变的特点包括

    A. 括约肌功能障碍出现较晚

    B. 感觉障碍从上向下进展

    C. 神经根痛多见，早期出现

    D. 神经根痛少见，晚期出现

    E. 脊髓半切综合征多见，且典型

    F. 早期出现括约肌功能障碍

    G. 感觉障碍从下向上进展

    H. 脊髓半切综合征少见，且不典型

92. 对该患者的诊断有帮助的检查为

    A. 腰穿、脑脊液检查及 Queckenstedt 试验

    B. 脊髓 MRI

    C. 头颅 CT

    D. 经颅多普勒超声

    E. 脊髓造影

    F. 脊髓 X 线片

93. 查体：双上肢轻度肌萎缩，双侧肱二头肌、肱三头肌腱反射减弱，肌张力低；双上肢肌力 3 级，双下肢肌力 5⁻级；肩部以下痛温觉障碍，腹壁反射、提睾反射未引出；双下肢腱反射亢进、病理反射（＋）。该患者的定位诊断是

    A. 下颈段

    B. 髓外硬脊膜内肿瘤

    C. 上颈段

    D. 上胸段

    E. 椎管内哑铃型肿瘤

    F. 硬脊膜外肿瘤

    G. 髓内肿瘤

94. MRI 检查可见：颈 5～7 水平脊髓内肿瘤，T_1 为等信号，T_2 为略高信号，增强后均匀强化，肿瘤上、下端脊髓内有空洞形成。本病例可能性较大的定性诊断是

    A. 室管膜瘤

    B. 神经鞘瘤

    C. 海绵状血管瘤

    D. 转移瘤

    E. 星形细胞瘤

    F. 神经纤维瘤

    G. 血管网织细胞瘤

    H. 脊膜瘤

95. 常用的治疗措施包括

    A. 病情观察　　　B. 术后放疗

    C. 普通放疗　　　D. X 刀治疗

    E. 手术切除　　　F. γ 刀治疗

（96～100 题共用题干）

　　患者女性，43 岁。因发作性眩晕、耳鸣 4 年，头痛、呕吐伴听力下降 6 个月入院。4 年多前，无明显诱因出现发作性眩晕，每次持续 10 分钟左右，发作无规律。曾按"梅尼埃病"治疗，休息及对症治疗后自行缓解。4 年来常有头重脚轻感，伴左侧耳鸣。6 个月来，左耳听力有明显减退，并出现头痛、呕吐现象。

96. 手术前的特殊检查不包括

    A. 脑干听觉诱发电位

    B. 内听道摄片

    C. SPECT/PET

    D. 对于富血供的肿瘤可考虑术前造影检查、栓塞

    E. 术前血常规、凝血功能

    F. 头颅 MRI 平扫及增强

    G. 神经耳科学的评估

97. 该部位临床常见的需要鉴别的疾病包括

    A. 脑膜瘤　　　　B. 转移瘤

    C. 脑脓肿　　　　D. 表皮样囊肿

    E. 胶质瘤　　　　F. 神经鞘瘤

98. 听神经瘤早期临床表现包括

    A. 耳鸣

B. 闭目难立征阳性

C. 平衡障碍

D. 复视

E. 感音神经性耳聋

F. 面部麻木

99. 关于听神经瘤的叙述，正确的是

A. 经迷路入路可以较好地保留面神经，但主要针对听力丧失的患者

B. 虽然面神经保留效果不断改进，但听神经功能的保存率仍低

C. 经典的临床分期方法是依据肿瘤位于内耳道内、脑池内、挤压邻近脑

干及小脑、造成脑积水/颅内高压，分为四期

D. 内耳道内型居多，是脑桥小脑角区最常见的肿瘤类型

E. 神经纤维瘤病Ⅱ型手术策略需做不同于单发听神经瘤的特殊决策

F. 肿瘤多起源于内耳道附近 Obersteiner - Redlich 胶质细胞移行区

100. 听神经瘤手术后并发症不包括

A. 皮下积液　　　B. 气颅

C. 脑膜炎　　　　D. 脑脊液漏

E. 失语　　　　　F. 复视

全真模拟试卷（三）

一、单选题：每道试题由 1 个题干和 5 个备选答案组成，题干在前，选项在后。选项 A、B、C、D、E 中只有 1 个为正确答案，其余均为干扰选项。

1. 颅高压所致脑神经麻痹容易出现在
   A. 面神经　　　　B. 滑车神经
   C. 展神经　　　　D. 动眼神经
   E. 位听神经

2. 桡神经深支损伤后的最主要表现是
   A. 手腕下垂
   B. 不能主动伸肘关节
   C. 不能主动屈掌指关节
   D. 手背桡侧感觉消失
   E. 不能主动伸拇指

3. 继发型脑包虫病分为
   A. 肝包虫病期、肺包虫病期和脑包虫病期
   B. 原发棘球蚴破入心内期、潜伏静止期和颅内压升高期
   C. 肺包虫病期和脑包虫病期
   D. 单发囊泡期和多发囊泡期
   E. 静止期和活动期

4. 关于垂体卒中，下述不恰当的是
   A. 可以不出现任何症状
   B. 表现为突然头痛、视力障碍、眼肌麻痹等，出现鞍旁症状
   C. 是垂体腺瘤由于梗死或出血引起的一组综合征
   D. 一定有视力障碍
   E. 可伴或不伴有内分泌症状

5. 患者表现为一侧视神经乳头萎缩及嗅觉丧失，对侧视神经乳头水肿。以下定位诊断中可能性最大的是
   A. 松果体区　　　B. 颅前窝
   C. 脑桥　　　　　D. 中脑
   E. 延髓

6. 枕部着力，CT 表现为额叶血肿，称之为
   A. 脑着力点损伤
   B. 脑间接损伤
   C. 脑对冲伤
   D. 脑传导暴力伤
   E. 脑加速性损伤

7. 有关动脉瘤血管内介入治疗，以下哪项错误
   A. 首选动脉瘤内弹簧圈栓塞
   B. 球囊栓塞动脉瘤腔仍应提倡
   C. 对宽基底或梭形动脉瘤可采用动脉支架塑型技术进行栓塞
   D. 载瘤动脉闭塞只适用于部分病例
   E. 动脉瘤完全栓塞后仍有部分复发

8. 女孩，7 岁，表现为性早熟和阵发性大笑，最可能与下列哪种占位病变相关
   A. 颅咽管瘤
   B. 脉络丛乳头状瘤
   C. 松果体区肿瘤
   D. 大脑大静脉瘤
   E. 下丘脑错构瘤

9. 完全起于同侧又止于同侧的是以下哪种传导束
   A. 红核脊髓束　　B. 脊髓小脑后束
   C. 脊髓丘脑束　　D. 脊髓小脑前束
   E. 皮质脊髓侧束

10. 患者，女性，27 岁，在打球时突起头痛，为剧烈胀痛，伴呕吐，即来急诊；检查：神志清楚，躁动，瞳孔右侧小于左侧，左侧眼球位于外展位且不能内收，颈强直，克氏征、布氏征（＋），余神经系统检查（－）。对该患者的处理，不正确的是
    A. 绝对卧床休息 4~6 周
    B. 不能用地西泮类镇静剂
    C. 给予脱水剂
    D. 使用钙通道阻滞剂
    E. 使用大剂量止血剂

11. 以下哪项不是动眼神经所支配
    A. 内直肌　　　　　B. 外直肌
    C. 上直肌　　　　　D. 下直肌
    E. 瞳孔括约肌

12. 可同时伴有脑积水和脊柱裂的是
    A. 狭颅症
    B. Dandy – Walker 畸形
    C. 颅底陷入症
    D. Arnold – Chiari 畸形
    E. 中脑导水管狭窄

13. 男性，47 岁。头痛发病，病程 4 个月。入院前出现左侧肢体无力和呕吐。入院检查：意识清，眼底视神经乳头水肿，左上、下肢肌力 4 级，腱反射活跃，病理征（＋）。脑 CT 检查示：右颞顶部低密度灶，其外后方可见一略高密度结节，右侧脑室体部受压，中线结构右移；增强示结节均匀强化，整个病灶呈类圆形，边界清晰，周围无水肿。结合 CT 检查，患者较接近下列哪项诊断
    A. 星形细胞瘤　　　B. 脑膜瘤
    C. 脑脓肿　　　　　D. 脑出血
    E. 脑梗死

14. 男性，60 岁。突起右上肢麻木乏力，5分钟后缓解。3 日后再发右上肢麻木、乏力，伴左眼视物模糊，30 分钟后缓解。查体无异常。该患者的诊断最可能是
    A. 左侧大脑中动脉 TIA
    B. 左侧大脑后动脉 TIA
    C. 左侧大脑前动脉 TIA
    D. 癫痫发作
    E. 椎 – 基底动脉系统 TIA

15. 以下对脊髓丘脑束的叙述，正确的是
    A. 终止于大脑皮质第 1 躯体感觉区
    B. 为脊神经节细胞的中枢突
    C. 传导对侧躯干和四肢痛、温、粗触觉
    D. 发自胸核
    E. 形成锥体交叉

16. 对椎管内肿瘤，下述观点哪项错误
    A. 椎管内肿瘤中以神经纤维瘤最多见
    B. 椎管内肿瘤可在椎管内外生长
    C. 硬脊膜内肿瘤可分为髓内及髓外肿瘤
    D. 椎管内肿瘤一旦发生截瘫则不能手术
    E. 椎管内肿瘤多见于 20~60 岁成年人

17. 海马头的解剖位置在
    A. 侧脑室颞角外侧
    B. 第三脑室底部
    C. 侧脑室颞角内侧
    D. 侧脑室三角区内侧
    E. 侧脑室三角区外侧

18. 胶质瘤起源于
    A. 硬脑膜　　　　　B. 蛛网膜
    C. 神经间质细胞　　D. 神经纤维
    E. 颅内血管

19. 关于外伤性癫痫，下列哪项叙述错误
    A. 颅脑损伤后出现癫痫的发生率，各

研究报道不一，最高者可达 50%

B. 原发脑损伤愈严重，出现癫痫的机会就愈大

C. 开放性颅脑损伤后出现癫痫的机会大于闭合性颅脑损伤

D. 火器性颅脑损伤后出现癫痫的机会大于非火器性颅脑损伤

E. 闭合性颅脑损伤后出现癫痫的机会大于开放性颅脑损伤

20. 男性，62 岁。突然出现剧烈头痛和呕吐 8 小时。无发热，否认高血压病史。查体：神清，体温 36.9℃，血压 125/75mmHg。右侧瞳孔直径 3.5mm，对光反射消失，上睑下垂，眼球向上、下及内侧运动不能。颈项强直，克氏征阳性。CT 示：脑正中裂及右大脑外侧裂、枕大池呈高密度影。最可能的诊断是

A. 内囊出血　　B. 脑室出血
C. 小脑出血　　D. 脑干出血
E. 蛛网膜下腔出血

21. 儿童生长性颅骨骨折的处理原则是

A. 尽早手术切除膨出的脑组织

B. 尽早手术修复硬脑膜缺损

C. 尽早行颅骨修补术

D. 待生长至成人后再行手术修复硬脑膜缺损

E. 待生长至成人后再行颅骨修补术

22. 用甘露醇治疗脑水肿时，静脉给药速度应是

A. 缓慢滴注

B. 一次剂量应在 1 小时内滴完

C. 一次剂量应在 30 分钟内滴完

D. 一次剂量滴注不应少于 2 小时

E. 一次剂量应在 3 小时内滴完

23. 不属于放射治疗适应证的是

A. 放射治疗后短期复发

B. 有明确的临床症状和体征，虽无组织学证据，但影像学诊断明确

C. 手术完全切除后复发，无再次手术指征

D. 手术后肿瘤残留患者

E. 肿瘤位于极重要的部位，手术切除危及生命者

24. 鞍区最常见的有钙化现象的肿瘤是

A. 颅咽管瘤

B. 垂体腺瘤

C. 鞍结节脑膜瘤

D. 视神经胶质瘤

E. 鞍上生殖细胞瘤

25. 女性，65 岁。头痛、恶心、呕吐 3 周。4 年前行左乳腺癌切除术。神清，精神差，双视神经乳头边缘不清，右巴氏征（＋）。诊断首先考虑为

A. 脑胶质瘤

B. 脑膜瘤

C. 颅内继发性肿瘤

D. 脑脓肿

E. 脑膜脑炎

二、多选题：每道试题由 1 个题干和 5 个备选答案组成，题干在前，选项在后。选项 A、B、C、D、E 中至少有 2 个正确答案。

26. 符合高颅压性脑积水的临床表现有

A. 展神经神经麻痹可作为定性诊断

B. 全头持续性剧痛和颈痛多与小脑扁桃体凸入枕骨大孔有关

C. 恶心、呕吐与头部位置无关

D. 头痛在卧位或晨起时较轻

E. 恶心、呕吐常伴随头痛

27. 岩骨尖综合征表现为同侧面部疼痛或麻木，眼球内斜、复视，受累的脑神经有

A. 面神经　　　　B. 位听神经

C. 展神经　　　　D. 三叉神经

E. 动眼神经

28. 颈静脉球瘤的临床表现为

A. 耳鸣　　　　　B. 面瘫

C. 眩晕　　　　　D. 声音嘶哑

E. 饮水呛咳

29. 动脉瘤破裂的并发症包括

A. 脑血管痉挛/梗死

B. 脑积水

C. 再破裂

D. 脑疝

E. SIADH（血管升压素分泌失常综合征）/CSWS（脑性耗盐综合征）

30. 脑积水分流术后出现分流导管阻塞并发症的原因有

A. 脑脊液蛋白质异常增高

B. 脑室内出血

C. 脑脊液糖含量过高

D. 大网膜粘连包裹

E. 脑脊液分泌减少

31. 颅底骨折所致的脑神经损伤常见为

A. 嗅神经　　　　B. 面神经

C. 位听神经　　　D. 眼神经

E. 视神经

32. 脊髓内非意识性本体感觉传导束是

A. 脊髓网状束　　B. 薄、楔束

C. 脊髓小脑后束　D. 脊髓小脑前束

E. 脊髓丘脑束

33. 颅内压增高时的处理有

A. 20%甘露醇溶液

B. 限制水、盐入量

C. 尽快查明病因

D. 腰椎穿刺引流脑脊液

E. 以上均正确

34. 腕管综合征的危险因素包括

A. 淀粉样变性

B. 水、电解质紊乱

C. 妊娠

D. 肢端肥大症

E. 甲状腺功能减退症

35. 下列哪些情况考虑为高血压脑出血的手术禁忌证

A. 脑疝晚期，双瞳孔散大，去脑强直，病理呼吸，脑干继发性损害等

B. 年龄在 70 岁以上的深昏迷者

C. 伴有严重的冠状动脉供血不足或肾功能衰竭者

D. 幕上血肿 80ml 以上

E. 小脑血肿 30ml 以上

36. 颈内动脉海绵窦瘘的临床诊断，主要依据是

A. 有头部外伤史

B. 外伤后持续性头痛

C. 搏动性眼球突出

D. 有颅内血管杂音

E. 有轻偏瘫

37. 阵发性房性心动过速的心电图表现为

A. QRS 波 <0.12s

B. 可见心室夺获

C. QRS 波 >0.12s

D. 心房率 150~250 次/分

E. P 波与窦性者不同，可直立或倒置

38. 关于颅内血肿的常见出血来源，正确的是

A. 硬膜外血肿来自脑膜中动脉、静脉

B. 急性硬膜下血肿来自脑皮层血管挫伤出血

C. 慢性硬膜下血肿来自皮层小静脉，特别是桥静脉

D. 脑内血肿来自脑实质内动脉出血

E. 自发性蛛网膜下腔出血来自蛛网膜下腔的导血管

39. 脑血管造影在脑膜瘤诊治中的价值包括
    A. 脑血管移位情况
    B. 了解肿瘤与周围其他正常脑组织的解剖毗邻关系
    C. 了解肿瘤与静脉窦的关系及窦的通畅程度
    D. 富含血管的程度
    E. 术前栓塞

40. 不完全性右束支传导阻滞的心电图改变是
    A. QRS 波 >0.12s
    B. 室上性起搏点
    C. V_1 可出现 rSr 图形
    D. QRS 波群时间在 0.09 ~ 0.11s 之间
    E. V_1、V_2 呈 QS 型

41. 下列脑肿瘤, 哪些在大脑半球常见
    A. 脑膜瘤
    B. 胶质瘤
    C. 血管网状细胞瘤
    D. 转移瘤
    E. 畸胎瘤

42. 女性, 52 岁。午睡后出现左眼失明、右侧偏瘫。病后翌日查体: 运动性失语, 左眼裂小、瞳孔小, 右侧偏瘫、偏身感觉减退。以下哪些检查可能出现异常
    A. 头部 CT
    B. 右侧视网膜动脉压
    C. 经颅多普勒超声
    D. 脑血管造影
    E. 脑脊液检查

43. 关于脊髓的描述, 正确的是
    A. 直接被蛛网膜包裹
    B. 下端平第 1 腰椎下缘 (成人)
    C. 脊髓丘脑束位于外侧索
    D. 终丝由神经纤维组成

E. 占据椎管全长

44. 颅内压增高的发病机制是
    A. 脑体积增加
    B. 脑发育不良
    C. 颅内血容量增加
    D. 颅腔容积缩小
    E. 神经系统变性疾病

三、共用题干单选题: 叙述一个以单一病人或家庭为中心的临床情景, 提出 2 ~ 6 个相互独立的问题, 问题可随病情的发展逐步增加部分新信息, 每个问题只有 1 个正确答案, 以考查临床综合能力。答题过程是不可逆的, 即进入下一问后不能再返回修改所有前面的答案。

(45 ~ 48 题共用题干)

男性, 45 岁, 右侧面部疼痛 10 天。疼痛为间歇性闪电样发作, 刀割样疼痛, 1 ~ 2 分钟骤然停止。查体: 见右侧面部皮肤粗糙、增厚, 轻触鼻翼可引起疼痛发作, 其他神经系统查体未见异常。头颅磁共振平扫无异常。既往体健。

45. 该患者诊断首先考虑
    A. 舌咽神经痛
    B. 偏头痛
    C. 原发性三叉神经痛
    D. 中间神经痛
    E. 丛集性头痛

46. 首选治疗方法是
    A. 口服卡马西平
    B. 局部理疗
    C. 行三叉神经显微血管减压术
    D. 针灸
    E. 立体定向手术

47. 经上述治疗 1 年后, 患者疼痛缓解一段时间后症状加重, 实验室检查丙氨

酸氨基转移酶 74U/L。进一步治疗考虑

A. 加大口服药物剂量

B. 手术治疗

C. 神经局部封闭术

D. 换用其他类型口服药

E. 立体定向手术

48. 治疗方法首选

A. 三叉神经显微血管减压术

B. 脑深部刺激术

C. 三叉神经后根切断术

D. 神经局部封闭术

E. 三叉神经分支抽出术

（49～50 题共用题干）

磁共振检查结果回报：右侧额顶可见不甚规则的稍长 T_1 及稍长 T_2 信号病灶，其部分边缘可见稍短 T_1 及稍短 T_2 信号灶，局部脑沟仍存在，增强后可见脑回状强化，中线结构居中。

49. 首先考虑诊断

A. 脑梗死　　　B. 胶质瘤

C. 高血压脑出血　D. 脑膜瘤

E. 脑囊肿

50. 正确的治疗为

A. 抗生素控制感染

B. 肿瘤切除

C. 开颅探查、活检

D. 脱水、止血等对症治疗

E. 扩张脑血管治疗

（51～54 题共用题干）

患者男性，70 岁。2 个月前不慎摔倒，头部撞于墙壁上，当时无明显不适。1 周前出现头痛、头昏，记忆力减退，近日症状加重，并出现左侧肢体麻木、乏力。既往有高血压病史多年。门诊拟诊脑血管病而入院治疗。查体：嗜睡状，语言可，回

答尚正确。血压 170/95mmHg，呼吸 16 次/分，脉搏 60 次/分。双侧瞳孔等大、等圆，对光反射稍减弱，双侧眼底视神经乳头有轻度水肿。左侧下肢肌力 1 级，锥体束征阳性；右侧肢体肌力正常，病理反射阴性。

51. 根据该患者的年龄特点、病史及体格检查，下列哪项诊断最有可能

A. 右侧亚急性硬脑膜下血肿

B. 右侧额叶脑梗死

C. 右侧额颞部脑肿瘤

D. 右侧慢性硬脑膜下血肿

E. 右侧迟发性硬脑膜外血肿

52. 经头颅 CT、MRI 检查证实为右侧额颞部慢性硬脑膜下血肿，中线结构向左侧移位 1.3cm，同侧脑室受压明显。此时最有效的治疗措施是

A. 右侧额颞部骨瓣开颅、硬脑膜下血肿清除术

B. 应用甘露醇等高渗性脱水剂治疗

C. 颅骨锥孔穿刺抽吸术

D. 颅骨钻孔穿刺抽吸术

E. 颅骨钻孔冲洗引流术

53. 该患者行颅骨钻孔冲洗引流术后左侧肢体肌力明显改善，头痛、头昏明显减轻。下列术后治疗措施中不恰当的是

A. 术后体位宜放置为头低足高位

B. 术后宜适当补充低渗液体

C. 术后宜使用甘露醇脱水剂，以减轻术后脑水肿

D. 术后宜多饮水

E. 术后让患者卧向患侧

54. 该患者术后 1 个月又出现头痛、头晕、左侧肢体无力。来院门诊复诊，复查

头颅 CT 发现右侧慢性硬脑膜下血肿复发，故收入院再次行颅骨钻孔冲洗引流术，术后恢复良好。下列哪项因素与慢性硬脑膜下血肿的术后复发无关

A. 老年患者常有脑萎缩，术后脑组织膨起困难

B. 血肿包膜坚厚，引流术后硬脑膜下腔不能闭合

C. 硬脑膜下血肿腔内的凝血块，引流手术未能彻底清除

D. 术中有新鲜出血，引流不畅而导致复发

E. 术后应用较多量的低渗液体

(55 ~ 56 题共用题干)

患儿女性，2 岁 4 个月。出生后即发现腰背部有一包块，随年龄增长逐渐增大。查体所见：腰骶部 6cm×6cm×4cm 包块，质地软，透光试验阳性，无其他神经系统阳性体征。

55. 该患者的诊断最可能是

A. 腰骶部脊膜囊状膨出

B. 腰骶部脊髓脊膜膨出

C. 腰骶部脊髓囊状膨出

D. 腰骶部脊髓膨出

E. 腰骶部脊膜膨出

56. 对于该患者的治疗应该采用

A. 松解粘连神经组织，切除多余囊壁，硬脊膜不缝合

B. 椎管探查

C. 切除粘连神经组织和多余囊壁，严密缝合硬脊膜

D. 保守治疗

E. 松解粘连神经组织，切除多余囊壁，严密缝合硬脊膜

(57 ~ 60 题共用题干)

患儿男性，4 岁。间断性头部钝痛伴呕吐 5 日余。查体：左上肢轻瘫试验（ + ），病理反射未引出。头颅 CT 示右额叶占位，胶质瘤可能。

57. 较少发生胶质瘤的部位是

A. 枕叶 　　　　 B. 颞叶

C. 顶叶 　　　　 D. 脑室系统

E. 额叶

58. 患者行手术治疗，术后第 2 天，患者右上肢无力加重。查体：T 38.1℃，神志清楚，右上肢肌力 3 级。最可能的原因是

A. 术中直接损伤 　 B. 继发出血

C. 术后脑水肿 　　 D. 脑梗死

E. 颅内感染

59. 术后病理检查示：星形细胞肿瘤 Ⅱ 级。按 WHO 神经系统肿瘤分类及分级，其病理类型可能为

A. 间变性星形细胞瘤

B. 室管膜下巨细胞型星形细胞瘤

C. 多形性胶质母细胞瘤

D. 肥胖型星形细胞瘤

E. 毛细胞型星形细胞瘤

60. 关于星形细胞肿瘤的叙述，错误的是

A. 儿童多发于小脑半球

B. 来源于中胚层

C. 临床上以手术治疗为主，辅助放疗、化疗等综合治疗

D. 发病高峰年龄为 31 ~ 40 岁

E. 肉眼观部分与脑组织有明确分界

(61 ~ 65 题共用题干)

患者男性，60 岁。间歇性头痛 5 年，近期加重伴左侧肢体麻木。查体：神经系统无明显阳性体征。头颅 CT 示右顶骨板

内侧半圆形占位影，直径约 4cm，边界清楚，均一强化，MRI 示长 T_1、长 T_2 占位。

61. 最可能的诊断是
    A. 右顶叶转移瘤
    B. 右顶叶星形细胞瘤
    C. 右顶部脑膜瘤
    D. 右顶叶少突胶质细胞瘤
    E. 右顶叶多形性胶质母细胞瘤

62. 该占位性病变的血液供应可能来自
    A. 椎动脉
    B. 丘纹动脉
    C. 颈内动脉与颈外动脉
    D. 大脑前动脉
    E. 大脑后动脉

63. 最佳治疗方法是
    A. 栓塞介入治疗
    B. 脱水剂和激素等药物治疗
    C. 立体定向放射外科治疗
    D. 外科手术治疗
    E. 化疗

64. 该占位性病变手术切除后的第 2 天，患者出现左侧肢体瘫痪，CT 检查显示为右基底神经节区边界不清的卵圆形低密度灶，此时最可能的诊断为
    A. 右基底神经节区脑梗死
    B. 右基底神经节区肿瘤残余
    C. 右基底神经节区脑水肿
    D. 右基底神经节区脑出血
    E. 急性梗阻性脑积水

65. 此类手术后容易出现的并发症不包括
    A. 视野缺损　　B. 癫痫
    C. 感觉障碍　　D. 出血
    E. 肢体运动障碍

四、案例分析题：每道案例分析题有 3～12 问。每问的备选答案至少 5 个，最多 12 个，正确答案及错误答案的个数不定。考生每选对一个正确答案给 1 个得分点，选错一个扣 1 个得分点，直至扣至本问得分为 0，即不含得负分。案例分析题的答题过程是不可逆的，即进入下一问后不能再返回修改所有前面的答案。

（66～68 题共用题干）

患儿男性，11 岁。因"6 个月前开始出现行走不稳，常无故跌倒。15 天前出现发作性剧烈头痛，伴恶心、呕吐"来诊。查体：意识清楚，言语较缓慢，双眼外展不及边，双眼侧视时有小幅度水平性眼震。四肢肌力正常，右上肢肌张力较低，坐位姿势不稳，常不自主摇晃，双手指鼻试验不准，行走蹒跚步态、足距扩大、上身前倾。

66. 患者目前出现的临床症状说明其存在
    A. 颅内压增高表现
    B. 小脑蚓部损害表现
    C. 动眼神经损害
    D. 滑车神经损害
    E. 展神经损害
    F. 面神经损害
    G. 锥体束征
    H. 锥体外系损害

67. 提示：颅脑 MRI 检查结果如图所示。

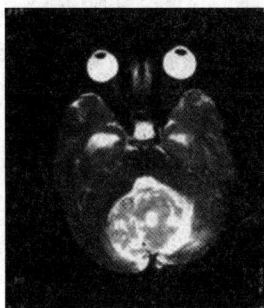

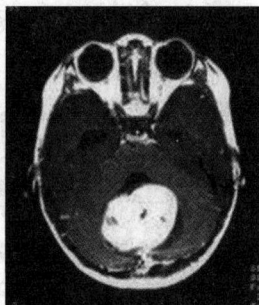

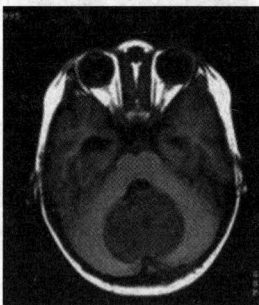

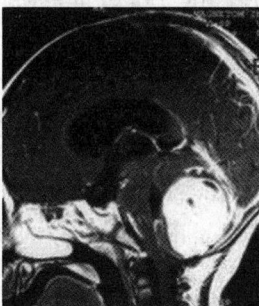

初步诊断可考虑

A. 室管膜瘤

B. 转移瘤

C. 淋巴瘤

D. 髓母细胞瘤

E. 血管网状细胞瘤

F. 星形细胞瘤

G. 脉络丛乳头状瘤

H. 多形性胶质母细胞瘤

68. 提示：患者行手术治疗，予肿瘤全切术。术后病理为髓母细胞瘤。关于髓母细胞瘤的分子生物学，正确的描述有

A. 17q 等臂染色体出现

B. 30%～50% 的髓母细胞瘤出现 17p 的丢失

C. 髓母细胞瘤突变的基因涉及 Sonic Hedgehog 信号通路

D. 髓母细胞瘤突变的基因涉及 Wnt 信号通路

E. 髓母细胞瘤突变的基因涉及 Notch 信号通路

F. 髓母细胞瘤突变的基因涉及 Myc 信号通路

G. 髓母细胞瘤突变的基因涉及 EGFR 信号通路

（69～75 题共用题干）

患者女性，61 岁。右眼视力进行性下降至失明，头顶胀痛 1 年，记忆力减退半年，恶心、呕吐 3 个月，走路不稳，左下肢无力。有高血压病 19 年，平时血压 175/95mmHg 左右。体检：神志清，反应迟钝。右眼微突出，外展轻度障碍；右瞳直径 0.3cm、左瞳 0.25cm，对光反射尚可；左眼视力 1.0，右眼光感。左上肢肌力 4 级，左下肢肌力 3 级。血压 180/98mmHg。

69. 检查提示：CT 片示右侧蝶骨嵴脑膜瘤。蝶骨嵴脑膜瘤的最常见特殊症状和体征有

A. 癫痫

B. 单侧眼球突出或颧颞部骨质隆起

C. 病变对侧肢体轻偏瘫

D. 嗅觉丧失

E. 单侧眼球运动功能障碍

F. 内分泌功能障碍

G. 视野缺损

H. 单侧视神经原发性萎缩和视力障碍

70. 门诊应进行哪些检查

A. 视力检查

B. 测眼压

C. 裂隙灯检查

D. 视野检查

E. 眼底镜检眼底

F. 神经精神量表

G. 神经系统体格检查

H. 测血压

71. 关于脑膜瘤的发生部位，哪四个部位居多

    A. 嗅沟   B. 大脑凸面

    C. 鞍结节   D. 矢状窦旁

    E. 脑桥小脑角   F. 脑室内

    G. 大脑镰旁   H. 蝶骨嵴

72. 检查提示：手术发现系蝶骨嵴内侧型脑膜瘤，肿瘤呈扁平状，约占 $7cm \times 6cm \times 4cm$，内侧肿瘤包绕颈内动脉。用何种方法切除脑膜瘤比较安全

    A. 用 CUSA 吸除

    B. 用手指迅速剜除整个脑瘤

    C. 用吸引器慢慢吸除

    D. 电灼后用剪刀逐块切除

    E. 激光刀气化

    F. 冷冻刀切除

    G. 用血管栓塞法使肿瘤缩小

    H. 解剖刀割除

73. 检查提示：切除肿瘤时，发现右颈内动脉被肿瘤包绕，在切除肿瘤过程中近破裂孔处颈内动脉破裂 $0.3cm$，出血汹涌，患者血压降低至 $75/55mmHg$。这时应该采取什么措施

    A. 结扎右侧颈内动脉

    B. 明胶海绵填塞止血

    C. 银夹止血

    D. 用动脉瘤夹止血

    E. 肌肉瓣填塞止血

    F. 修补颈内动脉破裂处

    G. 立即快速输血

    H. 丝线结扎

74. 检查提示：翻开骨瓣后触诊硬脑膜，

发现颅内压很高，这时应该如何处理

    A. 切开少许硬脑膜，让脑组织进出后逐渐将其吸除

    B. 快速滴注甘露醇250ml

    C. 请麻醉科实施过度换气控制呼吸

    D. 实施同侧侧脑室引流

    E. 实施对侧侧脑室引流

    F. 实施腰穿放脑脊液

    G. 快速滴注干燥尿素60g

    H. 立即翻转大面积硬脑膜瓣，使脑均匀膨出后快速切除肿瘤

75. 病史中发生症状只有 1 年，而肿瘤却已有约 $7cm \times 6cm \times 4cm$ 大小。老年人脑膜瘤不易早期诊断的主要原因是

    A. 反应迟钝不觉头痛

    B. 合并有其他脑血管病者多，症状重叠交叉

    C. 合并有心脏病

    D. 有老年性痴呆

    E. 有脑萎缩使颅内占位性病变不易产生颅内高压

    F. 颅骨钙质成分多

    G. 往往被高血压症状掩盖

    H. 常患有白内障，视力进行性减退不易发觉

（76～80 题共用题干）

    患者男性，36 岁。左颞部被他人用砖头击伤，当即昏迷，约 10 分钟后自行清醒，醒后对受伤情况不能回忆，但感头痛、头晕，无呕吐，自行回家休息。伤后 4 小时感头痛逐渐加重，并出现呕吐。由家人送医院救治，到医院时患者出现昏迷。既往无特殊病史。查体：血压 $150/90mmHg$，呼吸 14 次/分，脉搏 68 次/分。左颞部可见皮肤挫伤痕，左外耳道有血迹。意识呈浅昏迷状态，呼唤能睁眼，胡言乱语，不能理解，疼痛刺激肢体有定位动作。左侧

瞳孔直径3mm，对光反射迟钝；右侧瞳孔直径2mm，对光反射减弱。左侧肢体活动较右侧多。右下肢病理征可疑阳性。

76. 根据患者入院时的临床特征，GCS评分是多少

    A. 13   B. 12

    C. 11   D. 10

    E. 9   F. 8

77. 该患者的受伤机制属于哪种类型的颅脑损伤

    A. 直接暴力损伤

    B. 间接暴力损伤

    C. 加速性颅脑损伤

    D. 减速性颅脑损伤

    E. 挤压性颅脑损伤

    F. 挥鞭样颅脑损伤

    G. 颅 – 脊联合性损伤

    H. 胸部挤压性损伤

78. 为明确诊断，急诊需进一步完善的检查是

    A. 脑电图

    B. 头颅X线正侧位摄片

    C. 经颅多普勒超声（TCD）检查

    D. 头颅CT

    E. 头颅MRI

    F. 腰椎穿刺测压，并行脑脊液检查

79. 提示：头颅CT检查结果如图所示，头颅X线正侧位平片可见左侧颞骨线性骨折。

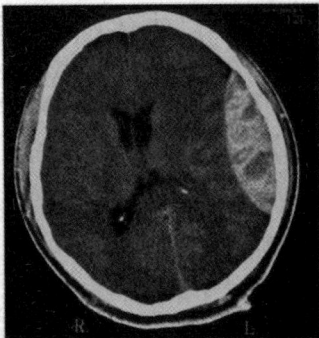

该患者的诊断是

    A. 左颞部急性硬脑膜外血肿

    B. 左颞部亚急性硬脑膜外血肿

    C. 左颞部慢性硬脑膜外血肿

    D. 左颞部急性硬脑膜下血肿

    E. 左颞部亚急性硬脑膜下血肿

    F. 左颞部慢性硬脑膜下血肿

    G. 左颞骨线性骨折

80. 针对该患者的治疗措施是

    A. 左颞部钻孔、硬脑膜外血肿引流术

    B. 左颞部骨窗开颅、硬脑膜外血肿清除术

    C. 左颞部骨瓣开颅、硬脑膜外血肿清除术

    D. 左颞部开颅、硬脑膜外血肿清除 + 去骨瓣减压术，硬脑膜不打开

    E. 左颞部开颅、硬脑膜外血肿清除 + 去骨瓣减压术，硬脑膜敞开不缝合

    F. 单纯行左侧颞肌下减压术

（81～85题共用题干）

患者男性，42岁。有高血压病史4年，平时无特殊不适。工作时突发头痛、呕吐、左侧肢体偏瘫。即送医院就诊。到急诊室时查体：血压180/100mmHg，呼吸18次/分，脉搏88次/分。神志呈淡漠状态，呼之能应，可简单回答问题，双侧瞳孔等大、等圆，对光反射迟钝。左侧肢体偏瘫，痛、温觉明显减弱，病理征阳性；右侧肢体可见自主活动，并能遵吩咐动作。

81. 根据患者上述临床表现，目前初步诊断应考虑为

    A. 脑栓塞

    B. 脑血栓形成

    C. 高血压脑出血

    D. 脑动静脉畸形破裂出血

    E. 脑动脉瘤破裂出血

    F. 急性硬脑膜外血肿

G. 烟雾病出血

H. 脑肿瘤卒中

82. 根据该患者的临床症状和体征，应考虑的病变部位是

A. 左侧基底神经节　B. 右侧基底神经节

C. 左侧丘脑　　　　D. 右侧丘脑

E. 右侧脑桥　　　　F. 左侧脑桥

G. 小脑半球　　　　H. 小脑蚓部

83. 根据患者目前的临床表现，按高血压脑出血后意识障碍的分级标准，该患者属于哪一级别

A. Ⅰ级　　　　　　B. Ⅱ级

C. Ⅲ级　　　　　　D. Ⅳ级

E. Ⅴ级

84. 患者经急诊头颅 CT 检查，结果如下图所示。该患者的病损定位在

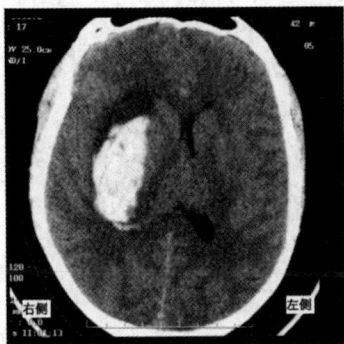

A. 右侧内囊　　　　B. 右侧基底核

C. 右侧外囊　　　　D. 右侧颞叶

E. 右侧丘脑　　　　F. 右侧尾状核

G. 右侧杏仁核

85. 根据该患者的临床表现和头颅 CT 所示，下一步治疗措施是

A. 应用甘露醇脱水、降颅压治疗

B. 应用大剂量激素治疗

C. 应用Ⅶ因子治疗，以防再出血

D. 应用酚磺乙胺、氨甲苯酸等止血剂

E. 应用抑酸剂以预防上消化道出血

F. 行右颞部小骨窗开颅、基底神经节血肿清除术

G. 行右颞部大骨瓣开颅、基底神经节血肿清除 + 去骨瓣减压术

H. 行立体定向穿刺、血肿部分抽吸 + 血肿腔注入尿激酶引流术

I. 立即进行康复训练治疗

J. 应用降压药物，以控制血压平稳

（86～89 题共用题干）

患儿男性，9 岁。因多饮、多尿半年，双眼视物模糊 2 个月入院。查体：神志清，垂体功能低下面容，双眼视力左眼 0.5、右眼 0.3，眼底双侧视神经乳头水肿。头部 CT 和 MRI 检查结果：颅咽管瘤。

86. 神经外科抗利尿激素分泌失调综合征（SIADH）的诊断包括

A. 低血浆渗透压

B. 高血钠、高尿钠症

C. 低血钠、高尿钠症

D. 缺乏口唇、黏膜干燥，体位性低血压等脱水表现

E. 全身脱水症状明显

F. 高血浆渗透压

G. 肾、肾上腺和甲状腺功能正常

87. 神经外科脑性耗盐综合征（CSWS）的诊断包括

A. 循环血容量正常

B. 缺乏口唇、黏膜干燥，体位性低血压等脱水表现

C. 全身脱水症状明显

D. 循环血容量减少

E. 血钾升高

F. 高血浆渗透压

G. 高血钠、高尿钠症

H. 中心静脉压降低

I. 低血浆渗透压

J. 中心静脉压升高

K. 低血钠、高尿钠症

88. 颅咽管瘤的手术分型（Yasargil，1990）是

　　A. 脑室旁型

　　B. 鞍上型

　　C. 脑室内 - 脑室外型

　　D. 单纯脑室内型

　　E. 鞍内 - 鞍上型

　　F. 鞍隔上 - 视交叉旁 - 脑室外型

　　G. 单纯鞍内 - 鞍隔下型

89. 颅咽管瘤术后常见并发症是

　　A. 视力减退，视野缺损

　　B. 无菌性脑膜炎

　　C. 下丘脑损伤

　　D. 肢端肥大症

　　E. 癫痫

　　F. 垂体功能低下

（90～93 题共用题干）

患者男性，56 岁。记忆力减退半年，逐渐出现痴呆症状如注意力不易集中、表情淡漠及大、小便失禁。1 年前有蛛网膜下腔出血病史。入院检查：神志清楚，反应迟钝。脑神经正常，眼底无视神经乳头水肿。四肢肌力、肌张力、腱反射对称，未引出病理反射。

90. 患者在全麻下行脑室 - 腹腔分流术后，症状改善。出院 1 个月后患者持续发热，并且又出现痴呆症状和大、小便失禁。此时正确的处理为

　　A. 立即更换分流管重新做分流

　　B. 拔除分流管

　　C. 行抗感染治疗

　　D. 行脑室 - 心房分流

　　E. 腰椎穿刺，脑脊液常规、培养加药敏试验

　　F. 脑室端及腹腔端探查

91. 该患者最可能的诊断是

A. 帕金森病　　　B. 阿尔茨海默病

C. 脑积水　　　　D. 脑梗死

E. 脑出血　　　　F. 脑脓肿

92. 该患者目前应该做的检查有

　　A. 头颅 CT

　　B. 腰椎穿刺测压

　　C. 脑脊液常规、生化

　　D. 脑血管造影

　　E. 脑 PET

　　F. 脑 SPECT

93. 该患者头颅 CT 提示脑室系统（包括第四脑室）明显扩大，腰穿脑脊液压力 160mmH$_2$O，脑脊液常规、生化均在正常范围。该患者的诊断及其最佳处理应为

　　A. 高颅压性脑积水，行 V - P 分流

　　B. 正常颅压脑积水，行 V - P 分流

　　C. 脑积水，继续观察

　　D. 正常颅压脑积水，继续观察

　　E. 脑积水，行脑室外引流

　　F. 正常压力脑积水，行脑室外引流

（94～97 题共用题干）

患者男性，36 岁，从 3 米高处坠落急诊来院，上背部及右肩部着地。查体：腰 1 以下痛、温觉消失，双下肢肌力 0 级，生理反射、病理反射均未引出。X 线示腰 1 椎体前部压缩，椎体横断伴脱位。

94. 以下哪项不是脊柱不稳定的因素

　　A. 前柱压缩小于 50%

　　B. 中柱受损

　　C. 颈椎后柱矢状向脱位大于 3.5mm

　　D. 神经组织损伤

　　E. 原有关节强直

　　F. 骨质异常

95. 影响脊柱骨折或韧带损伤类型的因素不包括

　　A. 外力的强度

B. 外力的作用点

C. 受伤时身体的姿势

D. 不同节段的解剖和生物力学特点

E. 外力的方向

F. 年龄

96. 患者的脊髓损伤病理机制为

    A. 脊髓震荡

    B. 脊髓休克

    C. Brown – Sequard 综合征

    D. 脊髓前部综合征

    E. 脊髓中央损伤综合征

    F. 不完全性损伤

97. 该患者损伤类型为

    A. 屈曲型损伤

    B. 伸展型损伤

    C. 屈曲 – 旋转型损伤

    D. 垂直压缩型损伤

    E. 屈曲 – 分离型损伤

    F. Jefferson 骨折

（98～100 题共用题干）

    患者女性，38 岁，已婚，已生育。头痛、闭经 6 个月。行内分泌检查，发现血清催乳素明显增高。查体：双眼视力及视野正常。

98. 进一步诊断可以选择的检查包括

    A. 颅脑 CT

    B. 颅骨 X 线平片

    C. 脑血管造影

    D. 颅脑 MRI

    E. 脑电图

    F. 腰穿脑脊液检查

99. 神经影像学发现鞍内占位性病变，直径约 0.5cm。可能的诊断是

    A. 颅咽管瘤   B. 垂体腺瘤

    C. 生殖细胞瘤   D. Rathke 囊肿

    E. 动脉瘤   F. 垂体脓肿

100. 可考虑的治疗手段有若诊断为催乳素型垂体腺瘤

    A. 经鼻蝶窦显微手术

    B. γ 刀治疗

    C. 经额底显微手术

    D. 口服溴隐亭

    E. 化疗

    F. 观察病情，不做治疗

全真模拟试卷（四）

一、**单选题**：每道试题由 1 个题干和 5 个
备选答案组成，题干在前，选项在后。
选项 A、B、C、D、E 中只有 1 个为
正确答案，其余均为干扰选项。

1. 脑包虫病的发病机制为
   A. 细粒棘球绦虫六钩蚴侵入人体
   B. 细粒棘球绦虫虫卵侵入人体
   C. 细粒棘球绦虫成虫侵入人体
   D. 细粒棘球绦虫虫卵误食后孵化出六
      钩蚴经肠内消化侵入门脉系统
   E. 误食含有虫卵的狗肉

2. 女，65 岁。头部摔伤 3 个月，头痛、呕
   吐 1 天。CT 示左侧幕上新月形等密度
   病灶，中线移位。治疗首选
   A. 开颅血肿清除术
   B. 去骨瓣减压术
   C. 钻孔引流术
   D. 保守治疗
   E. 以上都不正确

3. 外伤性脑内血肿与头部着力的关系中，
   最不正确的是
   A. 额部着力减速伤极少发生枕叶血肿
   B. 额颞部着力加速伤常发生着力点脑
      内血肿
   C. 枕部着力减速伤常发生额极和颞极
      血肿
   D. 颞部着力减速伤可发生对侧颞叶
      血肿
   E. 枕部着力加速伤常发生同侧额颞叶
      血肿

4. 动脉瘤按形态分为
   A. 桑葚形和梭形动脉瘤

B. 圆形、椭圆形和不规则型动脉瘤
   C. 小型、中型和大型动脉瘤
   D. 囊状、梭形和壁间动脉瘤
   E. 周围型和中央型动脉瘤

5. 男，50 岁，左侧耳鸣 3 年，左耳聋 1
   年，口角右偏 1 周。最可能的病变部
   位为
   A. 鞍区   B. 左侧脑桥小脑角
   C. 左侧脑桥   D. 左侧延髓
   E. 以上都不是

6. 男，30 岁，病程 4 个月，头痛发病，入
   院前出现左侧肢体无力和呕吐。入院检
   查：意识清醒，眼底视神经乳头水肿，
   左上、下肢肌力 4 级，腱反射活跃，病
   理征（＋）。最确定的诊断是
   A. 脑梗死
   B. 脑出血
   C. 蛛网膜下腔出血
   D. 脑水肿
   E. 颅内压增高

7. 下述颅内肿瘤在儿童中最不常见的是
   A. 星形细胞瘤
   B. 髓母细胞瘤
   C. 室管膜瘤
   D. 胶质母细胞瘤
   E. 颅咽管瘤

8. 头部外伤后致脑脊液耳漏应诊断为
   A. 闭合性颅骨骨折
   B. 闭合性颅脑损伤
   C. 外伤性中耳损伤
   D. 开放性颅脑损伤
   E. 开放性颅骨骨折

9. 急性脑血管病的病变部位与定位诊断，下列哪项表述不正确
   A. 脑血栓形成最易发生在颈内动脉和大脑中动脉
   B. 脑桥出血多由于基底动脉脑桥支破裂
   C. 脑出血最多见于豆纹动脉
   D. SAH 多见于大脑凸面的畸形血管破裂
   E. 脑栓塞以大脑中动脉最常见

10. 以下哪项是脑出血手术禁忌证
    A. 脑出血后颅内压增高伴脑干受压的体征
    B. 小脑半球出血的血肿 15ml
    C. 脑室出血伴梗阻性脑积水
    D. 年轻患者脑叶或壳核出血 40～50ml
    E. 脑桥出血 6ml

11. 如图所示，可以得出的影像学诊断是

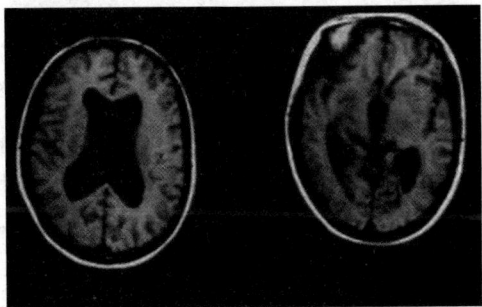

    A. 颅内血肿
    B. 侧脑室及第三脑室扩大
    C. 中脑导水管狭窄
    D. 导水管轻度扩张，第四脑室轻度增大
    E. 以上均不正确

12. 接诊蛛网膜下腔出血患者后应该进行的检查包括
    A. PET   B. 脑电地形图
    C. 脑电图   D. DSA
    E. MRA

13. 下列关于颈内动脉海绵窦瘘，叙述错误的是
    A. 窦内段颈内动脉因外伤而破裂，多与颅底骨折合并存在
    B. 眼外肌麻痹以动眼神经损害最多
    C. 临床表现可见搏动性突眼
    D. 颈内动脉海绵窦瘘最重要的检查手段是脑血管造影
    E. 颈内动脉海绵窦瘘因外伤引起者占 3/4

14. 颅内肿瘤最易早期发生颅内压增高的部位是
    A. 垂体区   B. 颞叶
    C. 脑干   D. 导水管周围
    E. 额叶

15. 关于原发性三叉神经痛的外科治疗方法，下列哪项叙述不正确
    A. 乳突后锁孔入路、三叉神经微血管减压术
    B. 经皮穿刺选择性三叉神经半月节射频热凝术
    C. 选择性三叉神经前根切断术
    D. 立体定向放射治疗（伽玛刀治疗）
    E. 三叉神经半月节后根甘油注射毁损术

16. 下列哪项不是上运动神经元损害的体征
    A. 肌张力增高
    B. 腹壁反射亢进
    C. 腱反射亢进
    D. 腹壁反射减弱
    E. 病理反射阳性

17. 关于外伤性颈动脉海绵窦瘘（CCF）临床表现的叙述，下列哪项不正确
    A. 大多数病人于伤后数天至数周内出现明显的临床症状和体征
    B. 大多数病人于伤后数月才出现明显

的临床症状和体征

C. 颅内血管杂音

D. 进行性搏动性突眼、结膜充血

E. 眼外肌麻痹和视力障碍

18. 在颅脑穿透伤的清创手术中，哪一种颅内异物不必勉强摘除

A. 布片　　　　B. 小金属弹丸

C. 较大血肿　　D. 颅骨碎片

E. 头发

19. 慢性颅内压增高最可靠的诊断依据是

A. 剧烈头痛

B. 喷射性呕吐

C. 血压脉搏无显著变化，但出现昏迷

D. 视神经乳头水肿

E. 脑脊液蛋白含量增高

20. 放射性核素显像在诊断肿瘤中的应用，正确的是

A. 肝扫描可以发现早期肝癌

B. 对胃肠道肿瘤的诊断阳性率较高

C. 能够显示直径小于 0.5cm 的病变

D. 对骨肿瘤的诊断阳性率较高

E. 肝扫描是诊断肝癌的特异性方法

21. 一般颅腔内可供代偿的容积约占颅腔总容积的

A. 5%　　　　　B. 10%

C. 15%　　　　 D. 20%

E. 25%

22. 脑干肿瘤中最常见的病理类型是

A. 海绵状血管瘤

B. 星形细胞瘤

C. 血管网织细胞瘤

D. 室管膜瘤

E. 胶质母细胞瘤

23. 患者男，31 岁。出现感觉迟钝或消失、运动无力，考虑椎管内肿瘤。此期的病理变化属于哪一期

A. 刺激期　　　B. 早期

C. 麻痹期　　　D. 脊髓压迫期

E. 晚期

24. 患儿女，6 岁。头痛、呕吐，行走不稳 2 个月。查体：双侧视神经乳头水肿，Romberg 征阳性。最可能的诊断是

A. 血管母细胞瘤　B. 脑膜瘤

C. 恶性淋巴瘤　　D. 室管膜瘤

E. 髓母细胞瘤

25. 患者男，65 岁。多次发生左眼短暂失明，每次长达 5 分钟，伴持续性头痛，言语表达困难，右手及面部无力。最可能的诊断是

A. 左侧大脑中动脉运动区的局限性癫痫

B. 左侧颈内动脉闭塞

C. 右侧大脑中动脉闭塞

D. 慢性硬膜下血肿

E. 偏瘫型偏头痛

二、多选题：每道试题由 1 个题干和 5 个备选答案组成，题干在前，选项在后。选项 A、B、C、D、E 中至少有 2 个正确答案。

26. 延髓背外侧综合征表现为

A. 同侧面部痛、温觉丧失

B. 同侧躯干、四肢痛、温觉丧失

C. 对侧面部痛、温觉丧失

D. 对侧躯干、四肢痛、温觉丧失

E. 发音、吞咽困难

27. 有关神经系统的常用术语，下述正确的有

A. 神经核、神经节均属灰质

B. 白质仅指神经纤维聚集区

C. 起止、行程和功能基本相同的一束神经纤维称为一个神经纤维束

D. 神经是由功能相同的神经纤维组

成，无不同功能纤维成分

E. 灰质泛指神经元胞体及其树突的集中区

28. 颅底骨折临床表现的要点有

A. 五官出血和溢液

B. 局部迟发性皮下瘀斑

C. 相邻脑神经损伤及脑挫伤

D. 伤后癫痫频繁发作

E. 以上均正确

29. 外伤性颈内动脉海绵窦动静脉瘘的常见临床表现有

A. 颅内血管杂音

B. 内分泌异常

C. 眼球搏动性突出

D. 眼球运动障碍

E. 视力下降

30. 颅脑损伤病人病情观察的主要内容是

A. 意识状态

B. 瞳孔变化

C. 生命体征变化

D. 肢体活动情况

E. 有无头痛、呕吐

31. 常用于描述期前收缩心电图特点的术语有

A. 多源性期前收缩

B. 代偿间歇

C. 联律间期

D. 单源性期前收缩

E. 频发性期前收缩

32. 下列哪种方法是目前治疗囊状颅内动脉瘤的常用方法

A. 动脉瘤内栓塞术

B. 动脉瘤孤立术

C. 动脉瘤壁包裹加固定

D. 动脉瘤颈夹闭或结扎术

E. 患侧颈部颈内动脉结扎术

33. 隐匿性脑血管畸形包括

A. 隐匿性动静脉畸形

B. 血管网织细胞瘤

C. 毛细血管扩张症

D. 静脉血管瘤

E. 海绵状血管瘤

34. 脑动静脉畸形病变切除术的要点，下列哪些是正确的

A. 先靠近病变夹闭供血动脉

B. 在切除病变前先夹闭或结扎主要引流静脉即可

C. 整块切除病变

D. 靠近病变分离

E. 避免损伤邻近的动脉

35. 放射治疗的禁忌证包括

A. 无病理学诊断

B. 肿瘤位于重要深部结构

C. 合并顽固性颅内压增高不能解除者

D. 颅内有多个病灶

E. 放射治疗后短期内复发

36. 胼胝体切开手术的适应证包括

A. 额叶癫痫多灶性者，病灶位于一侧或双侧大脑半球，不适合行脑局部皮质切除术者

B. 应用于有可靠证据证明的可切除癫痫病灶，通过非侵袭性手段获得的资料无法明确致痫灶的大小和范围时

C. 婴儿性偏瘫，偏瘫侧手指功能未完全丧失者；Rasmussen 综合征，LGS，无严重的智能障碍

D. 药物难治性癫痫，呈失张力性、强直性、强直-阵挛性发作，对跌倒发作疗效最佳

E. 部分性癫痫发作，可能将致痫灶定位在一个脑叶或大脑的部分区域而不能准确定位其位置和范围

37. 关于静脉窦损伤的叙述，正确的是
    A. 术中为减少出血，病人头位应尽可能抬高
    B. 上矢状窦损伤最常见
    C. 静脉窦损伤后常伴有颅内血肿
    D. 非主要侧横窦破裂，可结扎
    E. 上矢状窦后 1/3 损伤，可分别结扎两断端

38. 慢性硬脑膜下血肿依据临床表现可分为
    A. 以双侧下肢无力、排尿障碍为典型症状的类型
    B. 以局灶性损害为主的类型
    C. 混合型
    D. 以颅内高压为典型症状的类型
    E. 以智力和精神症状为主的类型

39. 关于面肌痉挛的叙述，正确的是
    A. 目前外科治疗选择微血管减压性手术
    B. 病因是由于血管压迫脑干面神经根出入区（REZ）
    C. 女性多见
    D. 小脑前下动脉是主要引起病变的血管
    E. 以患侧面部疼痛为主要表现

40. 血管网状细胞瘤按病理可分为
    A. 瘤结节型　　　B. 毛细血管型
    C. 海绵型　　　　D. 网织细胞型
    E. 混合型

41. 小脑蚓部肿瘤的临床表现包括
    A. 站立多向后倾倒
    B. 闭目难立
    C. 早期颅内压增高
    D. 步态不稳
    E. 躯干性共济失调

42. 关于丘脑的腹后外侧核，下述正确的有
    A. 管理头面部浅感觉
    B. 是内侧丘系的终止处
    C. 发纤维至中央后回
    D. 位于内髓板的内侧
    E. 发纤维形成丘脑辐射

43. 对距状沟的描述，正确的是
    A. 位于视区内
    B. 分隔顶叶及枕叶
    C. 位于大脑枕叶内面
    D. 是大脑中动脉的供血区
    E. 埋藏在沟底的是岛叶

44. 脊髓半切综合征可表现为
    A. 病变平面以下同侧上运动神经元瘫
    B. 病变平面以下对侧本体感染丧失
    C. 病变平面以下同侧本体感觉丧失
    D. 病变平面以下对侧痛温觉消失
    E. 病变平面以下同侧痛温觉消失

三、共用题干单选题：叙述一个以单一病人或家庭为中心的临床情景，提出 2～6 个相互独立的问题，问题可随病情的发展逐步增加部分新信息，每个问题只有 1 个正确答案，以考查临床综合能力。答题过程是不可逆的，即进入下一问后不能再返回修改所有前面的答案。

（45～46 题共用题干）

患者男性，50 岁。1 年来出现耳鸣，以右侧明显，如火车轰鸣样；右眼视力下降。查体：右侧突眼、球结膜充血，右侧颞部可闻及与脉搏一致的轰鸣样杂音。

45. 最佳的检查是
    A. MRI　　　　　B. MRA
    C. PET　　　　　D. DSA
    E. ECT

46. 最可能的诊断是

A. 眶内脑膜瘤　　　B. 眶内血管瘤

C. 眶内动脉瘤　　　D. 海绵窦炎

E. 颈动脉海绵窦瘘

(47～49 题共用题干)

男性，30 岁，脑外伤昏迷 1 小时。查体：GCS 7 分，瞳孔直径左侧 4mm、右侧 2mm，左瞳孔对光反射消失，右侧肢体瘫痪，血压 170/100mmHg，脉搏 60 次/分，呼吸 12 次/分。

47. 最有价值的检查为

　　A. 头颅 X 线片　　　B. 腰穿

　　C. 经颅多普勒超声　D. 头颅 CT

　　E. 脑血管造影

48. 头颅 CT 示：左额颞底面广泛脑挫裂伤，颞叶脑内血肿量 60ml，同侧脑室受压，中线向右移位 15mm。考虑受伤机制为

　　A. 左枕部的加速性损伤所致

　　B. 右枕部的减速性损伤所致

　　C. 左额颞部对冲伤所致

　　D. 左额颞部冲击伤所致

　　E. 以上均不正确

49. 该患者目前最适宜的治疗方法为

　　A. 严密观察

　　B. 大量应用激素

　　C. 腰穿引流脑脊液

　　D. 急诊开颅手术

　　E. 绝对休息，对症处理

(50～52 题共用题干)

男性，50 岁，既往身体健康。近 4 个月出现 2 次肉眼血尿，经 CT 检查发现右肾实质及右肾静脉有实性占位性病变，门诊以"右肾癌及右肾静脉栓塞"收入院。

50. 下列症状存在可能性最小的是

　　A. 发热　　　　　　B. 腹痛

　　C. 尿频、尿痛　　　D. 消瘦

　　E. 咳血

51. 该患者同时并发有下腔静脉血栓形成，反映这一情况的体征是

　　A. 贫血貌

　　B. 高血压

　　C. 右上腹肿块

　　D. 右侧精索静脉曲张

　　E. 右下肢麻痹

52. 该患者 KUB＋IVP 示右肾集合系统受压变形，右输尿管正常，左肾形态与功能正常，左输尿管、膀胱正常。B 超示：肝、胆、胰、脾正常。为进一步完善诊断，下列哪项检查必不可少

　　A. 肾脏 CT

　　B. 胸部正侧位 X 线片

　　C. 膀胱镜检查

　　D. 肾动脉造影

　　E. 右侧逆行肾盂造影

(53～55 题共用题干)

男性，50 岁。右眼睑下垂，复视 3 个月。查体：神清，右眼睑下垂，右眼球外斜，右侧瞳孔散大，对光反射和调节反射消失，双侧视神经乳头边清色淡。既往有蛛网膜下腔出血病史。CT 扫描增强后发现鞍旁右侧一小圆形高密度影，周围无明显水肿。

53. 首先考虑的诊断是

　　A. 右侧小脑幕切迹疝

　　B. 右侧鞍旁脑膜瘤

　　C. 右侧脊索瘤

　　D. 右侧颈内动脉－后交通动脉瘤

　　E. 右侧颞叶动静脉畸形

54. 为行明确诊断，首选的检查是

　　A. 脑血管造影　　　B. 头颅 MRI

　　C. 脑室造影　　　　D. ECT

　　E. 头颅 X 线平片

55. 正确的治疗方法为

　　A. 脑室穿刺外引流术

B. 脑膜瘤切除术

C. 动脉瘤夹闭术

D. 动静脉畸形切除术

E. 血肿清除＋去骨瓣减压术

(56～61 题共用题干)

患者男性，36 岁。出现头痛、头晕、性功能减退 2 年，两眼视野缩小半年而入院。查体：神清，语言正常。双侧眼底视神经乳头稍苍白，双眼颞侧偏盲，眼球活动正常，余脑神经无异常，四肢活动正常。血催乳素（PRL）＞200μg/L，生长激素（GH）0.8μg/L，促甲状腺激素（TSH）2.4mIU/L。

56. 根据上述临床表现和内分泌检查结果，首先考虑的诊断为

A. 垂体腺瘤

B. 颅咽管瘤

C. 鞍区脑膜瘤

D. 鞍区脊索瘤

E. 鞍区生殖细胞瘤

57. 针对该病人的最佳检查方法是

A. 头颅 CT 平扫＋增强

B. 头颅 MRI 平扫＋增强

C. 脑 PET/CT 检查

D. 蝶鞍断层 X 线摄片

E. DSA 全脑血管造影

58. 经头颅 MRI 检查发现为鞍区占位性病变，信号均匀，病变高度为 3.0cm，突向鞍上，视交叉受压明显，双侧颈内动脉无明显包绕，肿瘤大部位于鞍内，蝶窦发育较好。根据患者临床表现、内分泌结果和影像学特征，该病人诊断为垂体腺瘤较为肯定，判定应属于哪一类型的垂体腺瘤

A. PRL 腺瘤　　　B. GH 腺瘤

C. ACTH 腺瘤　　D. TSH 腺瘤

E. 无功能腺瘤

59. 该病人的最佳治疗方式为

A. 伽玛刀治疗

B. 溴隐亭药物治疗

C. 经鼻蝶窦入路手术治疗

D. 经翼点入路手术治疗

E. 经额下入路手术治疗

60. 该患者经鼻蝶窦入路神经内镜下手术，术中肿瘤摘除满意，鞍隔塌陷明显。术后很快清醒，但术后出现明显的多尿，连续 2 个小时的每小时尿量超过 400ml，血压正常。此时的最佳处理措施是

A. 立即肌注垂体后叶素

B. 急查电解质，注意水、电解质紊乱

C. 加快补液速度

D. 停用甘露醇，改用甘油果糖

E. 口服氢氯噻嗪治疗

61. 该患者术后 1 周内拔除鼻腔碘仿纱条后出现脑脊液鼻漏。此时应采取下列各种措施，但错误的是

A. 避免用力、屏气、咳嗽等，以免增加颅内压

B. 适当抬高头部30°左右

C. 应用易透过血－脑屏障的抗生素治疗

D. 必要时可行腰椎穿刺、腰大池持续引流术

E. 应立即行脑脊液鼻漏修补术，以防颅内感染

(62～63 题共用题干)

患者男性，46 岁。车祸后 26 小时辗转送至医院。查体：神志清楚，精神较弱，可简单应答，生命体征平稳，双瞳等大，对光反射好，右顶头皮裂伤长约 5cm，无明确感染征象，四肢活动好，双侧病理征未引出。CT 提示左额底高－低密度混杂信号，左侧脑室额角轻度受压，中线无明显

移位。

62. 对头皮伤口应进行的处理是
    A. 彻底清创，缝合后留置橡胶条引流48 小时
    B. 行自体植皮
    C. 清创后一期缝合
    D. 规律换药，待其瘢痕愈合
    E. 应用抗生素，观察 24 小时仍无感染征象再行缝合

63. 进一步治疗中，错误的是
    A. 24 小时后复查 CT
    B. 营养和支持治疗
    C. 左额开颅病灶清除术
    D. 抗癫痫治疗
    E. 应用脱水药物

(64~65 题共用题干)

患者男性，35 岁。既往有"中耳炎"病史。突然出现头痛、高热，伴呕吐、颈项强直、烦躁不安。体检发现明显的脑膜刺激征。血常规检查示：白细胞总数增高，中性粒细胞占 80%~90%。

64. 最可能的诊断是
    A. 肿瘤性卒中
    B. 出血性脑血管病
    C. 病毒性脑膜炎
    D. 化脓性脑膜炎
    E. 结核性脑膜炎

65. 脑脊液早期检查应表现为
    A. 外观浑浊，细胞数高，且以淋巴细胞为主，蛋白、糖、氯化物含量均降低
    B. 外观浑浊，细胞数高，且以淋巴细胞为主，蛋白含量高，糖、氯化物降低
    C. 外观浑浊，细胞数高，且以多形核白细胞为主，蛋白含量低，糖、氯化物升高

    D. 外观浑浊，细胞数高，且以多形核白细胞为主，蛋白、糖、氯化物均升高
    E. 外观浑浊，细胞数高，且以多形核白细胞为主，蛋白含量高，糖、氯化物降低

四、案例分析题：每道案例分析题有 3~12 问。每问的备选答案至少 5 个，最多 12 个，正确答案及错误答案的个数不定。考生每选对一个正确答案给 1 个得分点，选错一个扣 1 个得分点，直至扣至本问得分为 0，即不含得负分。案例分析题的答题过程是不可逆的，即进入下一问后不能再返回修改所有前面的答案。

(66~68 题共用题干)

患者男性，54 岁，因"突发头部疼痛 3 小时"来诊。入院前患者在打麻将时突感头痛，随即出现意识丧失，伴抽搐，醒后仍剧烈头痛伴呕吐。体检：意识清楚，瞳孔直径右侧 3mm、左侧 6mm，颈抵抗，左侧眼底玻璃体下片状出血，体温 38℃，血压 160/90mmHg（1mmHg = 0.133kPa）。

66. 需立即对患者实施的措施有
    A. 绝对卧床休息，避免用力排便，适当镇痛治疗
    B. 充分与家属沟通，告知病危
    C. 详细询问既往有无高血压、糖尿病、心脏病病史
    D. 立即给予降低血压处理
    E. 立即行腰椎穿刺检查
    F. 给予钙通道阻滞剂静脉持续泵入

67. 为明确诊断应立即进行的检查项目是
    A. 颅脑 CT 平扫
    B. 颅脑 MRI 平扫
    C. 颅脑 X 线片
    D. 全脑 DSA

E. 腹部 CT

F. 颅内 MRA

68. 目前主要考虑的疾病有

    A. 高血压脑出血

    B. 血管畸形

    C. 蛛网膜下腔出血

    D. 脑肿瘤

    E. 脑外伤

    F. 癫痫

（69～72 题共用题干）

患者男性，62 岁，因"突然出现剧烈头痛和呕吐 8 小时"来诊。无发热，否认高血压病史。体检：意识清，体温 36.9℃，血压 124/75mmHg（1mmHg = 0.133kPa）。右侧瞳孔直径 3.5mm，对光反射消失，眼睑下垂，眼球向上、下及内侧运动不能。颈项强直，克氏征阳性。

69. 该患者受累的脑神经是

    A. 右侧滑车神经

    B. 右侧三叉神经

    C. 右侧动眼神经

    D. 右侧展神经

    E. 右侧面神经

    F. 右侧视神经

70. 若怀疑蛛网膜下腔出血，该患者应首选的常规检查项目是

    A. 腰椎穿刺　　　B. 颅脑 CT

    C. DSA　　　　　D. TCD

    E. 颅脑 MRI　　　F. 颅脑 X 线

71. 提示：颅脑 CT 示脑纵裂及右大脑外侧裂、枕大池呈高密度影。下一步检查包括

    A. 腰椎穿刺　　　B. 颅脑 CT

    C. DSA　　　　　D. TCD

    E. 颅脑 MRA　　　F. 颅脑 X 线

72. 提示：该患者 DSA 诊断为右侧后交通

动脉瘤。下列处理方法正确的是

    A. 为预防动脉瘤再次破裂出血，患者最好在 ICU 监护

    B. 绝对卧床，尽量减少不良的声、光刺激

    C. 维持正常血压，适当镇静治疗

    D. 为防治脑血管痉挛，可以预防性早期应用钙通道阻滞剂等扩血管治疗方法

    E. 可以考虑预防性应用抗癫痫治疗

    F. 动脉瘤颈夹闭是动脉瘤最理想的治疗方法

（73～76 题共用题干）

患者男性，23 岁，因"头痛伴行走不稳 1 个月余"入院。既往体健，其父亲、哥哥曾因颅内肿瘤行手术治疗，术后病理示血管母细胞瘤。查体：血压 120/88mmHg（1mmHg = 0.133kPa），意识清，查体合作，眼球活动未见障碍，步态蹒跚，全身皮肤未见黄染、结节、皮疹，胸廓无畸形，腹平、软，无压痛，未触及包块，肝、脾未触及，四肢未见畸形，肌力 5 级、肌张力正常，闭目难立征阳性、指鼻试验阳性。外院颅脑 MRI 平扫示左侧小脑血管母细胞瘤伴脑积水、延髓背侧占位。

73. 为明确诊断，需进行的检查包括

    A. 颅脑、全脊髓 MRI 增强扫描

    B. 眼底检查

    C. 腹部增强 CT

    D. 24 小时尿儿茶酚胺测定

    E. 血常规

    F. 腹部 B 超

    G. 胸部 CT

74. 提示：颅脑 MRI 增强扫描示幕上脑室扩大，左侧小脑可见一 3.6cm × 2.9cm × 2.7cm 囊性病灶，囊壁未见强化，边界光滑，瘤壁结节明显强化，瘤周无或

轻度水肿；第四脑室底可见一约 2.5cm ×2.4cm×5.5cm 卵圆形病灶，周边有迂曲的血管流空影，病灶呈明显强化。余检查未见异常。该患者可考虑的疾病包括

A. 颅内多发血管母细胞瘤（左侧小脑、延髓血管母细胞瘤）

B. VHL 综合征

C. 梗阻性脑积水

D. 延髓胶质瘤

E. 室管膜瘤

F. 左侧小脑毛细胞型星形细胞瘤

75. 对于该患者，目前的治疗方法有

A. 显微外科手术切除

B. 术前全脑血管造影，必要时可行供血动脉栓塞治疗

C. 立体定向放射治疗

D. 药物治疗，如抗血管生成药物

E. 普通放射治疗

F. 随访观察

76. 血管母细胞瘤可发生于

A. 小脑   B. 脊髓

C. 脑干   D. 垂体柄

E. 视神经   F. 周围神经

（77～79 题共用题干）

患者男性，20 岁，因"发作性意识不清、肢体抽搐 1 年"入院。无发热、头痛等。既往身体健康。查体未见异常。

77. 应常规进行的检查有

A. 颅脑 CT 检查

B. 颅脑 MRI 平扫和强化，可行病灶区磁共振波谱（MRS）分析

C. 血常规，肝、肾功能检查

D. 心电图检查

E. 胸部 X 线片检查

F. DSA 检查

78. 提示 颅脑 CT：右侧额叶皮质下直径约 1cm 类圆形高密度影；MRI：T_1 加权像呈等信号，在 T_2 加权像及注射对比剂后呈高信号，病灶内有混杂低信号，病灶周围有环形低信号带。此时可选择的诊疗方法有

A. 抗癫痫药物

B. 止血治疗

C. 脱水治疗

D. 影像导航下手术切除

E. 放射治疗

F. 伽玛刀放射外科治疗

79. 提示：手术切除后随访 3 个月，患者恢复良好，无癫痫发作。查体未见明显异常。应进一步进行的处理有

A. 抗癫痫治疗

B. 监测抗癫痫药物血药浓度

C. MRI

D. 脑电图

E. DSA

F. PET－CT

（80～83 题共用题干）

老年男性，72 岁，因"左侧肢体无力 5 小时"入院。6 年来多次患脑梗死入院治疗，逐渐出现智能减退、强哭强笑、言语迟缓、四肢无力。既往无高血压、糖尿病、冠心病病史。查体：体温 38.3℃，心率 83 次/分，呼吸 20 次/分，血压 130/80mmHg（1mmHg ＝ 0.133kPa），意识清醒，双侧瞳孔等大，对光反射存在，左侧肢体偏瘫，左侧巴宾斯基征阳性。颅脑 CT 示右顶后脑内血肿，量约 10ml。

80. 初步诊断可能的疾病有

A. 转移瘤卒中

B. 颅内动脉瘤

C. 动脉硬化性脑出血

D. 淀粉样脑血管病

E. 烟雾病

F. 血管网状细胞瘤

G. 梗死后出血

81. 为进一步明确诊断，可考虑做的检查包括

    A. 脑血管造影　　B. TCD

    C. CTA　　　　　D. MRA

    E. 颅骨 X 线片　　F. MRI

    G. 脑电图

82. 提示：入院后颅脑磁共振示右侧放射冠区陈旧性梗死，右顶叶皮质下多发出血灶，呈多灶性、脑叶性分布。该患者最可能的诊断是

    A. 转移瘤卒中

    B. 颅内动脉瘤

    C. 动脉硬化性脑出血

    D. 淀粉样脑血管病

    E. 烟雾病

    F. 血管网状细胞瘤

    G. 梗死后出血

83. 提示：第二天意识转差至昏迷，瞳孔直径左侧为 2.5mm、右侧为 3.5mm，急查 CT 示右顶枕多处点片状出血灶伴水肿，出血量约为 50ml，脑中线结构明显左移。下一步的处理方法为

    A. 去骨瓣开颅血肿清除术

    B. CT 导向穿刺血肿抽吸术

    C. 立体定向血肿清除术

    D. 神经内镜锁孔手术

    E. 脑室外引流术

    F. 颞肌下减压术

    G. 神经导航辅助微创手术

（84～87 题共用题干）

　　患者男性，46 岁。左耳鸣、进行性听力减退 2 年，左侧面部感觉减退 6 个月，呛咳、行走不稳 1 个月。头颅 MRI 扫描示左侧脑桥小脑角占位性病变，大小 32mm × 38mm × 48mm，T_1 像略低信号、T_2 像高信

号，左侧内听道扩大，脑干与第四脑室受压变形、移位，幕上脑室系统扩大；MRA 未见明显异常。

84. 该病例初步诊断为左侧听神经鞘瘤，需与本病鉴别的脑桥小脑角区疾病有

    A. 脑干肿瘤

    B. 上皮样囊肿

    C. 海绵状血管瘤

    D. 三叉神经鞘瘤

    E. 胶质瘤

    F. 脑膜瘤

85. 听神经鞘瘤的常见供血动脉来源于

    A. 小脑前下动脉的分支

    B. 硬脑膜后动脉的分支

    C. 小脑上动脉的分支

    D. 基底动脉脑桥支

    E. 大脑后动脉的分支

    F. 硬脑膜前动脉的分支

    G. 小脑后下动脉的分支

86. 该病例选择经枕下乙状窦后入路手术，术后可能出现的并发症包括

    A. 口角歪斜

    B. 听力丧失

    C. 脑脊液漏

    D. 声音嘶哑

    E. 眼球干燥

    F. 呛咳、吞咽困难

    G. 肢体偏瘫

    H. 眼睑闭合不全

    I. 共济失调

87. 该病例术后出现脑脊液漏，下列描述正确的包括

    A. 可产生脑脊液耳漏

    B. 可产生脑脊液切口漏

    C. 可产生脑脊液鼻漏

    D. 由脑积水引起的脑脊液漏应立即行分流术

E. 脑脊液漏多数先采取保守治疗

F. 术后脑积水可增加脑脊液漏的发
生率

（88～90题共用题干）

患者男性，19岁。被车撞伤，昏迷约半小时，之后出现头痛、呕吐。查体意识清楚。左侧前额部有一长约5cm皮肤裂口，深达全层。左侧眼睑肿胀，复视，左侧眼球固定，左侧瞳孔散大，直接、间接对光反射消失。头颅CT示左额凹陷性骨折（陷入颅内约1cm），骨折片下可见少量硬脑膜下血肿及局部积气。

88. 此患受损伤的脑神经为

A. Ⅶ B. Ⅰ

C. Ⅳ D. Ⅵ

E. Ⅱ F. Ⅷ

G. Ⅲ

89. 该患者的治疗为

A. 争取于伤后6小时内行清创术

B. 局部硬脑膜下血肿暂不处理

C. 修复凹陷性骨折片

D. 清除颅内血肿

E. 应用抗生素的1周内行清创术

F. 摘除凹陷性骨折片

G. 应用抗生素的72小时内行清创术

90. 凹陷性骨折的手术指征为

A. 位于颅内静脉窦处的凹陷性骨折需急诊手术

B. 凹陷深度大于0.5cm

C. 大面积凹陷性骨折，有颅内压增高者

D. 功能区凹陷性骨折，引起神经功能障碍者

E. 凹陷深度大于1.0cm

F. 颅底骨折需手术整复

（91～96题共用题干）

患者女性，63岁。右侧面部发作性针刺样疼痛2个月。疼痛位于右侧口角与眼裂之间，触摸右侧鼻翼部可诱发疼痛，查体未见神经系统阳性体征。头颅MRI未见异常。

91. 原发性三叉神经痛的首选药物为

A. 抗生素 B. 苯妥英钠

C. 卡马西平 D. 氯硝西泮

E. 巴氯芬 F. 野木瓜

92. 患者口服卡马西平治疗后3个月症状无明显缓解，且出现皮疹，肝功能检查提示氨基转移酶升高。目前患者最适宜的治疗方法是

A. 加用保肝药物，继续口服卡马西平

B. 三叉神经封闭

C. 经皮选择性半月神经节射频热凝术

D. 三叉神经微血管减压术

E. 三叉神经感觉根切断术

F. 三叉神经半月神经节节后根甘油注射毁损术

93. 原发性三叉神经痛行微血管减压术，术中最常见的责任血管为

A. 小脑前下动脉

B. 小脑上动脉

C. 小脑后下动脉

D. 椎动脉

E. 基底动脉

F. 后交通动脉

94. 原发性三叉神经痛患者初期治疗首选

A. 三叉神经封闭

B. 药物治疗

C. 经皮选择性半月神经节射频热凝术

D. 三叉神经微血管减压术

E. 三叉神经感觉根切断术

F. 三叉神经半月神经节节后根甘油注射毁损术

95. 患者疼痛部位为三叉神经第几支

A. Ⅱ支 B. Ⅰ支

C. Ⅲ支   D. Ⅰ+Ⅱ支

E. Ⅱ+Ⅲ支   F. Ⅰ+Ⅱ+Ⅲ支

96. 本病例诊断为

A. 原发性三叉神经痛

B. 继发性三叉神经痛

C. 面神经炎

D. 三叉神经鞘瘤

E. 多发性硬化

F. 牙周炎

(97~100题共用题干)

患者男性，55岁。主因"头痛伴发作性全身抽搐3个月"入院。主诉症状符合"癫痫发作"表现，查体：无明显神经系统阳性体症。头颅CT示：左颞叶实质内占位，大小约4cm×3cm。头颅MRI示：T_1WI低信号，T_2WI等信号，部分强化，未见流空效应。

97. 患者的可能诊断有

A. 淋巴瘤   B. 胶质瘤

C. 动静脉畸形   D. 颅咽管瘤

E. 生殖细胞瘤   F. 颅内动脉瘤

98. 患者行右侧扩大翼点入路，手术切除占位。术后病理示：间变性少突胶质瘤（WHOⅢ级）。复查MRI示肿瘤无明显残留。患者首选的辅助治疗方案为

A. PCV联合化疗

B. 常规放疗

C. Me-CCNU+Vm-26化疗

D. 中医治疗

E. 临床观察

F. 生物治疗

G. 针灸治疗

99. 如该患者行染色体检查，则对患者预后评价最有意义的是

A. 10q LOH   B. 11p LOH

C. 17q LOH   D. 1p/19q LOH

E. 6p LOH   F. 19q LOH

100. 患者在住院接受辅助治疗期间，突发癫痫发作，下列处理措施不当的是

A. 吸氧

B. 解开衣领，头偏向一侧

C. 地西泮10mg iv慢推

D. 立即复查EEG

E. 立即复查头部MRI

F. 丙戊酸钠iv慢滴，再改口服

全真模拟试卷（五）

一、单选题：每道试题由 1 个题干和 5 个
备选答案组成，题干在前，选项在后。
选项 A、B、C、D、E 中只有 1 个为
正确答案，其余均为干扰选项。

1. 有关大脑镰旁脑膜瘤，下列哪项说法不
   恰当
   A. 大脑后 1/3 脑膜瘤常引起视野改变
   B. CT 常可见点状或不规则钙化
   C. 运动障碍出现顺序一般从上肢开始，
      逐渐影响下肢，最后波及头面部
   D. 起始于大脑镰
   E. 癫痫发作以大脑前中 1/3 脑膜瘤多见

2. 急性硬膜下血肿最多见的出血来源为
   A. 脑皮质破裂的小动脉
   B. 注入上矢状窦的桥静脉
   C. 注入蝶顶窦的大脑中静脉
   D. 注入横窦的 Labbe 静脉
   E. 大脑大静脉

3. 男，26 岁。外伤致肱骨中下 1/3 骨折。
   来院检查时发现有垂腕征，垂指畸形。
   最可能损伤的神经是
   A. 尺神经　　　　B. 臂丛神经
   C. 正中神经　　　D. 桡神经
   E. 正中神经、尺神经同时损伤

4. 脑脓肿的典型 CT 表现为
   A. 高密度圆形占位病变
   B. 伴有大面积脑水肿的低密度占位病
      变，可环形强化
   C. 仅为大面积脑水肿
   D. 脑实质内不规则等密度占位病变，
      明显均匀强化
   E. 中线移位，脑室受压

5. 典型动静脉畸形的组成是
   A. 动脉和静脉组成
   B. 供血动脉、畸形血管团和引流静脉
      组成
   C. 供血动脉、毛细血管和引流静脉
      组成
   D. 畸形血管团组成
   E. 动脉化的静脉形成

6. 海绵窦综合征受累的脑神经有
   A. 第Ⅲ、Ⅳ、Ⅴ、Ⅵ脑神经受累
   B. 第Ⅲ、Ⅳ、Ⅵ脑神经受累
   C. 第Ⅱ、Ⅲ、Ⅳ、Ⅴ、Ⅵ脑神经受累
   D. 第Ⅱ、Ⅲ、Ⅳ、Ⅵ脑神经受累
   E. 以上都不是

7. 一侧颞叶占位病变一般不会发生
   A. 颞叶钩回疝
   B. 枕骨大孔疝
   C. 小脑幕切迹上疝
   D. 大脑镰下疝
   E. 蝶骨翼疝

8. 脑动脉瘤好发于
   A. 动脉末端
   B. 小动脉分叉处
   C. Willis 环主干
   D. 脑皮层表面
   E. Willis 环动脉分叉处

9. 骶副交感核位于脊髓
   A. 第 2～4 骶节
   B. 第 1～4 骶节
   C. 第 1～3 骶节
   D. 胸节和上 3 腰节
   E. 第 3～5 骶节

10. 颈内动脉系统短暂性脑缺血发作的临床表现最常见的症状为
    A. 运动障碍 B. 感觉障碍
    C. 意识障碍 D. 失语发作
    E. 视觉丧失

11. 男婴，10个月，头颅畸形，分离性斜视。见X线平片所示。最可能的诊断为

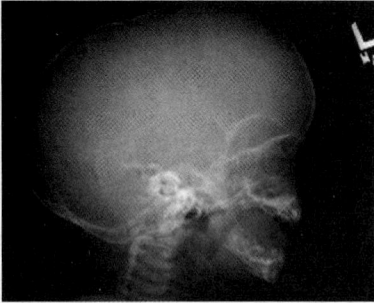

    A. 颅底陷入症 B. 先天性脑积水
    C. 显性颅裂 D. 狭颅症
    E. 以上均不正确

12. 女童，7岁。头痛、呕吐、走路不稳20天。体检：嗜睡，双侧视神经乳头明显水肿（如图所示），Romberg征（＋）。最可能的诊断是

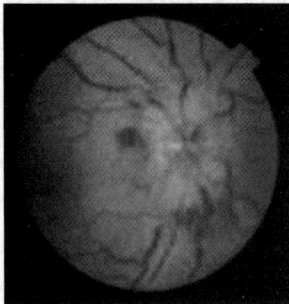

    A. 恶性淋巴瘤 B. 室管膜瘤
    C. 髓母细胞瘤 D. 脑膜瘤
    E. 血管网状细胞瘤

13. 大脑半球病变的一般表现应除外
    A. 记忆的损害
    B. 智能和行为异常
    C. 易激惹和技能的丧失

    D. 注意力的丧失
    E. 剧烈头痛

14. 男，42岁，右侧听力下降。MRI检查如图。最可能的诊断为

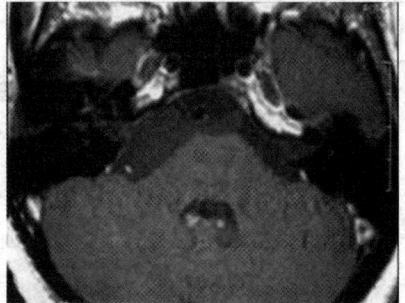

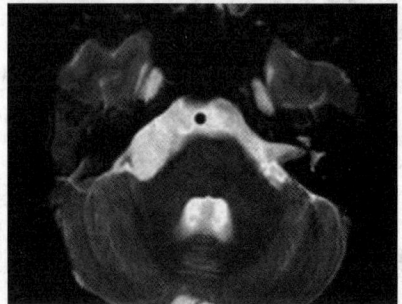

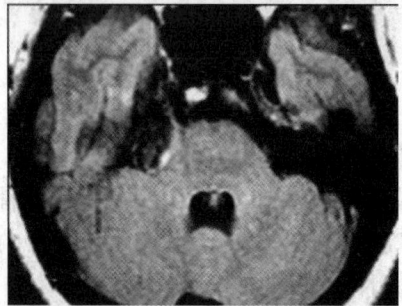

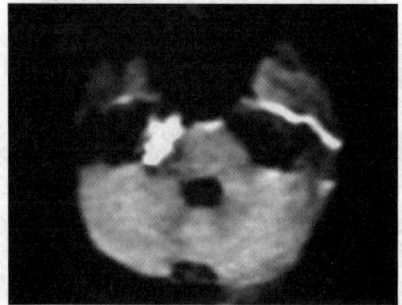

    A. 表皮样囊肿 B. 听神经瘤
    C. 三叉神经瘤 D. 脑膜瘤
    E. 脑梗死

15. 颅内压增高引起头痛的特点，哪项恰当
    A. 夜间明显
    B. 为阵发性疼痛
    C. 多位于顶枕部
    D. 疼痛部位和性质与原发病显著相关
    E. 疼痛是脑膜、血管和神经受刺激与牵扯所致

16. 下列对背侧丘脑的说法，正确的是
    A. 内髓板内的核团称正中核
    B. 外髓板紧邻内囊外侧
    C. 可分为背侧核、内侧核和外侧核三大核群
    D. 可分为前核群、内侧核群和外侧核群
    E. 内髓板由密集排列的神经细胞构成

17. 颅内压增高患者，腰椎穿刺术释放脑脊液后，突然呼吸停止，其原因是
    A. 颅内压过低
    B. 颞叶海马钩回疝
    C. 脑室系统出血
    D. 小脑扁桃体疝
    E. 脑血管意外

18. 对囊性颅裂进行手术治疗时，最关键步骤是
    A. 皮肤切口以不影响美观为设计原则
    B. 尽可能还纳膨出的脑组织，但对鼻额部膨出的脑组织如无重要功能且无法安全还纳时可予以切除
    C. 严密修补硬脑膜，防止脑脊液漏
    D. 局部颅骨缺损较大时需同时行颅骨修补
    E. 修复膨出处的外观

19. 关于 Chiari 畸形 I 型，不正确的是
    A. 小脑扁桃体下疝达枕骨大孔以下，并呈舌样伸长
    B. 最常用的手术方法是颅后窝减压

    C. 常伴有分离性感觉障碍
    D. 常见的症状为进行性脑积水、呼吸窘迫
    E. 发病年龄多为年轻成人

20. 动脉瘤的形状多为
    A. 囊状   B. 分叶状
    C. 葫芦状   D. 圆柱状
    E. 腊肠状

21. 脊髓内室管膜瘤最常见的发病部位是
    A. 胸腰段   B. 中胸段
    C. 颈段   D. 腰段
    E. 上胸段

22. 男，60 岁。左侧共济失调、面神经麻痹、耳聋，出现 Horner 综合征，面部及对侧面部以下偏身浅感觉减退。可能闭塞的血管为
    A. 迷路动脉
    B. 小脑前下动脉
    C. 小脑后下动脉
    D. 基底动脉
    E. 小脑上动脉

23. 蛛网膜下腔出血后的最佳脑血管造影时间是
    A. 3 天后   B. 3 天内
    C. 24 小时内   D. 3 小时内
    E. 3 周内

24. 可协助诊断垂体 PRL 肿瘤，催乳素实验室检查结果应达到的测定值是
    A. PRL > 100μg/L
    B. PRL > 50μg/L
    C. PRL > 200μg/L
    D. PRL > 400μg/L
    E. PRL > 25μg/L

25. 脑膜瘤多起源于
    A. 硬脑膜
    B. 软脑膜

C. 蛛网膜内皮细胞

D. 血管组织

E. 神经间质细胞

二、多选题：每道试题由 1 个题干和 5 个备选答案组成，题干在前，选项在后。选项 A、B、C、D、E 中至少有 2 个正确答案。

26. 以下符合血管网状细胞瘤的是

    A. 多位于脑干及脊髓

    B. 属于良性肿瘤

    C. 伴胰、肾囊肿或肾良性肿瘤时，称 Lindau 病

    D. 有遗传倾向

    E. 伴视网膜血管瘤或（和）Lindau 病，称 von Hippel – Lindau 综合征

27. 高血压脑出血手术治疗的目的是

    A. 打破危及生命的恶性循环

    B. 防止和减轻出血后一系列继发性病理变化

    C. 降低颅内压

    D. 清除血肿

    E. 使破坏的神经元细胞有恢复的可能性

28. 脑震荡的主要临床表现，不正确的是

    A. 一过性意识障碍

    B. 生命体征紊乱

    C. 神经系统阳性体征

    D. 逆行性遗忘

    E. 休克

29. 关于 TIA 的病因及发病机制，可能的学说包括

    A. 微栓塞

    B. 颈部动脉受压

    C. 脑动脉痉挛

    D. 血液成分改变

    E. 血流动力学改变

30. 逐渐加重的颅内压增高，能引起下列哪些改变

    A. 脑血流量自动调节的损害

    B. 脑水肿

    C. Cushing 反应

    D. 脑疝

    E. 以上均不正确

31. 原发性脑干损伤的临床表现是

    A. 深昏迷

    B. 癫痫发作

    C. 去大脑强直发作

    D. 偏瘫

    E. 呼吸障碍

32. 脊髓外侧索内的纤维束有

    A. 红核脊髓束

    B. 皮质脊髓前束

    C. 薄束

    D. 脊髓丘脑侧束

    E. 前庭脊髓束

33. 下列正确的是

    A. 左颈总动脉由头臂干发出，右颈总动脉直接从主动脉弓发出

    B. 颈总动脉上行至甲状软骨上缘水平分为颈内动脉和颈外动脉

    C. 颈外动脉继续上行供应头、面和颈部的血液循环

    D. 颈外动脉有一分支，即脑膜中动脉，供应颅骨与硬脑膜

    E. 颈内动脉上行至颅底，经颈动脉孔入颅

34. 关于血管内栓塞治疗脑血管畸形，正确的有

    A. 高血流病变，病灶直径 > 3cm 者，不适合行血管内栓塞治疗，仅适合行立体定向放射外科治疗

    B. 血管内栓塞治疗术中也需应用抗癫

病药物，常规预防癫痫

C. 可单独栓塞治疗，也可作为切除手术前的辅助手段

D. 对于病变位于重要功能区的脑血管畸形，尤其适合

E. 手术成败的关键是微导管能否准确进入供血动脉及病灶内，能否避开供应正常脑组织的穿支血管

35. 火器性颅脑穿通伤时，紧急手术探查指征为

A. 意识进行性恶化、颅压增高明显或有脑疝体征；不能排除颅内血肿者

B. 颅后窝穿透伤、呼吸功能异常者

C. 伤口大量流脑脊液，怀疑脑室损伤可能者

D. 伤口有大量血液外流，怀疑颅内大血管损伤者

E. 深昏迷，双瞳孔散大固定，去大脑强直，呼吸功能衰竭

36. 颅脑外伤患者，观察生命体征变化，当颅内压增高时的表现是

A. 心律不齐　　B. 脉搏减慢
C. 体温不升　　D. 血压升高
E. 呼吸变慢

37. 关于丘脑毁损术对帕金森病治疗的叙述，正确的是

A. 工作和生活能力明显受限的患者可以选择此手术

B. 长期药物治疗无效的患者可以选择此手术

C. 明显精神障碍的患者可以选择此手术

D. 疾病缓慢发展但已超过半年的患者可以选择此手术

E. 如第一次手术无效的患者，可以试行第二次手术

38. 男，19岁。头痛、呕吐1个月，头部MR－T₁WI（强化）如图所示。可能的诊断包括

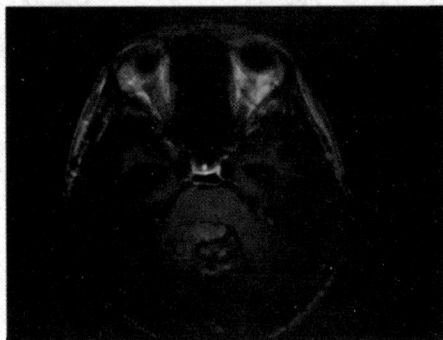

A. 室管膜瘤

B. 室管膜下巨细胞性星形细胞瘤

C. 胶质母细胞瘤

D. 基底动脉瘤

E. 髓母细胞瘤

39. 处理颅脑火器伤的原则包括

A. 硬膜和头皮的缺损应该尽量修复

B. 伤道深部的金属异物务必一起取出

C. 术前、术中都应该警惕有无颅内血肿

D. 早期彻底清创

E. 根据伤情和伤后时间选择手术方式

40. 脑水肿分类包括

A. 渗透压性脑水肿

B. 感染性脑水肿

C. 脑积水性脑水肿（间质性脑水肿）

D. 细胞性脑水肿

E. 血管源性脑水肿

41. 脑震荡的诊断依据包括

A. 有头部外伤史

B. 伤后无意识障碍

C. 伤后有短暂意识障碍（不超过30分钟）

D. 有明显的生命体征变化

E. 有近事遗忘现象

42. 听神经瘤伽玛刀治疗的禁忌证有
    A. 脑干明显受压移位
    B. 有内听道侵犯
    C. 患者高龄，不能耐受开颅手术
    D. 手术前有轻微面神经瘫痪
    E. 肿瘤直径大于 3cm

43. 颅内动脉瘤的治疗，正确的有
    A. 一经诊断即应积极准备外科处理，包括介入栓塞治疗
    B. 具备手术条件者及早手术，防止再出血和脑血管痉挛
    C. 个别需延期手术者，动脉瘤处于无保护状态，神经内科处理更为重要
    D. 所有患者最好住在 ICU，直至病情平稳为止
    E. 手术后，动脉瘤不会复发，不需要随访

44. 硬脊膜外隙内含
    A. 脂肪组织   B. 脑脊液
    C. 脊神经根   D. 疏松结缔组织
    E. 椎内静脉丛

三、共用题干单选题：叙述一个以单一病人或家庭为中心的临床情景，提出 2 ~ 6 个相互独立的问题，问题可随病情的发展逐步增加部分新信息，每个问题只有 1 个正确答案，以考查临床综合能力。答题过程是不可逆的，即进入下一问后不能再返回修改所有前面的答案。

(45 ~ 47 题共用题干)

男，40 岁。因颈肩痛并发双手肌肉萎缩 4 年入院。体检：面部不对称，后发际低，双侧 C_4 ~ T_3 节段性分离性感觉障碍，双手鱼际肌萎缩。

45. 一经明确诊断，治疗的选择是
    A. 颈椎管减压术
    B. 脊髓肿瘤切除术

C. 颅后窝减压术
D. 脊髓空洞分流术
E. 颅后窝减压 + 脊髓空洞分流术

46. 确诊的首选检查是
    A. 头颅 X 线平片
    B. 脊髓碘水造影
    C. 腰穿 + 脑脊液动力试验
    D. 颈部 MRI
    E. 颈椎 X 线平片

47. 本病例首先考虑诊断为
    A. 颈段髓外硬膜下占位性病变
    B. 颈段脊髓空洞症
    C. 颈椎管狭窄症
    D. 小脑扁桃体下疝畸形合并脊髓空洞症
    E. 颈胸段脊髓髓内肿瘤

(48 ~ 50 题共用题干)

男，30 岁，头痛 4 个月，入院前出现左侧肢体无力和呕吐。入院检查：意识清楚，眼底视神经乳头水肿，左上、下肢肌力 4 级，腱反射活跃，病理征（＋）。头颅 CT 检查提示：右颞顶一低密度区，占位效应明显，中线左移。

48. 考虑诊断为
    A. 脑梗死
    B. 脑出血
    C. 蛛网膜下腔出血
    D. 颅内肿瘤
    E. 假性脑瘤

49. 进一步检查应是
    A. MRI   B. 脑电图
    C. 脑血管造影   D. SPECT
    E. TCD

50. 根本治疗原则是
    A. 脱水治疗   B. 给予镇痛剂
    C. 冬眠物理降温   D. 手术切除

E. 去骨瓣减压

(51～53 题共用题干)

男，67 岁，2 周前 B 超查体发现右肾占位病变，无症状。CT 示右肾下极占位病变，直径 4cm，密度略低于正常肾实质；注射造影剂后有增强。

51. 最可能的诊断是

    A. 肾错构瘤   B. 肾盂癌

    C. 肾癌   D. 肾结核

    E. 肾囊肿

52. 该患者的治疗应该是

    A. 肾、肾周脂肪囊及肾门淋巴结一并切除

    B. 肾、输尿管及部分膀胱"袖套样"切除

    C. 单纯肾切除

    D. 药物抗结核治疗

    E. 观察随访

53. 进一步配合治疗应选择

    A. 局部放疗

    B. 全身静脉化疗

    C. 干扰素免疫治疗

    D. 经肾动脉化疗

    E. 中药治疗

(54～57 题共用题干)

男，25 岁。乏力伴性欲减退 1 年余。查体：神清，向心性肥胖。双侧瞳孔等大、等圆，对光反射存在，视力正常，无视野缺损。四肢肌力和肌张力正常，双侧巴氏征（－）。头颅 MRI 检查：垂体微腺瘤。

54. 最可能的肿瘤类型是

    A. FSH/LH 型   B. PRL 型

    C. GH 型   D. TSH 型

    E. ACTH 型

55. 与异位源性库欣综合征相鉴别时，首选的实验室检查是

    A. 地塞米松抑制试验

    B. TRH 兴奋试验

    C. TRH 抑制试验

    D. 糖耐量试验

    E. OGTT 试验

56. 首选的治疗方法是

    A. 激素治疗

    B. 经颅手术治疗

    C. 经蝶窦手术治疗

    D. 立体定向放射治疗

    E. 溴隐亭治疗

57. 病程中如患者突发头痛，恶心、呕吐，视力突然减退，临床上考虑并发

    A. 垂体功能亢进

    B. 垂体功能减退

    C. 下丘脑功能损害

    D. 垂体卒中

    E. 脑血管痉挛

(58～60 题共用题干)

男，34 岁。在一次摩托车事故中，右肩部着地后出现右上肢完全性活动障碍。查体发现右上肢无明显外伤，右上肢肌力 0 级，左上肢肌力正常。

58. 此时首先应考虑

    A. 桡神经损伤

    B. 颈髓损伤

    C. 正中神经损伤

    D. 尺神经损伤

    E. 臂丛神经根性举拉性损伤

59. 此时最正确的处理为

    A. 进行康复训练

    B. 暂时观察 3 个月

    C. 进行神经电生理及影像学检查

    D. 药物治疗

    E. 急诊行手术探查

60. 患者伤后 3 周出现小指运动功能的部

分恢复，此时考虑是由于以下哪个神经功能的恢复

A. 桡神经   B. 腋神经

C. 尺神经   D. 正中神经

E. 肌皮神经

(61~64 题共用题干)

男，50 岁。3 年前出现左耳耳鸣，未引起注意而未做任何检查与治疗。1 个月前左耳听电话时几乎听不到声音。近半年来左面部有麻木感，走路不稳，有时向左侧倾斜。无头痛、呕吐，无外伤及发热史。查体：眼球有粗大水平性震颤，左面部感觉减退，左角膜反射减弱，左耳听力明显下降，气导大于骨导。Weber 试验偏右，左手指鼻试验不稳准。其他神经系统检查无阳性体征。

61. 根据病史与体征，考虑的第一诊断是

    A. 脑膜瘤

    B. 三叉神经鞘瘤

    C. 听神经鞘瘤

    D. 表皮样囊肿

    E. 小脑星形细胞瘤

62. 为进一步明确诊断，首选的辅助检查是

    A. 头颅 CT   B. 头颅 X 线片

    C. 纯音测听   D. 头颅 MRI

    E. 脑干听觉诱发电位

63. 该部位首先应鉴别的病变是

    A. 脑桥小脑角脑膜瘤

    B. 皮样囊肿

    C. 表皮样囊肿

    D. 三叉神经鞘瘤

    E. 脊索瘤

64. 该患者的听力障碍属于

    A. 突发性耳聋   B. 混合性耳聋

    C. 传导性耳聋   D. 药物性耳聋

    E. 神经性耳聋

四、案例分析题：每道案例分析题有 3~12 问。每问的备选答案至少 5 个，最多 12 个，正确答案及错误答案的个数不定。考生每选对一个正确答案给 1 个得分点，选错一个扣 1 个得分点，直至扣至本问得分为 0，即不含得负分。案例分析题的答题过程是不可逆的，即进入下一问后不能再返回修改所有前面的答案。

(65~70 题共用题干)

女，55 岁。2 天前突发剧烈头痛伴恶心、呕吐，随之出现意识丧失。当地医院予静脉输注 20% 甘露醇等保守治疗。急诊检查：T 38℃，BP 120/66mmHg，P 100 次/分，R 20 次/分，神志嗜睡，颈项强直，头颅无外伤。急诊 CT 未见明显异常，腰穿检查脑脊液呈血性。诊断为蛛网膜下腔出血。

65. 出血的原因可能为

    A. 出血性脑梗死

    B. 高血压动脉粥样硬化

    C. 烟雾病

    D. 颅内动脉瘤

    E. 颅内动静脉畸形

    F. 血液病

    G. 药物作用和不良反应

66. 为确诊出血原因，进一步检查为

    A. 心电图

    B. 脊髓造影

    C. 全脑血管造影（DSA）

    D. 磁共振扫描

    E. 增强 CT 扫描

    F. 脑电图

67. 提示：患者行脑血管造影，但随之出现昏迷现象。查体：神志昏迷，双侧瞳孔等大等圆，对光反射迟钝。复查 CT 示左额纵裂 2cm × 2cm × 1cm 高密度影。首先考虑的诊断和处理是

A. 烟雾病，手术治疗

B. 脑动脉瘤，手术治疗

C. 烟雾病，保守治疗

D. 脑动脉瘤，保守治疗

E. 颅内动静脉畸形，手术治疗

F. 颅内动静脉畸形，保守治疗

G. 高血压脑出血，开颅手术

H. 高血压脑出血，保守治疗

68. 进一步的治疗是

A. 镇静

B. 20% 甘露醇 250ml 静脉滴注，每日 2 次

C. 控制血压降至 90/60mmHg

D. 比沙可啶片 2 片 bid

E. 卧床

F. 6 - 氨基己酸

G. 尼莫地平

H. 开颅探查手术

69. 提示：患者经治疗后神志恢复，但 3 天后由清醒转为嗜睡，右侧肢体无力。查体：嗜睡，双侧瞳孔等大等圆，对光反射灵敏，右侧肢体肌力 4 级。可能发生的情况是

A. 脑积水

B. 再出血

C. 脑血管痉挛

D. 颞叶海马钩回疝

E. 脑水肿

F. 脑血栓形成

G. 小脑扁桃体疝

70. 提示：患者于治疗后神志及一般状况有所改善，但 1 周后逐渐出现临床症状加重。查体：双视神经乳头轻度水肿。目前状况和进一步的处理为

A. 脑积水，不需处理

B. 术后正常反应，不需处理

C. 脑梗死，需行减压手术

D. 脑梗死，需保守治疗

E. 术后脑水肿，需脱水治疗

F. 脑积水，需行分流手术

(71 ~ 76 题共用题干)

男，35 岁。近 1 个月头痛、呕吐、视力减退、复视。头痛为胀痛，右额侧明显，头痛开始为间歇性，多发生于清晨，继而逐渐加重，持续时间延长。近日出现喷射性呕吐，无恶心。体检：T 36.9℃，P 88 次/分，R 26 次/分，BP 150/100mmHg，神志清楚，精神差，双侧视神经乳头水肿。视力下降，左 0.8、右 0.6。四肢肌力、肌张力正常，右利手。

71. 初步判断患者可能存在的问题是

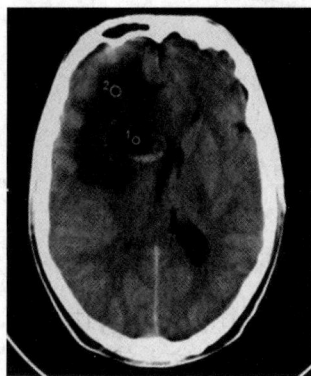

A. 脑梗死

B. 颅内高压

C. 高血压性脑出血

D. 颅内占位病变

E. 紧张型头痛

F. 颅内感染

G. 偏头痛

72. 提示：血清钾为 3.4mmol/L；钠 130mmol/L；氯 90mmol/L。门诊应做哪些处理

A. 静脉滴注甘露醇

B. 静脉注射速尿

C. 口服镇痛药物

D. 应用镇吐药物

E. 输液补充电解质

F. 吸氧

G. 神经营养治疗

H. 口服镇静药物

73. 提示：头颅 CT 显示右额颞顶占位病变，大小 6.5cm×5.3cm×5.0cm，混杂密度，不规则增强影像，有囊变，边缘不规则，无明显边界，周围有水肿带，脑室受压移位，中线左移 1.1cm。临床诊断考虑可能是什么

A. 脑梗塞

B. 颅内高压

C. 高血压性脑出血

D. 脑寄生虫病

E. 颅内肿瘤

F. 胶质瘤

G. 脑膜瘤

H. 颅咽管瘤

I. 上皮样囊肿

J. 脑血管畸形

74. 入院治疗，拟定方案是什么

A. 输液治疗补充电解质

B. 脱水降颅压治疗

C. X 刀或 γ 刀治疗

D. 单纯化疗

E. 单纯放疗

F. 择日手术治疗

G. 介入治疗

75. 提示：入院后经输液治疗，病情稳定，决定择日手术。术前还需要进行哪些检查

A. 脑电图

B. 头颅 DSA

C. 凝血酶原时间

D. 出、凝血时间

E. 电解质

F. 肝、肾功能

G. 垂体激素全套

H. 血常规

I. 心电图

76. 提示：拟择日手术。术前与家属谈话，告知的手术风险应有哪些

A. 术中出血，失血性休克致死亡

B. 术中损伤脑功能区，术后偏瘫

C. 术中损伤脑功能区，术后运动性失语

D. 术中损伤脑功能区，术后共济失调

E. 术中损伤脑功能区，术后昏迷

F. 术中损伤脑功能区，术后视力下降

G. 术中病变与重要结构边界不清，不能全切

H. 术后脑内出血，需进行二次手术清除血肿

I. 术后消化道出血、肾功能衰竭

J. 术后肿瘤复发

(77～81 题共用题干)

男，59 岁。间断头痛、头晕一年，无呕吐及抽搐。近 2 个月上述症状加重，不能坚持工作。体检：一般状态好，语言迟缓，眼底视神经乳头边界欠清，无面瘫，四肢无瘫痪，全身感觉无异常，病理反射阴性。

77. 本病应做哪些主要检查以助诊断

A. 颅脑超声波

B. 头颅 X 线平片

C. 头颅 CT

D. 脑血管造影

E. 腰穿测压，脑脊液常规检查

F. 头颅 MRI

G. 脑血流图

H. 脑室气造影

78. 提示：腰穿压力 2.94kPa（300mmH$_2$O），

脑脊液细胞数 $2 \times 10^6/L$、蛋白质 $0.35g/L$。头颅 X 线侧位平片：左颞叶不规则散在钙化影。头颅 CT：左颞部脑内混杂密度灶，无明显增强效应，中间高密度为钙化灶，脑室系统无明显移位。下列哪些颅内疾病在 CT 上可呈现病理性钙化

- A. 脑炎
- B. 脑结核
- C. 脑膜瘤
- D. 脑囊虫病
- E. 脑胶质瘤
- F. 颅内畸胎瘤
- G. 胆脂瘤
- H. 颅咽管瘤

79. 提示：红细胞沉降率正常，间接凝血试验正常。脑血管造影示左侧大脑中动脉略呈弧形抬高，未见异常血管团；正位大脑前动脉居中。本病术前要考虑的诊断及鉴别诊断有

- A. 星形细胞瘤
- B. 脑膜瘤
- C. 血管瘤
- D. 异位松果体瘤
- E. 转移瘤病
- F. 脑寄生虫病
- G. 脑卒中
- H. 脑脓肿
- I. 炎性肉芽肿
- J. 脑血栓形成

80. 胶质瘤有哪些治疗方法

- A. 肿瘤大部切除及外减压加放疗（或化疗）
- B. 单纯放疗
- C. 单纯化疗
- D. 手术切除及外减压
- E. 手术取病理，免疫治疗

81. 胶质瘤常用化疗途径是

- A. 静脉用药
- B. 瘤腔内注药（头皮下置入注药泵）
- C. 动脉给药（经颈动脉）
- D. 超选导管注药（导入肿瘤供应动脉）
- E. 脑室给药
- F. 腰穿鞘内给药

- G. 直肠灌注
- H. 口服化疗药物

(82~87 题共用题干)

女，55 岁。2 小时前出现眩晕伴恶心、呕吐。查体：血压 160/92mmHg，脉搏 96 次/分，意识清，查体配合，无颈强直，有眼震，四肢肌力正常，右侧肢体共济运动差。

82. 该患者可能出现的是

- A. 右侧小脑出血
- B. 脑干出血
- C. 右侧小脑梗死
- D. TIA
- E. 左侧小脑出血
- F. 左侧小脑梗死

83. 提示：头颅 CT 检查颅内未见异常，按缺血性脑卒中进行治疗。缺血性脑卒中包括

- A. 可逆性缺血性神经功能障碍（RIND）
- B. 完全性卒中
- C. 矢状窦闭塞
- D. 脑动脉炎
- E. 颈内动脉狭窄
- F. TIA

84. 治疗 3 天后患者出现右侧 Horner 综合征，右侧面部及左侧肢体感觉障碍，伴呕吐、眩晕、眼震，考虑阻塞的血管是

- A. 椎动脉
- B. 基底动脉
- C. 小脑后下动脉
- D. 小脑前下动脉
- E. 小脑上动脉
- F. 大脑后动脉

85. 对该患者可考虑进一步采用的辅助检查方法为
    A. 头部 MRI
    B. Mata 试验
    C. DSA 造影
    D. 脑脊液检查
    E. 脑干听觉诱发电位
    F. 头颅 X 线检查

86. 对于缺血性脑卒中患者，如果头颅 CT 检查示右侧枕叶、颞底、丘脑区低密度灶，则考虑阻塞的血管是
    A. 基底动脉　　　　B. 椎动脉
    C. 大脑后动脉　　　D. 小脑后下动脉
    E. 小脑前下动脉　　F. 小脑上动脉

87. 如果是大脑后动脉供血分布区梗死，患者可出现的症状有
    A. Horner 综合征
    B. 耳鸣、耳聋
    C. 同侧面部及对侧肢体痛、温觉障碍
    D. 意识障碍
    E. 视野障碍
    F. 对侧分离性感觉障碍

(88 ~ 92 题共用题干)

　　男，52 岁。2 年内无明显诱因反复多次出现右侧面部疼痛，范围在右侧眼裂以下、鼻旁至右侧口裂以上，为骤发性闪电样锐痛，程度剧烈，每次发作 1 ~ 2 分钟，可自行停止；刷牙、洗脸、进食均可诱发疼痛，发作间歇期无特殊症状。2 个月前于外院口腔科疑为"牙神经痛"并拔除右上第二磨牙，拔牙后患者症状无缓解，且近 1 周来疼痛发作逐渐频繁，达到每日 3 ~ 5 次。

88. 以下与原发性三叉神经痛诊断相符合的体征是
    A. 右侧眼睑闭合不全

B. 右侧角膜反射减弱
C. 右侧鼻唇沟变浅
D. 右侧面部"洋葱皮"型感觉缺失
E. 右侧听力下降
F. 神经系统查体均正常

89. 患者 MRI 结果未见特殊异常，诊断考虑为原发性三叉神经痛。该患者原发性三叉神经痛的定位是
    A. 第 Ⅰ 支
    B. 第 Ⅱ 支
    C. 第 Ⅲ 支
    D. 三叉神经半月节
    E. 三叉神经脊束核
    F. 三叉神经运动核

90. 为明确诊断，最首要的检查为
    A. 脑脊液常规及生化检查
    B. 脑电图
    C. 经颅多普勒超声
    D. 脑干听觉诱发电位
    E. 头颅 MRI
    F. PET
    G. SPECT
    H. 头颅 MRA

91. 根据患者的症状，可诊断的疾病有
    A. 面肌痉挛　　　　B. 舌咽神经痛
    C. 三叉神经痛　　　D. 鼻窦炎
    E. 面神经炎　　　　F. 非典型面痛

92. 原发性三叉神经痛首选的治疗药物为
    A. 布洛芬　　　　　B. 苯妥英钠
    C. 卡马西平　　　　D. 丙戊酸钠
    E. 苯巴比妥　　　　F. 罗通定

(93 ~ 95 题共用题干)

　　男，22 岁。头痛 3 个月，加重并出现嗜睡伴恶心、呕吐 2 周。查体：嗜睡状态，双眼上视受限，双侧视神经乳头水肿。颅

脑 MRI 显示松果体区占位性病变，直径约 4cm，病变部分明显强化、部分囊变。

93. 可考虑的诊断有
    A. 生殖细胞瘤
    B. 大脑大静脉瘤
    C. 松果体细胞瘤
    D. 脑囊虫病
    E. 脑膜瘤
    F. 脑转移瘤

94. 入院第二天患者突然出现昏迷，双侧瞳孔散大，对光反射消失。应进行的处理措施有
    A. 吸氧
    B. 静脉迅速滴注甘露醇 250ml
    C. 静脉应用呋塞米 40mg
    D. 脑室体外引流术
    E. 紧急复查 CT
    F. 应用激素
    G. 腰穿放脑脊液
    H. 快速补液

95. 病变位置应考虑在
    A. 大脑半球   B. 鞍区
    C. 松果体区   D. 小脑半球
    E. 脑室内   F. 脑桥

（96～100 题共用题干）

女，19 岁。因"突发头痛、右侧肢体无力 10 天"入院。患者 10 天前突然出现左侧额顶部头痛，程度剧烈；右侧肢体无力，跌倒在地，呼之不应，恶心、呕吐，无抽搐。当地医院查头颅 CT 示 SAH。治疗后神志转清，但言语表达不清，不能理解外人言语。患者 4 个月前发现有"风湿性心脏病"，未服药治疗。1 个月前出现反复高热，无咳嗽、无尿痛，外院应用"前列腺素 G、克林霉素、地塞米松"后好转，停药后又发热。现仍发热，体温 38℃ ~

39℃。查体：心前区闻及收缩期吹风样杂音，未闻及啰音，神志清，感觉性失语，右侧肢体肌力 4 级，右侧巴氏征阳性。脑膜刺激征阴性。血白细胞 11.6×10^9/L，中性粒细胞百分比 80.2%，肝肾功能、血糖、血脂、电解质正常。凝血四项正常，ESR 89mm/h，ASO 正常。X 线胸片：心影增大。超声心动图示：二尖瓣瓣膜增厚合并中度关闭不全，心包少量积液。

96. 患者经检查后确诊为大脑中动脉瘤，以下最可能的致病原因是
    A. 外伤性动脉瘤
    B. 先天因素致动脉瘤
    C. 细菌性动脉瘤
    D. 脑动静脉畸形合并动脉瘤
    E. 动脉硬化致动脉瘤
    F. 夹层动脉瘤

97. 下列关于细菌性动脉瘤，说法错误的是
    A. 细菌性动脉瘤是由于颅内感染所致
    B. 细菌性动脉瘤通常位于脑动脉分叉部
    C. 细菌性动脉瘤可分为血管内源性和血管外源性
    D. 颅内感染性栓子可造成脑梗死
    E. 心内膜炎合并细菌性动脉瘤者预后差
    F. 80%～90% 细菌性动脉瘤属血管内源性

98. 下一步的治疗方案中治疗措施错误的是
    A. 抗生素控制感染
    B. 紧急开颅手术夹闭动脉瘤
    C. 合并心衰时应更换心瓣膜
    D. 脱水降颅压
    E. 对症支持治疗

F. 防治癫痫发作

F. 头颅 X 线平片

99. 患者下一步应首选进行哪项辅助检查
以确诊
   A. MRI
   B. DSA
   C. CT
   D. ECT
   E. 经颅多普勒超声

100. 该患者发生 SAH 最可能的原因是
   A. 颅内动脉瘤
   B. 颅脑动静脉畸形
   C. 烟雾病
   D. 高血压脑出血
   E. 肿瘤性卒中
   F. 脑梗死后出血

全真模拟试卷（六）

一、单选题：每道试题由 1 个题干和 5 个备选答案组成，题干在前，选项在后。选项 A、B、C、D、E 中只有 1 个为正确答案，其余均为干扰选项。

1. 颅骨骨折形成的过程是
   A. 颅骨内弯变形→内板、外板同时断裂
   B. 颅骨外板断裂→内弯变形→内板断裂
   C. 颅骨内弯变形→内板断裂→外板断裂
   D. 颅骨内板断裂→内弯变形→外板断裂
   E. 颅骨内板、外板同时断裂→颅骨内弯变形

2. 男，38 岁。因头痛伴呕吐 4 个月收入院。体检：神志清；眼底：双眼视神经乳头隆起、边缘不清。若所安排的头颅 CT 检查有阳性发现，需采取的治疗是
   A. 转往神经内科
   B. 脱水降颅压治疗
   C. 开颅手术病灶切除
   D. 激素治疗
   E. 转往眼科治疗

3. 对于颅骨骨膜下血肿，下列错误的是
   A. 血肿边界止于骨缝
   B. 抽吸后加压包扎
   C. 一般都伴有颅骨线性骨折
   D. 采取早期冷敷，24～48 小时后热敷方法处理
   E. 骨膜下血肿在严格消毒下抽吸淤血 1～2 次即可康复

4. 关于颈动脉内膜切除术，下列叙述不恰当的是
   A. 症状性腔内径狭窄超过 50% 即应手术治疗
   B. 超过乳突尖－下颌角连线以上的病灶，颅外手术不可到达
   C. 硬化斑块多位于颈总动脉分叉处
   D. 双侧颈动脉狭窄，先做无症状的一侧
   E. 一侧狭窄，对侧闭塞，只做狭窄侧手术

5. 男，40 岁。因言语不利、颈肩痛并发双手肌肉萎缩 4 年收入院。体检：神清，吟诗样语言，面部不对称，后发际低，双侧 $C_4 \sim T_3$ 节段性分离性感觉障碍，双手鱼际肌萎缩。最可能的诊断是
   A. 颈段髓外硬膜下占位性病变
   B. 颈胸段脊髓空洞症
   C. 颈椎管狭窄
   D. 小脑扁桃体下疝畸形
   E. 颈胸段脊髓髓内肿瘤

6. 为防止蛛网膜下腔阻滞后头痛，哪项措施不当
   A. 采用细穿刺针穿刺，避免反复多次穿刺
   B. 围手术期输入足量液体防止脱水
   C. 轻度头痛者应平卧休息，可服镇痛或镇静类药
   D. 静脉输入高渗葡萄糖溶液
   E. 严重头痛者可于硬膜外腔内注入生理盐水

7. 三叉神经痛的主要责任血管是

A. 小脑上动脉　　B. 小脑前下动脉
C. 基底动脉　　　D. 小脑后下动脉
E. 大脑后动脉

8. 椎管内神经鞘瘤最具定位诊断意义的临床表现是
　　A. 感觉障碍平面　　B. 运动障碍水平
　　C. 神经根刺激症状　D. 腱反射改变
　　E. 大小便改变

9. 脊髓后角固有核的功能性质是
　　A. 躯体运动　　　B. 躯体感觉
　　C. 内脏感觉　　　D. 交感
　　E. 副交感

10. 如图所示脑动脉瘤的定位应该为

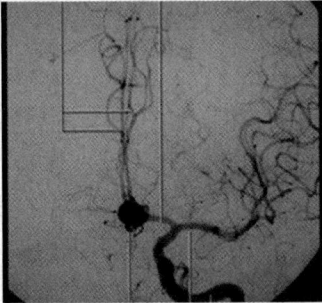

　　A. 左大脑前动脉
　　B. 右大脑前动脉
　　C. 前交通动脉
　　D. 左颈内动脉
　　E. 右颈内动脉

11. 根据（见图）所示，颅底陷入症与扁平颅底最大的区别是

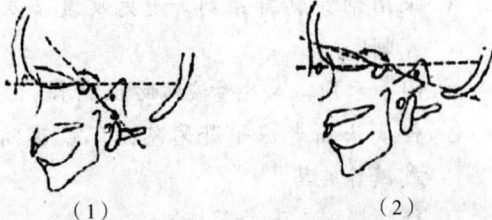

（1）正常 109°~145°；（2）颅底角变大（扁平颅底）

　　A. 前者常合并小脑扁桃体下疝畸形，后者可有颈项粗短

B. 前者会出现颅内压增高，后者小脑功能障碍
C. 前者有神经和延髓压迫症状，后者没有
D. 前者大脑功能障碍，后者没有
E. 以上均不正确

12. 关于脑震荡的叙述，哪项错误
　　A. 可无任何神经功能缺失表现
　　B. 昏迷不超过30分钟
　　C. 可有近事遗忘
　　D. 多无需特殊治疗
　　E. 严重者可导致死亡

13. 正中神经损伤后，其手部畸形常被称为
　　A. 爪形手　　　B. 猿形手
　　C. 受贿手　　　D. 宣誓手
　　E. 以上都不是

14. 儿童脑肿瘤好发于
　　A. 额叶　　　　B. 脑室
　　C. 枕叶　　　　D. 小脑
　　E. 顶叶

15. 脑桥小脑角部位肿瘤中，下列哪类肿瘤最多见
　　A. 脑膜瘤
　　B. 三叉神经纤维瘤
　　C. 胆脂瘤
　　D. 胶质瘤
　　E. 听神经瘤

16. 诊断颅底凹陷症，头颅X线侧位片上测量基底线（麦氏线，即硬腭后端至枕骨鳞部外板最低点的连线）的标准是多少
　　A. 齿状突低于此线
　　B. 齿状突高于此线2mm
　　C. 齿状突高于此线4mm
　　D. 齿状突高于此线6mm

E. 齿状突高于此线 8mm

17. 关于脑脓肿行开颅手术切除的叙述，下列哪项不正确
    A. 位于脑组织内任何部位的脑脓肿均应积极开颅手术切除
    B. 位于非功能区或部位较为表浅的脑脓肿应积极开颅手术切除
    C. 多房性或多发性脑脓肿常主张开颅手术切除
    D. 脑脓肿壁较厚，估计通过穿刺抽脓或穿刺引流无法解决者应开颅手术切除
    E. 经脑脓肿腔穿刺抽脓或穿刺引流后症状不见好转者应积极开颅手术切除

18. 女，63 岁。突发头痛 3 天，头颅 CT 示蛛网膜下腔出血。发病第 8 天突然出现意识障碍。查体：浅昏迷，右侧瞳孔扩大，对光反射迟钝。最可能的诊断是
    A. 脑水肿
    B. 高血压脑出血
    C. 动脉瘤再破裂出血
    D. 脑血栓形成
    E. 脑血管痉挛

19. 小脑幕下发生急性颅内血肿时，积血量达到多少，即可出现症状和体征
    A. 5ml   B. 10ml
    C. 20ml   D. 30ml
    E. 40ml

20. 脑深部核团毁损术治疗帕金森病目前最常用的技术是
    A. 冷却穿刺针   B. 温控射频
    C. 激光气化   D. 高频电流
    E. 注射化学物质

21. 脑损伤所致外伤性脑水肿早期主要为

A. 血管源性脑水肿
B. 渗透性脑水肿
C. 细胞性脑水肿
D. 缺血性脑水肿
E. 间质性脑水肿

22. 以下符合 von Hippel－Lindau 综合征的是
    A. 小脑实性占位，病变极度均匀增强，周围可见血管流空影
    B. 血管网状细胞瘤伴有胰腺、肾脏囊肿或肾脏良性肿瘤
    C. 小脑囊性占位病变，囊壁上瘤结节明显强化
    D. 中枢神经系统血管网状细胞瘤伴有视网膜血管瘤
    E. 双侧听神经鞘瘤

23. 患儿男，6 岁。头痛 1 年余，CT 检查提示第三脑室后部肿瘤，经局部放疗 5 次后肿瘤基本消失。最可能的诊断是
    A. 髓母细胞瘤
    B. 生殖细胞瘤
    C. 星形细胞瘤
    D. 松果体母细胞瘤
    E. 松果体细胞瘤

24. 脑室－腹腔分流术后最常见的并发症是
    A. 分流过度或不足
    B. 腹腔端并发症
    C. 感染
    D. 分流管阻塞
    E. 癫痫发作

25. 关于颅骨修补成形术手术指征的表述，错误的是
    A. 严重精神负担影响工作与生活者
    B. 引起癫痫者
    C. 缺损部位有碍美观者
    D. 颅骨缺损直径大于 2cm 者
    E. 引起长期头晕、头痛等症状难以缓

解者

二、多选题：每道试题由 1 个题干和 5 个
备选答案组成，题干在前，选项在后。
选项 A、B、C、D、E 中至少有 2 个
正确答案。

26. 颅内压增高的患者可出现下列哪些眼
底改变
    A. 眼底动脉扩张
    B. 视神经萎缩
    C. 眼底可正常
    D. 一侧视神经乳头水肿
    E. 眼底静脉增粗

27. 右侧同向性偏盲见于
    A. 左侧外侧膝状体损伤
    B. 视交叉损伤
    C. 左侧视束损伤
    D. 左侧视放射损伤
    E. 左侧枕叶皮质损伤

28. 对红核的描述，哪些正确
    A. 接受小脑的传出纤维
    B. 为展神经根丝通过
    C. 属于锥体外系的核团
    D. 位于中脑下丘平面
    E. 发出纤维组成外侧丘系

29. 枕骨大孔疝的主要临床表现不包括
    A. 剧烈头痛，频繁呕吐
    B. 颈项强直
    C. 血压增高，脉搏缓慢
    D. 呼吸骤停发生较晚
    E. 偏瘫

30. 下丘脑包括
    A. 下丘   B. 顶盖前区
    C. 外侧膝状体   D. 乳头体
    E. 视交叉

31. 小脑幕切迹疝发生时，下列哪些结构
可能受损

    A. 大脑前动脉   B. 滑车神经
    C. 动眼神经   D. 大脑后动脉
    E. 丘脑下部

32. 蛛网膜下腔出血可以并发眼部出血，
眼部出血类型包括
    A. 视网膜前出血
    B. 视网膜出血
    C. 玻璃体内出血
    D. 混合型出血
    E. 脉络膜出血

33. 在神经外科疾病中，脑水肿常是哪些
疾病的继发改变
    A. 脑损伤   B. 脑肿瘤
    C. 颅内炎症   D. 脑血管疾病
    E. 脑萎缩

34. 关于烟雾病的说法，正确的有
    A. 又称 moyamoya 病，其主要特点是
       颅内大动脉闭塞，并伴有脑底部异
       常新生血管网生成
    B. 以外科治疗为主，多采用颅内外血
       管吻合术，疗效确切
    C. 发病机制尚不明了，目前认为可能
       与免疫性炎症反应有关
    D. 临床表现中儿童以出血表现为主，
       成人以缺血表现为主
    E. 确诊有待于脑血管造影检查

35. 脑的血液供应是来自
    A. 颈内动脉   B. 颈外动脉
    C. 椎动脉   D. 硬脑膜中动脉
    E. 枕动脉

36. 压迫三叉神经引起三叉神经痛的责任
血管有
    A. 小脑上动脉   B. 小脑后下动脉
    C. 小脑前下动脉 D. 静脉
    E. 椎动脉

37. SAH Fisher 分级中，Ⅲ级的 CT 表现

包括

A. 脑室内出血

B. 垂直面厚度（大脑纵裂；岛池；环池）>2mm或水平面（侧裂池；脚间池）长×宽>6mm×3mm

C. 较厚积血

D. 较薄积血

E. 垂直面厚度（大脑纵裂；岛池；环池）>1mm或水平面（侧裂池；脚间池）长×宽>5mm×3mm

38. 慢性硬脑膜下血肿钻孔引流术应注意

A. 血肿较大可在额部加钻一孔

B. 术中应使用大量生理盐水冲洗血肿腔

C. 引流应保留2~3天

D. 钻孔应位于血肿下部，以利引流

E. 术中应打开血肿脏层包膜，使脑脊液参与冲洗残留血肿

39. 女，30岁。月经不规律3年，停经8个月，发现泌乳5个月。MRI发现鞍区占位性病变，直径约1cm。患者尚未生育，并有生育要求。正确的诊治包括

A. PRL腺瘤的可能性大

B. 口服溴隐亭治疗，怀孕后继续服药治疗，密切监测肿瘤扩大的症状和体征

C. 立体定向放疗

D. 开颅手术切除肿瘤

E. 口服溴隐亭治疗，怀孕后立即停止服药，密切监测肿瘤扩大的症状和体征

40. 容易复发，具有侵袭性或容易恶变的脑膜瘤亚型包括

A. 脊索样型　　　B. 非典型

C. 透明细胞型　　D. 化生型脑膜瘤

E. 杆状细胞型

41. 关于脑面血管瘤病的正确叙述包括

A. 又称Sturge–Weber综合征

B. 可以有癫痫和神经功能缺损

C. 本病无特殊治疗，手术或药物控制癫痫

D. 同侧面部血管瘤，脑和脑膜的血管畸形

E. 患侧大脑半球萎缩变硬，软脑膜增厚，血管异常增生充血

42. 在脊髓第8胸节平面可见到

A. 楔束　　　　　B. 皮质脊髓侧束

C. 顶盖脊髓束　　D. 红核脊髓束

E. 薄束

43. 边缘叶包括

A. 扣带回　　　　B. 海马

C. 隔区　　　　　D. 海马旁回

E. 齿状回

44. 起源于胚胎生殖细胞的颅内肿瘤有

A. 生殖细胞瘤　　B. 松果体细胞瘤

C. 畸胎瘤　　　　D. 内胚窦瘤

E. 绒毛膜上皮癌

三、共用题干单选题：叙述一个以单一病人或家庭为中心的临床情景，提出2~6个相互独立的问题，问题可随病情的发展逐步增加部分新信息，每个问题只有1个正确答案，以考查临床综合能力。答题过程是不可逆的，即进入下一问后不能再返回修改所有前面的答案。

(45~49题共用题干)

男，25岁，头外伤30分钟。查体：神志清楚，双侧瞳孔等大、等圆。CT：右颞新月形高密度影，中线结构无移位。既往神经外科诊断为颈动脉海绵窦瘘。

45. 海绵窦内段颈内动脉与海绵窦内脑神经的毗邻关系是

A. 位于脑神经内侧

B. 位于脑神经下方

C. 位于脑神经上方

D. 位于脑神经外侧

E. 位于脑神经后方

46. 诊断应首先考虑

A. 右颞脑挫伤

B. 右颞硬脑膜下血肿

C. 右颞硬脑膜外血肿

D. 右颞硬脑膜下积液

E. 右颞脑裂伤

47. 给予脱水、止血治疗。8 小时后突然意识丧失、去脑强直发作、右侧瞳孔大于左侧，考虑为

A. 原发性脑干损伤

B. 继发性脑干损伤

C. 弥漫性轴索损伤

D. 脑挫伤

E. 脑水肿

48. 目前认为原发性三叉神经痛的主要病因为

A. 圆孔、卵圆孔狭窄

B. 异位血管压迫

C. 病毒感染

D. 局部肿瘤

E. 供血动脉硬化

49. 海绵窦解剖中著名的 Parkinson 三角位于

A. 前床突与动眼神经之间

B. 动眼神经、滑车神经与三叉神经眼支之间

C. 三叉神经眼支与上颌支之间

D. 前床突与后床突之间

E. 后床突与床突间韧带之间

(50～52 题共用题干)

某患儿，女性，出生后即发现头皮数个 2～4cm 大小皮肤肿物，呈草莓状分叶，边界清，质软，呈葡萄酒色，压之褪色。1 年后停止生长。

50. 肿物性质为

A. 结节性黑色素瘤

B. 疣

C. 蔓状血管瘤

D. 海绵状血管瘤

E. 毛细血管瘤

51. 首选治疗方法为

A. 观察数年，如不消退或影响美容可选适当治疗

B. 硬化剂治疗

C. 手术切除

D. 激素治疗

E. 冷冻治疗

52. 关于本病病理，不正确的是

A. 多为错构瘤

B. 瘤内毛细血管和内皮细胞均有增生

C. 细胞排列呈非条索样

D. 有的出现纤维化

E. 细胞呈圆形或椭圆形

(53～55 题共用题干)

女，58 岁，间歇无痛肉眼血尿 2 个月余，查体未发现异常。肾脏 B 超提示右肾中下极直径 5cm 低回声肿物，向肾外侧突出。

53. 该患者在做静脉肾盂造影时最可能出现的具有诊断意义的异常现象是

A. 右肾不显影

B. 右肾积水

C. 右肾下盏拉长、移位

D. 右肾下盏边缘不整，呈虫蚀样改变

E. 右肾显影延迟

54. 下列检查中，该患者最不可能出现的情况是

A. 血钙增高

B. 血常规红细胞计数增高

C. 红细胞沉降率增快

D. 尿脱落细胞检查发现肿瘤细胞

E. 尿常规检查正常

55. 对该患者治疗时，手术切除范围应包括

A. 右侧肾脏单纯切除

B. 右侧肾脏、肾周脂肪囊、肾周筋膜及部分输尿管

C. 右侧肾脏、右侧全长输尿管

D. 右肾部分切除术

E. 右肾肿瘤剜出术

（56～58题共用题干）

男性，55岁，突然头痛2小时。查体：神清，痛苦面容，四肢肌力、肌张力无改变，颈无抵抗。头颅CT示左侧裂池有高密度影像。

56. 诊断为

A. 脑梗死

B. 短暂性脑缺血发作

C. 脑膜炎

D. 脑出血

E. 蛛网膜下腔出血

57. 最可能的出血来源为

A. 肿瘤　　　　B. 烟雾病

C. 颅内动脉瘤　D. 脑血管畸形

E. 脑动脉硬化

58. 最重要的治疗措施是

A. 绝对卧床休息　B. 冬眠物理降温

C. 动脉瘤夹闭术　D. 止血剂

E. 脱水剂

（59～60题共用题干）

患者搏动性耳鸣、头痛3年。查体：脑神经无明显异常。头颅MRA示由颈内动脉海绵窦段发出异常增粗血管影，乙状窦明显显影，硬脑膜处见紊乱血管影。

59. 下一步的检查为

A. DSA全脑血管造影

B. 头颅增强MRI

C. 头颅增强CT

D. 头颅MRV

E. 头颅CTA

60. 患者检查后最可能的诊断是

A. 脑膜瘤

B. 硬脑膜动静脉瘘

C. 听神经鞘瘤

D. 颅内动脉瘤

E. 动静脉畸形

（61～64题共用题干）

女，19岁。6小时前从4米高处摔下，昏迷20分钟后清醒，曾有双侧鼻腔出血，已停止。查体：神志清楚，可应答，GCS 13分，生命体征平稳，双瞳孔等大，对光反射好，鼻腔内可见凝血块，双侧眼周、眼睑、结膜下可见淤血斑，四肢活动好，双侧病理征未引出。CT示筛窦内异常高密度信号。

61. 可以明确的诊断是

A. 脑干损伤　　　B. 颅前窝骨折

C. 脑内出血　　　D. 鼻窦炎

E. 弥漫性轴索损伤

62. 入院后处理包括

A. 抗生素治疗

B. 脱水和激素治疗

C. 腰穿持续引流防止脑脊液漏发生

D. 高压氧治疗

E. 头低位卧床

63. 外伤后3日右侧鼻腔有血性液体流出，应立即进行的检查是

A. 流出液体红细胞计数

B. 腰穿脑脊液检查

C. 流出液体糖定量

D. 头颅CT骨窗相检查

E. 流出液体细菌培养

64. 如证实为脑脊液鼻漏，下列哪种情况下还无需手术

A. 迟发性鼻漏

B. 漏液持续 1 周以上不停止

C. 有感染可能的鼻漏

D. 漏液持续 1 个月以上不停止

E. 复发性鼻漏

四、案例分析题：每道案例分析题有 3 ~ 12 问。每问的备选答案至少 5 个，最多 12 个，正确答案及错误答案的个数不定。考生每选对一个正确答案给 1 个得分点，选错一个扣 1 个得分点，直至扣至本问得分为 0，即不含得负分。案例分析题的答题过程是不可逆的，即进入下一问后不能再返回修改所有前面的答案。

(65 ~ 67 题共用题干)

患者男性，30 岁，因"视力下降 2 个月"来诊。入院诊断：鞍区占位，垂体腺瘤可能性大。于全身麻醉下行内镜经鼻 - 蝶窦入路垂体瘤切除术。术后第 2 天鼻腔不断有无色清凉液体流出。

65. 需要做的下一步检查包括

A. 颅脑 MRI

B. 颅脑 CT

C. 取鼻腔流出液化验

D. 颅脑数字减影血管造影（DSA）

E. 腰椎穿刺化验脑脊液

F. 颅脑磁共振血管造影（MRA）

66. 如鼻腔流出液提示为脑脊液，下一步处理措施包括

A. 密切观察，卧床

B. 腰椎穿刺置管引流

C. 使用抗生素预防颅内感染

D. 开颅显微镜下修补硬脑膜

E. 内镜经鼻修补硬脑膜

F. 脑室 - 腹腔分流手术

67. 术后处理措施包括

A. 卧床

B. 腰椎穿刺置管引流

C. 使用抗生素

D. 密切观察鼻腔渗液

E. 使用脱水药物

F. 使用扩血管药物

(68 ~ 70 题共用题干)

患者男性，63 岁。近 2 周头痛且逐渐加重，近 1 周言语笨拙、右侧肢体无力，无恶心、呕吐。既往高血压病史 5 年，饮酒史 35 年，吸烟史 35 年，既往无肿瘤病史。查体：意识清、不完全运动性失语，血压 152/103mmHg（1mmHg = 0.133kPa），心率 83 次/分，右侧肢体肌力 4 级，左侧肢体肌力 5 级。CT 示左额中央前回前方占位、左颞占位。

68. 为明确诊断，应进行的检查项目是

A. 颅脑 MRI 检查

B. 肺部 CT 检查

C. 颅脑增强 MRI 检查

D. 腹部 CT 检查

E. 骨盆 X 线检查

F. 全身 FDG - PET 检查

69. 提示：患者肺部 CT 显示左肺下叶靠近肺门处占位，患者全身状态良好。下一步可采取的治疗措施是

A. 肺部病变切除，病理检查

B. 肺部穿刺活检或支气管镜检查

C. 颅内病变立体定向活检

D. 颅内病变切除

E. 全脑放射治疗

F. 立体定向放射治疗

70. 提示：患者行肺部病变切除，术后病理证实为鳞癌，患者全身状态良好，针对肺癌采取了合理的治疗措施。对

颅内病变应采取的治疗措施是

A. 颅内病变可切除，外科手术切除

B. 颅内病变可切除，外科手术切除后
WBRT 或 SRS

C. 颅内病变不可切除，行 WBRT + SRS

D. 颅内病变不可切除，仅行 SRS

E. 行 SRS

F. 行 WBRT + SRS

(71～73 题共用题干)

患者男性，32 岁，因"头痛、发作性意识不清、肢体抽搐 3 个月"入院。患者 3 个月前无明显诱因出现慢性头痛，后出现发作性意识不清、肢体抽搐。查体未见异常。颅脑 CT：右侧中央区稍高密度影。

71. 目前应采取的检查措施是

A. MRI

B. 血常规，肝、肾功能，生化指标检查

C. PET - CT

D. 脑磁图

E. DSA

F. 肿瘤标志物检查

72. 提示：MRI 可见右侧中央区蜂窝状血管流空低信号影，占位效应不明显。需进一步采取的检查是

A. MRI 增强　　B. 病变穿刺活检

C. PET - CT　　D. 脑磁图

E. DSA　　F. MRA

73. 提示：DSA 提示右侧中央区动静脉畸形，Spetzler - Martin 分级 4 级。可采取的治疗措施有

A. 手术切除治疗

B. 脱水治疗降低颅内压力

C. 抗癫痫治疗

D. 伽玛刀放射外科治疗

E. 全脑放射治疗

F. 血管内介入治疗

G. 血管内介入联合伽玛刀放射外科

治疗

(74～80 题共用题干)

患者女性，48 岁。右眼及右半侧头部突发性剧痛，右上眼睑下垂伴呕吐 1 天。体检：神志清，视物模糊，右眼睑下垂，右侧瞳孔散大，对光反射消失，右眼球向上方和鼻侧运动受限，外展位固定，鼻侧视物时有复视，颈项强直，克氏征（＋＋），病理征（－），体温 37.5℃，眼底未见异常。

74. 如何进一步确定诊断

A. SPECT　　　B. PET

C. EEG　　　　D. 全脑血管造影

E. 脑组织活检

75. 检查提示：全脑血管造影示右颈内动脉 - 后交通动脉瘤。进一步处理意见是

A. 内科保守治疗

B. 硬膜下血肿清除术

C. 脑动脉瘤夹闭术

D. 脑血管畸形切除术

E. 脑瘤切除术

F. 脑内血肿清除术

G. 放射介入动脉瘤栓塞术

H. 脑室引流术

I. 脑室 - 腹腔分流术

J. 颞肌下减压术

76. 检查提示：TCD 提示右侧大脑中动脉及右侧大脑前动脉血流速度增快。磁共振未见明显异常。根据以上资料，诊断有何考虑

A. 脑外伤性蛛网膜下腔出血

B. 原发性动眼神经损伤

C. 枕骨大孔疝

D. 小脑幕切迹疝

E. 硬膜下血肿

F. 脑动脉瘤破裂出血

G. 脑血管畸形继发蛛网膜下腔出血

H. 脑梗死

I. 脑膜炎

J. 脑出血

77. 目前应采取哪些急诊处理

　　A. 20%甘露醇 250ml 静滴

　　B. 止血药

　　C. 止痛药

　　D. 维生素

　　E. 扩血管药物

　　F. 抗凝药

　　G. 高压氧

　　H. 胰岛素

78. 检查提示　血常规：Hb 120g/L，WBC 12×10^9/L，RBC 4.4×10^{12}/L。脑脊液常规：RBC 3.9万×10^6/L，WBC 100×10^6/L。CT 示：右外侧裂条状高密度影，两侧额底散在低密度影，脑室狭小，中线结构无明显移位。以上资料可反映以下哪些问题

　　A. 蛛网膜下腔出血

　　B. 枕骨大孔疝

　　C. 小脑幕切迹疝

　　D. 动眼神经损伤

　　E. 脑瘤

　　F. 脑脓肿

　　G. 癫痫

　　H. 脑膜炎

　　I. 硬膜外血肿

　　J. 脑挫裂伤

79. 进一步应完善哪些检查

　　A. 肺功能检查

　　B. TCD

　　C. 脑干听觉诱发电位

　　D. 视觉诱发电位

　　E. 2 小时动态心电图

　　F. 肌电图

G. 磁共振

H. 脊髓造影

I. 脑室造影

J. 气脑造影

80. 临床对于 SAH 病例，应立即检查哪些项目

　　A. 血常规、出凝血时间

　　B. 脑室造影

　　C. 气脑造影

　　D. 脊髓造影

　　E. 骨髓穿刺

　　F. 腰穿

　　G. 脑脊液常规

　　H. 心电图

　　I. 视力、视野

　　J. CT

(81～86 题共用题干)

　　患者男性，49 岁，2 周前工作中突发剧烈头痛、呕吐，曾有 5 分钟意识丧失。在当地医院行头部 CT 检查，发现"鞍上池及双外侧裂池内高密度影"，经脱水等治疗后病情好转稳定（具体不详）。要求进一步治疗，来院就诊。既往有高血压病史 8 年，间断用药治疗。体检阳性发现：血压 160/95mmHg，记忆力下降，余无特殊。

81. 初步考虑有哪些疾病可能

　　A. 癫痫　　　　　　B. 高血压性脑出血

　　C. 脑脓肿　　　　　D. 颅内动脉瘤

　　E. 脑炎　　　　　　F. 脑寄生虫疾病

　　G. 脑血管畸形

82. 为明确该病例病变性质，可进一步做哪些检查

　　A. 头颅平片

　　B. 头部 CT

　　C. 头部 MRI 或 MRA

　　D. 脑血管造影

E. 脑电图

F. 头部 PET – CT 检查

G. 脑室造影

83. 提示：全脑血管造影发现前交通动脉部位显示一动脉瘤，呈囊状，大小 12mm×7mm，瘤颈宽约 5mm，方向指向左、后、上。全脑血管造影包括下列哪些血管

A. 右颈内动脉

B. 右大脑中动脉

C. 右大脑前动脉

D. 前交通动脉

E. 左颈内动脉

F. 左大脑中动脉

G. 左大脑前动脉

H. 右椎动脉

I. 左椎动脉

84. 动脉瘤可采用的治疗方法有

A. 动脉瘤夹闭术

B. 动脉瘤立体定向放射治疗

C. 化疗

D. 血管内栓塞治疗

E. 基因导向治疗

85. 动脉瘤手术后最容易出现的并发症是

A. 脑缺血、梗死　　B. 肝肾功能衰竭

C. 凝血功能障碍　　D. 脑血管痉挛

E. 脑积水　　　　　F. 颅内感染

86. 关于动脉瘤，巨大型动脉瘤是指最大外径超过

A. 0.5cm　　　　　B. 1.0cm

C. 1.5cm　　　　　D. 2.0cm

E. 2.5cm　　　　　F. 3.0cm

G. 3.5cm　　　　　H. 4.0cm

I. 4.5cm　　　　　J. 5.0cm

（87~91 题共用题干）

患者男性，59 岁。2 个月前无明显诱因出现头痛、右眼视力进行性下降，无呕吐，无意识障碍和抽搐。体格检查：意识清楚，视力：右侧仅可感知眼前 1 米手动，左侧 0.5，视野粗测双颞侧偏盲，眼底双侧视神经乳头苍白。CT 示鞍区囊性病变，有钙化。MRI 示鞍上囊性长 T_1、长 T_2 信号，约 4cm×3cm×3cm；右侧囊壁见直径约 1cm 等 T_1、稍长 T_2 信号，增强后囊壁结节明显强化。

87. 诊断初步考虑为

A. 生殖细胞瘤　　　B. 表皮样囊肿

C. 颅咽管瘤　　　　D. 垂体瘤

E. 脊索瘤　　　　　F. 脑膜瘤

88. 治疗原则为

A. 颅咽管瘤是容易复发的肿瘤，要严格随访

B. 颅咽管瘤为良性肿瘤，不需放疗

C. 不能耐受开颅手术者可行囊腔穿刺抽吸囊液，缓解肿瘤压迫

D. 肿瘤与颈内动脉、视神经、下丘脑紧密粘连时勿勉强切除

E. 对无症状但影像学诊断为颅咽管瘤的病例也应积极手术

F. 争取首次手术全切肿瘤

89. 颅咽管瘤切除术后易发生的并发症有

A. 意识障碍　　　　B. 尿崩症

C. 高热　　　　　　D. 电解质紊乱

E. 偏瘫　　　　　　F. 失语

90. 颅咽管瘤术后水、电解质代谢紊乱的正确处理有

A. 尿崩时需了解血钠水平再决定是否使用抗利尿激素

B. 低钠的原因是脑性耗盐综合征或抗利尿激素分泌不当综合征

C. 脑性耗盐综合征应限水

D. 尿崩发生时首选长效尿崩停（加压素）

E. 抗利尿激素分泌不当综合征应补钠

F. 高钠提示尿崩未有效控制

91. 颅咽管瘤的血供主要来自

    A. 大脑中动脉   B. 小脑上动脉

    C. 大脑后动脉   D. 大脑前动脉

    E. 前交通动脉   F. 后交通动脉

(92~97 题共用题干)

    患儿男，2 岁。2 年前患儿出生后枕部出现一膨出的包块，包块渐进性增大，哭闹时增大明显。查体：神志清楚，前囟张力不高，枕部有一圆形、直径约 4cm 大小的膨出性包块，质地软，基底宽，有波动感，透光试验阳性。颅脑 CT 显示枕部颅骨缺损，有一囊性肿块由此向外膨出，接近脑脊液密度，脑室大小正常。

92. 手术的适应证包括

    A. 颅顶或颅底各部位的脑膜脑膨出

    B. 全身情况较好

    C. 局部有急性感染

    D. 全身情况差

    E. 巨型脑膜脑膨出或脑膜脑室膨出，合并神经系统症状，智力低下及明显的脑积水者

    F. 患儿家属拒绝手术

93. 对于该患儿而言，颅脑 MRI 相对于 CT 的主要优势在于

    A. 可显示颅骨缺损的范围

    B. 可显示膨出物的性质，是否有脑组织疝入

    C. 可显示有无合并脑积水

    D. 可显示有无合并其他畸形

    E. 可显示有无合并感染

    F. 有助于识别膨出部分是否有重要血管

94. 根据目前的病史、体征及 CT、MRI 检查，颅脑 MRI 检查示膨出物为长 T_1、长 T_2 信号，与脑脊液信号接近。诊断

考虑为

    A. 囊性颅裂   B. 隐性颅裂

    C. 脑膜膨出   D. 脑膜脑膨出

    E. 脑膜脑室膨出   F. 头皮肿瘤

    G. 颅骨肿瘤   H. 脑积水

95. 患儿术后出现颅内感染，其最可能的原因为

    A. 手术时间过长

    B. 伤口脑脊液漏

    C. 局部皮肤坏死、感染

    D. 颅内出血

    E. 颅内积气

    F. 术后放置引流时间过长

96. 在询问病史时应特别注意

    A. 母亲怀孕时有无感染、服用药物的情况

    B. 患儿有无传染病史及密切接触史

    C. 有无家族史

    D. 有无遗传病史

    E. 包块的壁有无破溃、反复感染的情况

    F. 有无外伤史

97. 对该患儿进行手术治疗的最佳时机为

    A. 生后马上手术

    B. 生后 6 个月内

    C. 生后 6~12 个月

    D. 1~2 岁

    E. 2~6 岁

    F. 6 岁以后

(98~100 题共用题干)

    患者男，45 岁。阵发性右侧面部疼痛 1 年，无先兆，刀割样，1~2 分钟后缓解，反复发作，有时伴有面部抽动。

98. 目前服药无法控制症状，要求行外科治疗。适宜的术式有

    A. 脑深部刺激术

    B. 显微血管减压术

C. 三叉神经后根射频毁损术

D. 三叉神经周围支封闭术

E. 三叉神经根切断术

F. 开颅颞肌下减压术

G. 颅后窝减压术

H. 三叉神经核摘除术

I. 丘脑破坏术

J. 扣带回切断术

99. 该患者行颅脑 CT 检查未见明显异常，
下一步需要进行的检查包括

A. 颅脑 MRI   B. 颅脑 MRA

C. 脑血管造影   D. 脑电图

E. TCD   F. 颅脑 CT 增强

100. 刷牙、洗脸可诱发疼痛，神经系统检
查未见明显阳性体征，需要与之鉴别
的诊断包括

A. 三叉神经鞘瘤 B. 胆脂瘤

C. 听神经瘤   D. 单纯疱疹

E. 面肌痉挛   F. 牙龈炎

高级卫生专业技术资格考试用书

神经外科学全真模拟试卷与解析

答案解析

英腾教育高级职称教研组　编写

中国健康传媒集团

中国医药科技出版社

目录

全真模拟试卷（一）答案解析

1. B 患者为右额颞部硬膜下血肿，行开颅血肿清除及去骨瓣减压术，术后 4 小时出现左侧瞳孔散大至直径 4mm，考虑左侧出现迟发性颅内血肿形成脑疝，已出现瞳孔散大，病情危急，不应保守治疗。目前颅内情况尚不明确，不可盲目行脑室外引流或开颅探查，应立即脱水降颅压，复查头颅 CT，明确诊断，指导下一步诊疗。

2. E 慢性硬膜下血肿是指伤后 3 周以上颅内出血发生在硬脑膜下腔者，血肿增大后会产生占位效应，导致脑室和脑干受压。其发生率约占颅内血肿的 10%，出血源多为进入上矢状窦的桥静脉。血肿常发生于单侧额、顶、颞叶半球凸面，双侧少见。血肿的包膜需 3 周以后才趋完备，发病一般为年龄较大，仅有轻微颅脑损伤的患者。临床以呕吐、意识障碍、头痛等颅内压增高相关表现为主，部分有痴呆、神志淡漠和智力迟钝等精神症状，少数可有偏瘫、失语和局灶性癫痫等。

3. A 脑出血最常见的是高血压脑出血，其病因是高血压合并小动脉硬化、微动脉瘤，其他包括脑动静脉畸形（AVM）、脑膜动静脉畸形、动脉瘤、脑淀粉样血管病、烟雾病和动脉解剖变异、血管炎、脑转移瘤卒中等。此外，血液因素有抗凝、抗血小板或溶栓治疗，白血病、血友病、血栓性血小板减少症等。

4. B 依照鞍区手术探查的次序，一般将视神经 – 视交叉前间隙，视神经 – 颈内动脉间隙，颈内动脉外侧间隙和视交叉上间隙分别称为第一、二、三、四间隙。即第一间隙：视神经 – 视交叉前间隙；第二间隙：视神经 – 颈内动脉之间；第三间隙：颈内动脉外侧间隙；第四间隙：视交叉上间隙。

5. A 特殊内脏运动纤维始于三叉神经运动核，其轴突组成三叉神经运动根，自脑桥腹侧面与小脑中脚移行处出脑，位于感觉根的前内侧，随下颌神经分布至咀嚼肌等。

6. B 颅内转移瘤（又称脑转移瘤）系指原发于身体其他部位的肿瘤细胞转入颅内，其发病率为 5% ~ 10%，发病年龄高峰 40 ~ 60 岁，男性多于女性。脑转移的肿瘤原发部位以肺、乳腺、消化道肿瘤及肾细胞癌常见。

7. A 动脉瘤出血后复发性出血最多见于初次出血后头几天至 14 天。

8. E 胸核也称背核，或称 Clarke 柱，位于 C_8 ~ L_3 节段之后角基底部的内侧，由大型多极或圆形神经元组成，接受后根内侧部的侧支和终支，发出纤维形成脊髓小脑后束，主要在同侧白质外侧索上行，终止于小脑。

9. D 患者视物模糊数月，头痛、恶心、呕吐 3 天，根据 MRI 检查，最可能的诊断为垂体瘤并发出血。垂体瘤并发出血可引起垂体瘤体积增大，导致视力、视野障碍及脑脊液循环障碍，可伴有头痛、恶心、呕吐等，严重时可因脑脊液循环障碍而危及生命。垂体瘤并发出血的磁共振表现为 T_1WI 和 T_2WI 均呈高信号。

10. C 造成婴儿脑积水的常见原因包

括：①先天畸形，较多见的是脊柱裂、大脑导水管畸形或脑血管畸形等。②感染，常见的有化脓性脑膜炎、结核性脑膜炎，还有其他种类脑膜炎，如未能及早进行治疗，增生的纤维组织阻塞脑脊液循环孔道，特别是第四脑室孔及脑底部、蛛网膜下腔的粘连。③出血，常见的是产伤后颅内出血，颅内出血后的纤维增生可引起脑积水等。颅内肿瘤阻塞所致婴儿脑积水较少见；颅内肿瘤可阻塞脑脊液循环的任何部位，多见于第四脑室附近。

11. D 基底动脉沿脑桥腹侧的基底沟上行，至脑桥上缘，分为左、右大脑后动脉两大终支。椎动脉的主要分支有脊髓前、后动脉和小脑后下动脉，基底动脉的主要分支有小脑前下动脉、迷路动脉、脑桥动脉、小脑上动脉、大脑后动脉、大脑动脉环（即 Willis 环）。

12. A 脊髓颈膨大区位于颈 5 至胸 1 节段处。脊髓颈膨大区左侧半损伤可导致：①左侧上肢软瘫，弛缓性瘫痪，表现为肌张力降低、腱反射消失；②左侧下肢硬瘫：痉挛性瘫痪，表现为肌张力增高、腱反射亢进。

13. A 按组织学分型可分为嫌色性垂体腺瘤、嗜酸性垂体腺瘤、嗜碱性垂体腺瘤、混合性垂体腺瘤，其中最多见的为嫌色性垂体腺瘤（无功能性垂体腺瘤）。

14. E 脊髓脊膜膨出是胚胎时期神经管闭合不全、中胚叶发育障碍所形成，它可以发生在脊柱轴线上的任何部位，但是一般是以腰部或者腰骶部最多见，也就是两侧臀部的中间位置；其次是颈部，其他部位发生的情况比较少见。

15. C 应用立体定向毁损术治疗帕金森病时，行丘脑腹外侧核毁损术之所以最有效是因为丘脑腹外侧核后部的 Vim 核，其属于运动丘脑的一部分，主要治疗以震

颤为主的一系列疾病。

16. E 急性蛛网膜下腔出血的 CT Fisher 分级：可分为 1 ~ 4 级。1 级：指 CT 上未见出血；2 级：指 CT 发现弥漫性出血，尚未形成血块；3 级：指存在血块或较厚积血，垂直面上厚度 >1mm（大脑纵裂、岛池、环池）或者水平面上（侧裂池、脚间池）的长 × 宽 > 5mm × 3mm；4 级：指颅内血肿或脑室内积血，但基底池内无或仅有少量弥漫性出血。

17. A 三叉神经痛的右侧多于左侧，疼痛由面部、口腔或下颌的某一点开始扩散到三叉神经某一支或多支，以第二支、第三支发病最为常见，第一支者少见。其疼痛范围绝对不超越面部中线，亦不超过三叉神经分布区域。

18. E 慢性硬脑膜下血肿一般有轻微外伤史（甚或遗忘）、颅内压增高症状、痴呆、脑受压表现。CT 可见硬脑膜下高、等、低密度影或混杂密度影，依出血时间长短而定，血肿常累及多个脑叶，且双侧血肿不少见。

19. C 盲管伤：有入口而无出口，多为小碎片击伤，致伤物停留在伤道末端。

切线伤：投射物从体面切线方向通过，使伤道呈沟槽状，深度深在，本题没体现该损伤过程。

贯通伤：既有出口又有入口，本题未提及有出口。

闭合伤：是创伤中的一个分类，是指人体受到外界某些物理性、化学性或生物性致伤因素作用后，皮肤和黏膜结构完整性未受到破坏，但引起体内组织结构破坏的一类创伤，本题皮肤已受损。

复合伤：是两种或两种以上不同致伤因子同时或相继作用于机体导致的损伤，本题只有一个致伤因子。

20. E 垂体生长激素腺瘤（GH 腺瘤）

患者的肿瘤细胞分泌过多的生长激素（GH）。发生在儿童骨骺闭合前表现为"巨人症"，发生在成人则表现为"肢端肥大症"。一般认为 GH 基值 >10ng/ml 者即有诊断价值，有时本症 GH 基值可达 1000ng/ml 以上且不被高血糖所抑制。GH 腺瘤施行动态试验中，兴奋试验有 L-多巴、TRH 等，抑制试验有葡萄糖等，后者最常应用且对诊断有特异性。生物学治愈标准是血 GH 小于 5μg/L（ng/ml）。

21. E 诊断主要根据颅骨侧位片测量颅底角，即基底角（蝶鞍与斜坡形成的角度），颅骨侧位片由鼻根至蝶鞍中心连线与蝶鞍中心向枕骨大孔前缘连线形成的夹角，成人正常值为 115°~145°，平均 132°。扁平颅底患者颅中窝、颅前窝底部和颅底斜坡部均向颅内凹陷，使颅底角大于 145°，具有诊断意义。

22. A 脑室造影是诊断颅内病变部位的方法。先做头颅钻孔，再穿刺脑室一角，注入空气或造影剂，通过 X 线摄片。由于 CT 及磁共振成像等新技术能使定位诊断更为准确、清晰，且更安全、方便，临床上已很少应用脑室造影，现已被完全替代。

23. A 脑转移癌转移途径可分为经血流、直接侵入、经蛛网膜下腔和经淋巴系统 4 种途径。病理以肺癌脑转移最常见，其次为黑色素瘤、泌尿生殖系肿瘤和消化道肿瘤等。

24. A 星形细胞肿瘤是指以星形胶质细胞所形成的肿瘤，来源于星形细胞或星形前体细胞，发病高峰年龄为 31~40 岁左右，男性多于女性。星形细胞肿瘤可发生在中枢神经系统的任何部位，一般成年人多见于大脑半球和丘脑、基底神经节区，儿童多见于幕下。幕上者多见于额叶，颞叶、顶叶次之，枕叶最少；亦可见于视神经、丘脑和第三脑室旁。幕下者则多位于小脑半球和第四脑室，亦可见于小脑蚓部和脑干。

二、多选题

25. ABE 脑包虫病为自然疫源性疾病，分布广泛，遍及全世界，主要流行于畜牧区，本病的传染源为狗，由狗绦虫（细粒棘球绦虫）致病，儿童多见，为成人的 7 倍。主要症状有颅内占位效应，并可对脑室系统产生压迫和梗阻而致颅内压增高，以及局灶性症状如偏瘫、失语、偏身感觉障碍等与癫痫发作。

26. BD 脊索瘤好发于枕骨底部及其与软骨结合处的周围及骶尾部，颅内常见于斜坡、鞍旁、颅中窝及鞍区。

27. ABCE 小脑幕切迹疝常见临床表现为：①颅内压增高的症状，表现为剧烈头痛、频繁呕吐及烦躁不安。②意识障碍，随着脑疝进展，患者可出现浅昏迷至深昏迷。③瞳孔变化，早期患侧动眼神经受刺激致瞳孔缩小，这一过程时间较短；以后患侧瞳孔逐渐开始散大、对光反射减弱或消失，晚期可有双侧瞳孔散大。④锥体束征，表现为对侧肢体肌力减弱或瘫痪，病理征阳性，严重时呈去脑强直状态。⑤生命体征变化，可出现库欣（Cushing）反应。

28. ACDE 与感觉有关的脊髓核团包括：①中间内侧核，在第Ⅶ层最内侧、第Ⅹ层的外侧，占脊髓全长，接受后根传入的内脏感觉纤维，发出纤维到内脏运动神经元并上行至脑。②胶状质，胶状质贯穿脊髓全长。③后角固有核在胶状质前方。④胸核（背核），在后角基底部内侧，仅见于颈 8~腰 3 节段的背部。

29. ABCD 颅内压增高时，头颅 X 线平片可见颅骨骨缝分离、增宽，蛛网膜颗粒压迹扩大、加深，脑回压迹增多，鞍背骨质稀疏，蝶鞍骨质脱钙、蝶鞍扩大等。

30. ABCD 头皮裂伤常见复杂裂伤，是指钝性物体通过打击、挤压、撕裂或头部撞击钝性物体造成头皮组织的裂伤。其特点包括：伤口常呈哆开，出血较剧烈，部分裂伤反较全层裂伤出血多，抗感染能力强等。

31. ABD 白质前连合指脊髓灰质前连合前方的、连接两侧白质及左右交叉的纤维，其中包括脊髓丘脑前束和侧束的交叉纤维，主要有粗触觉纤维、非意识性本体感觉纤维及痛、温觉纤维。白质前连合受损时，可出现节段性分离性感觉障碍，即皮肤痛、温觉减退或缺失，深感觉存在；同时由于脊髓丘脑前束有部分纤维不交叉，粗触觉所受影响不大。浅感觉障碍的平面比病灶低 1~2 个脊髓节段。

32. AC 内听道综合征可表现为同侧周围性面瘫，同侧耳鸣、耳聋。

33. BCDE 脑转移瘤多发生在大脑半球的顶枕叶区，最常见来源于肺癌和乳腺癌，其次为前列腺癌、胃癌、肾癌和甲状腺癌等原发灶，经血行转移而来。常为多发，肿瘤中心常发生出血、坏死、囊变，瘤周水肿明显。病灶周围明显水肿，CT 增强扫描病灶均匀或环形强化，则多可诊断脑转移瘤，特别是原发肿瘤明确时。激素对大多数脑转移瘤所致的脑水肿治疗有效。

34. BCD 对于新诊断的胶质母细胞瘤（GBM），强烈推荐替莫唑胺（TMZ）同步放疗联合辅助化疗方案。无条件用 TMZ 的 GBM 患者建议尼莫司汀/亚硝脲（ACNU）方案。

新诊断的间变性胶质瘤（WHO Ⅲ 级）推荐放疗联合 TMZ（同多形性胶质母细胞瘤）或应用含亚硝脲类化疗药物的方案：①PCV 方案（洛莫司汀 + 甲基苄肼 + 长春新碱）；②ACNU 方案。

CHOP + MTX 方案主要用于治疗弥漫性大 B 细胞非霍奇金淋巴瘤，TMZ + VM - 26 尚不建议用于新诊断的恶性胶质瘤患者术后化疗方案。

35. ACDE 颈动脉内膜剥脱术（CEA）是切除增厚的颈动脉内膜粥样硬化斑块，预防由于斑块脱落引起脑卒中的一种方法，已被证明是防治缺血性脑血管疾病的有效方法。双侧 ICA 狭窄，有症状的一侧先做手术；ICA 狭窄 >70%，伴 TIA，为手术适应证；ICA 狭窄 >50%，有症状，适合手术；ICA 狭窄 <50%，不适合手术。如患者已出现短暂性脑缺血发作、脑血栓形成、脑栓塞等临床症状，即使颈动脉狭窄程度小于 70%，也应考虑外科治疗。

36. AD 根据患者病情，考虑为脑出血。脑出血治疗原则为安静卧床、脱水降颅压、调整血压、防止继续出血、加强护理以维持生命功能；防治并发症，以挽救生命，降低死亡率、残疾率，减少复发。①一般应卧床休息 2~4 周，保持安静，避免情绪激动和血压升高。严密观察体温、脉搏、呼吸和血压等生命体征，注意瞳孔变化和意识改变。②保持呼吸道通畅，清理呼吸道分泌物或吸入物，必要时及时行气管插管或气管切开术。有意识障碍、消化道出血者禁食 24~48 小时，必要时应排空胃内容物。③维持水、电解质代谢平衡和营养支持，每日入液量可按尿量 + 生理需水量 500ml 计算。如有高热、多汗、呕吐，维持中心静脉压在 5~12cmH_2O 水平。注意防止水、电解质紊乱，以免加重脑水肿（D 正确）。每日补钠、补钾，补充热量，必要时给予人血白蛋白、氨基酸或能量合剂等。④调整血糖，血糖过高或过低者，应及时纠正，维持血糖水平在 6~9mmol/L 之间。⑤明显头痛、过度烦躁不安者，可酌情适当给予镇静剂和止痛剂

（A正确），并不需要常规抗癫痫治疗（B错误）；便秘者可选用缓泻剂。⑥降低颅内压，脑出血后脑水肿约在48小时达到高峰，维持3～5天后逐渐消退，亦可持续2～3周或更长。脑水肿可使颅内压增高，并致脑疝形成，是影响脑出血死亡率及功能恢复的主要因素。积极控制脑水肿、降低颅内压是脑出血急性期治疗的重要环节，但并不需要进行大剂量激素冲击（C错误）。⑦一般来说，病情危重致颅内压过高出现脑疝，内科保守治疗效果不佳时，应及时进行外科手术治疗。⑧康复治疗，脑出血后，只要患者的生命体征平稳、病情不再进展，宜尽早进行康复治疗。早期分阶段实施综合康复治疗对恢复患者的神经功能，提高生活质量有益。对于高血压脑出血者，应使用钙离子拮抗剂控制血压、解除脑血管痉挛，避免再出血（E错误）。

37. ABDE 蛛网膜下腔出血指脑底部或脑表面的病变血管破裂，血液直接流入蛛网膜下腔引起的一种临床综合征，是一种非常严重的常见疾病。动脉瘤性蛛网膜下腔出血患者，在出血后第3天病情再次加重的原因可能有：①再次出血，初次出血2周内再出血发生率达20%～30%，病死率约达50%左右。②间质脑水肿，由于脑室压力增高所引起，导致头痛、呕吐、意识障碍等。③脑血管痉挛，是死亡和致残的重要原因，可继发脑梗死。④梗阻性脑积水，15%～20%的患者会发生急性梗阻性脑积水，表现为进行性精神与智力障碍等。

38. ABCDE 脊髓血管畸形是指脊髓血管先天发育异常形成的血管病变，故ABCDE均为脊髓血管畸形。但不包括脊髓血管母细胞瘤（血管网状细胞瘤）等血管性肿瘤。

39. CDE 后纵韧带骨化是指因颈椎的后纵韧带发生骨化，从而压迫脊髓和神经根，产生肢体的感觉和运动障碍以及内脏自主神经功能紊乱的一种疾病。好发于颈椎，男性多于女性。分为节段型、连续型、混合型和结节型四类。临床特点：①X线片常可清晰显示骨化情况；②在MRI的 T_1WI 和 T_2WI 中均为低信号；③CT可见椎体后缘有高密度骨化块突向椎管，椎管狭窄、容量变小，脊髓和神经根受压→移位→变形。

40. AC 脑脊液分泌增多见于脑室内脉络丛乳头状瘤或癌以及少见的脉络丛增生者，二氧化碳和去甲肾上腺素也能使脑脊液分泌增多。抑制脑脊液分泌的药物可用乙酰唑胺等碳酸酐酶抑制剂。

41. ABCE 肿瘤治疗原则：决策综合治疗方案，在控制原发病灶后进行转移瘤灶的治疗。良性肿瘤和交界性肿瘤以手术切除为主；恶性肿瘤应拟定综合治疗方案；对晚期患者可做姑息性手术；对放射线高度敏感者，以放射治疗为主；免疫治疗难以将肿瘤完全杀灭，一般作为手术、放疗与化疗的补充和辅助。

42. ABCE 脑血栓形成多在安静或睡眠中发病，通常无头痛，血压可升高或正常，部分病例有短暂性脑缺血发作（TIA）前驱症状如肢体麻木、无力等，可突然出现偏侧上、下肢麻木、无力及口眼歪斜、言语不清等症状，但不一定发生偏瘫。发病24小时内头颅CT可为正常。

43. ADE 大脑顶叶在背外侧面，其前方以中央沟为界，下方以大脑外侧裂为界，后方以顶枕沟和枕前切迹所做的一条虚线与枕叶分界。大脑顶叶有皮质感觉中枢和其他许多重要区域，功能有味觉、躯体感觉的整合、语言活动等。顶叶受到损害，可出现大脑皮质性异常感觉或感觉障碍、运用不能（失用症）、失读症、病灶对侧同向性下象限盲、空间定位障碍及失认症、失算症等。

44. ABE 背侧丘脑内部含有很多重要的神经核团，按功能分类——①非特异性投射核团：包括正中核和板内核等。②联络性核团：包括内侧核群、背外侧核及丘脑前核。③特异性中继核团：包括外侧核群腹层的腹前核、腹中间核和腹后核。

三、共用题干单选题

45. D 数字减影脑血管造影（DSA）是颈动脉海绵窦瘘（CCF）最重要的确诊手段，更能为CCF的血管内栓塞治疗提供全面的信息。

46. B 血管内栓塞治疗目前为CCF最主要的治疗方式。

47. E 患者有搏动性突眼、球结膜充血和颅内血管杂音，即可做出颈动脉海绵窦瘘（CCF）的临床诊断。

48. A 患者头痛伴呕吐、双眼视物不清4个月，神清。视力：左眼0.3，右眼大致正常；眼底：左视神经乳头边缘色淡，右视神经乳头边缘不清且局部隆起。提示视神经乳头水肿，考虑诊断为颅前窝肿瘤。颅前窝肿瘤主要表现为头痛、恶心、呕吐、视神经乳头水肿、视力减退等。颅中窝肿瘤、颅后窝肿瘤、枕叶肿瘤、多发性硬化一般不会引起视力减退与眼底改变。

49. D 拟诊颅前窝肿瘤首先应做的检查是头颅CT或MRI，可清楚地显示肿瘤的大小、形态、位置及其与周围结构的关系，明确诊断。然后行视野、脑电图、脑脊液免疫球蛋白、脑血管造影，为下一步治疗提供指导意见。

50. C 发现有颅内占位性病变，且患者已经有明显的症状和体征的情况下，都应该选择手术治疗。颅前窝肿瘤首选开颅病灶切除，术中进行肿瘤完整切除，行病理检查，判断肿瘤的良、恶性程度。如果

为恶性肿瘤，则应该早期接受放疗、化疗等相关的治疗，术后需要定期复查，判断是否复发等情况。

51. B 大脑皮层被分为额、顶、颞、枕叶：额叶，高级认知功能，自主运动的控制（本患者出现了右上肢抽搐，因左侧大脑支配的是右侧肢体，故选B）；顶叶，躯体感觉，空间信息处理，视觉信息和体感信息的整合；颞叶，听觉与嗅觉，高级视觉功能（例如物体识别），分辨左右，长期记忆；枕叶，视觉处理；边缘系统，高级神经活动学习和情感处理。

52. B 胶质瘤在CT上表现为类圆形稍低密度灶，在脑电图上可有慢波、癫痫波表现，临床上可表现为头痛、头昏，这与题干表述相似，故选B。在CT上陈旧性脑梗死边界非常清楚，呈黑色，梗死的密度很低，故不选A。脑软化灶在CT上表现为小点片状、小片状、大片状或类圆形的低密度影，密度与脑脊液密度相近；CT值大约0～15Hu，边界比较清楚，没有占位效应，不会对邻近结构造成推压移位，故不选C。胆脂瘤CT特点为低密度影像，形状多不规则，沿脑脊液分布区蔓延，可为水样密度或脂肪密度，少数不典型者可表现为等密度或高密度；常有光滑包膜，病灶边界清楚，周围无水肿带，一般为等密度或稍高密度，包膜可发生钙化，呈弧形或壳状，故不选D。脑囊肿CT多表现为脑内圆形、类圆形以及不规则形的低密度影，囊肿内容物与脑脊液的密度通常保持一致，不会引起脑电图变化，故不选E。

53. E 因患者为颅内占位性病变，可通过MRI/MRS检查判断其位置、大小等，通过PET-CT、ECT判断肿瘤是否远处转移。脑血管造影检查对血管性病变诊断意义较大。

54. C 手术切除是胶质瘤首选治疗策

略，故不选择 A、B、E；这三项为辅助治疗手段，强烈推荐以最大范围安全切除肿瘤为手术基本原则。推荐不能安全全切肿瘤者，可酌情采用肿瘤部分切除术、开颅活检术或立体定向（或导航下）穿刺活检术，以明确肿瘤的组织病理学诊断。强烈推荐对局限于脑叶的原发性高级别（WHO Ⅲ～Ⅳ级）或低级别（WHO Ⅰ～Ⅱ级）胶质瘤应争取最大范围安全切除肿瘤。基于胶质瘤膨胀性/浸润性的生长方式及血供特点，推荐采用显微神经外科技术，以脑沟、脑回为边界，沿肿瘤边缘白质纤维束走向做解剖性切除，以最小程度的组织和神经功能损伤获得最大程度的肿瘤切除，并明确组织病理学诊断。故选择 C 选项以尽可能切除所有病灶。

55. A 对于星形细胞瘤，手术治疗是最重要的治疗手段，对于距离肿瘤 2cm～3cm 范围的脑组织应进行分离，以扩大切除。

56. E 术后患者的磁共振检查提示病变已完全切除，一方面需要积极进行随访复查；另一方面需进一步行化疗、放疗及免疫治疗。

57. A 目标病灶的评价 CR：所有目标病灶消失。PR：基线病灶长径总和缩小≥30%。MR：介于 PR 及 NC 间。NC：双径可测病灶：各病灶最大两垂直径乘积之总和增大＜25% 或减少＜50%，并于至少 4 周后复核证实；单径可测病灶：各病灶直径之总和增大＜25% 或减少＜50%，并于至少 4 周后复核证实。PD：出现一个或多个新病灶或（和）存在非目标病灶进展。

58. A 患者高处坠落伤，瞳孔反射异常，额部可见开放性损伤，首先必须排除颅脑损伤，故应进行头颅 CT 检查。患者无明显感染倾向，暂不使用抗生素；因还不明确颅内有无损伤以及异物，故不能马上缝合伤口；因患者损伤情况还未明确，尚不能立即送入手术室。患者神志模糊，不能配合视力、视野检查。

59. C 双侧视神经完全损害而失明时，因光线刺激缺如，瞳孔亦散大。单侧视神经损伤者，伤侧瞳孔散大，直接对光反射消失、间接对光反射存在，与本题于相符合。动眼神经损伤临床表现：①眼肌麻痹；②复视；③瞳孔大小及瞳孔反射改变，瞳孔散大（直径大于 5mm）。故动眼神经损伤也有可能。结合患者的病史，其额部有受伤史。间接性视神经损伤是指眼眶外侧，一般指眉弓颞上部受到撞击，外力通过颅骨传递至视神经管，引起视神经管变形或骨折，造成视神经损伤而引起的视力、视野障碍。故根据题干分析，患者更可能是外伤引起的左侧间接性视神经损伤。

60. D 结合患者的病史，其额部有受伤史。结合上题分析，间接性视神经损伤是指眼眶外侧，一般指眉弓颞上部受到撞击，外力通过颅骨传递至视神经管，引起视神经管变形或骨折，即眼球后极与视神经前端之间的急剧扭转造成视神经损伤而引起的视力、视野障碍。

61. C 国内学者认为视神经管减压术在外伤后 48 小时减压较 14 天减压可以较好保存视网膜形态，因此，应尽早进行视神经管减压，最好在伤后 1 周之内，最迟不超过 2～3 周，故 A 选项错误。对于视神经水肿引起的视力损伤，治疗效果最好的是激素治疗，故 B 选项错误。颅内入路和经蝶窦入路是目前视神经管减压术的常见术式，C 选项正确。伤后单眼完全失明者为手术治疗的禁忌证，故 D 选项错误。额部入路主要磨除视神经管上壁进行减压，故 E 选项错误。

62. B 面肌痉挛又称面肌抽搐，或半侧颜面痉挛。表现为一侧面部肌肉阵发性的不自主抽搐，是一种不规则和阵挛样的面部肌肉收缩，通常只局限在一侧面部。扭转痉挛又称特发性扭转痉挛（ITS）、扭转性肌张力障碍、原发性肌张力障碍，临床以肌张力障碍及四肢、躯干以至全身剧烈且不随意的扭转为特征。帕金森病起病隐袭，进展缓慢；首发症状通常是一侧肢体的震颤或活动笨拙，进而累及对侧肢体；临床上主要表现为静止性震颤、运动迟缓、肌强直和姿势、步态障碍。面神经炎一般不会引起面部抽搐，其面神经受损导致面肌瘫痪。手足徐动症又称指划运动，或易变性痉挛，特点为肢体远端游走性肌张力增高或减低动作，出现缓慢的如蚯蚓爬行的扭转样蠕动。

63. D 对于面肌痉挛，影像学检查可首选颅脑 MRI 检查以排除颅脑肿瘤等情况；病因学检查可行 3D TOF – MRI 序列检查以明确面神经与周围血管的关系，了解血管变异程度和手术难度。

64. C 对于药物治疗失效或出现严重副作用无法继续药物治疗时，可收住入院，确定下一步手术治疗方案。手术治疗方案首选面神经微血管减压术。目前面肌痉挛的外科治疗方法主要有两种：①面神经主干或分支切断术，该手术直接破坏面神经的传导功能，术后必然导致面神经瘫痪；而由于神经再生，一般术后 3 ~ 6 个月面肌瘫痪恢复，但痉挛再现，部分患者复发后痉挛程度较术前减轻。因该方法以"牺牲"面神经功能作为代价，现临床少用。②微创"锁孔"入路开颅行面神经微血管减压术，是一种安全而治愈率高的手术方法。脑深部电刺激（DBS）及放射治疗对该病效果不佳。

四、案例分析题

65. ACEF 该患者入院后应常规进行的检查有：①血常规检查，血象是否升高，排除炎症可能。②颈部 CT 检查，颈静脉孔是否扩大，边缘是否有侵蚀性破坏。③肝、肾功能检查，了解内环境与机体稳态。④颈部血管彩色超声检查，了解肿瘤供血动脉。

66. DE 患者右耳听力下降伴耳鸣，右耳流脓。查体：右外耳道可见大量新生物，质软，色白，堵塞外耳道，耳膜无法窥清；听力学检查：纯音测听示右耳传导性耳聋，听阈25 dB。乳突 CT 示：右侧鼓室与外耳道内高密度影，胆脂瘤样表现；右侧中耳乳突炎。综上所述，该患者最可能的诊断是胆脂瘤、颈静脉球瘤。（1）胆脂瘤亦称表皮样囊肿、珍珠瘤等，好发于脑部和耳部，根据胆脂瘤分布的位置不同可以分为颅内胆脂瘤、外耳道胆脂瘤和胆脂瘤型中耳炎等。胆脂瘤型中耳炎与慢性显著化脓性中耳炎有密切的关系经常。中耳发炎长期流脓，鼓膜受脓液腐蚀、穿孔，多次外耳道表皮易沿穿孔进入中耳腔及乳突腔；其上皮层角化，反复脱落、积累而压迫周围骨质，使之吸收形成空腔。作为好发部位的中耳和乳突，随着胆脂瘤体的增大，压力加大，一旦骨壁穿破，脓液和细菌即可经此而进入颅内，发生严重的颅内并发症。（2）颈静脉球瘤是指起源于颈静脉球体外膜以及沿迷走神经耳支和舌咽神经鼓室支等部位分布的副神经节肿瘤；按肿瘤生长的部位，通常将发生于颅底颈静脉孔及其附近者称为颈静脉球体瘤，发生于中耳鼓室者称为鼓室球体瘤。

67. A 颈静脉球体瘤分为 4 期 ①A 期：肿瘤局限于中耳腔。②B 期：局限于鼓室乳突区，无迷路下骨破坏。③C 期：肿瘤向迷路下区和岩锥伸展，并破坏该处骨质。④D 期：肿瘤侵犯颅内。该患者 CT 可见右侧鼓室与外耳道内高密度影，最可能的分期是——A 期，肿瘤局限于中耳腔。

68. ABDEF 患者外伤史明确，根据体征及查体情况，到达急诊室后，需立即进行的处理有：①进行初步诊查评估，为防止疏漏，可按照英文字母"A、B、C、D、E"顺序进行；②对症支持治疗，迅速建立静脉通道，密切监测生命体征，请相关科室会诊；③充分与家属沟通，告知病危；④格拉斯哥昏迷指数（GCS）评分 5 分（刺痛不睁眼 1 分，刺痛不发音 1 分，刺痛肢体屈曲 3 分，共计 5 分），需立即行气管内插管，必要时呼吸机辅助呼吸，改善缺氧情况；⑤在整个检查过程中，应保护颈椎，可能存在颅底骨折，切不可经鼻插管，避免感染；⑥尽早完善相关检查，指导下一步诊疗。

69. AEF 为确定进一步处置方案，应立即进行的检查项目包括：颅脑、颈部 CT 平扫，明确颅脑及颈部外伤情况，是否合并骨折、出血、积气、颈髓损伤等。胸部 CT 平扫、腹部 CT 平扫，明确是否合并胸腹联合伤。无需行颅脑、颈部 MRI 平扫，该检查对外伤患者意义不大。颅脑、颈部 CT 平扫包含头部正侧位 X 线片、颈椎侧位 X 线片检查内容，故不需 X 线片检查。

70. ABCEG 根据患者检查结果，考虑诊断为脑疝、颅内压严重增高、颅内多发血肿、颅内积气、枕骨骨折、双肺挫伤、多发肋骨骨折等。病情加重与脑疝、颅内压严重增高有关，为挽救患者生命，需立即进行的处理有：①对症治疗，继续呼吸机辅助呼吸，予适当过度换气，呼吸频率设定为 20 次/分，将二氧化碳分压（$PaCO_2$）控制在 30～35mmHg，降低颅内压；再次评价患者意识状态，患者目前格拉斯哥昏迷指数（GCS）评分为 2T（因

气管内插管而无法发声的重型昏迷者）。②静脉迅速滴注 20% 甘露醇降低颅内压。③该患者属于极危患者，病情危重，随时有死亡可能，需立即收入神经重症监护病房，并进行术前准备。

71. ADEF 对该患者病史的询问中有助于诊断和鉴别诊断的是：病毒感染史、免疫缺陷史（若存在，考虑原发性中枢神经系统淋巴瘤可能性大）；恶性肿瘤史（若存在，考虑颅内转移瘤可能性大）；激素治疗史（若存在激素治疗有效，考虑室管膜瘤可能性大）。

72. ABCE 该患者可能的诊断有：脉络丛乳头状瘤（脉络丛乳头状瘤多在脑室内，呈乳头状或结节状，色灰红或粉红，与脑组织分界清楚，不侵入脑组织，质硬而易撕碎、易脱落，很少发生囊变和出血、坏死。具有特征性的纤维血管中心和明显的纤维型神经胶质细胞结构，角蛋白和白蛋白阳性，可沿脑脊液播散）；原发性中枢神经系统淋巴瘤（病理上为浸润整个脑实质、脊髓及软脑膜等多个部位的弥漫性病变，有头痛、恶心、呕吐、视力障碍、肢体无力、癫痫、失语、眩晕、行走不稳、智能降低和行为异常。多见于接受器官移植、AIDS 患者或先天性免疫缺陷者）；室管膜瘤（第四脑室室管膜瘤由于肿瘤位于脑室内，极易阻塞脑脊液循环通路，常早期出现颅内压增高症状。当肿瘤压迫第四脑室底部诸脑神经核或向侧方压迫小脑脚时，临床上可引起脑神经损害及小脑症状）；星形细胞瘤（幕下者则多位于小脑半球和第四脑室，亦可见于小脑蚓部和脑干。肿瘤的不断生长占据颅腔内空间，肿瘤阻塞脑脊液循环通路造成脑积水/脑水肿，脑脊液的回吸收障碍等均可造成颅内压增高，如头痛、呕吐等）。

73. ABCDEF 原发性中枢神经系统淋

巴瘤一般采用综合治疗方法。该患者已行手术治疗，可采取的辅助治疗措施有：激素和脱水治疗、放射治疗、化学治疗、同步放疗＋化疗、立体定向放射外科治疗等。

74. ABCDEF 根据患者病史、查体及检查结果，最可能的诊断包括：急性开放性颅脑损伤（患者合并头皮撕脱伤、颅骨骨折、硬膜下血肿及脑挫裂伤，提示急性开放性颅脑损伤）、颅骨骨折（颅脑CT示：右顶部粉碎性骨折片陷入颅腔，深度＞1cm，提示颅骨骨折）、外伤性癫痫（伤后出现约20分钟的意识不清，并出现左侧肢体抽搐，间断性发作，提示外伤性癫痫）、脑挫裂伤（颅脑CT示：脑组织存在高－低密度的混杂影，提示脑挫裂伤）、硬膜下血肿（颅脑CT示：硬膜下月牙状高密度影，提示硬膜下血肿）、头皮撕脱伤（长发卷入机器内致使头皮撕脱，撕脱皮瓣大小约8cm×10cm，提示头皮撕脱伤）。

75. ABC 头皮大片自帽状腱膜下撕脱称为头皮撕脱伤，多因头发被机器卷入所致，高速运转的钝物切线打击亦可造成。患者有大量出血，常伴有休克。撕脱处常在帽状腱膜处。从解剖层面上头皮分为皮层、皮下层、帽状腱膜层、腱膜下层、腱膜下间隙及骨膜层。故撕脱的头皮主要包括：皮层、皮下层、帽状腱膜层。

76. ABCDEF 治疗上首先要积极采取止血等措施，同时积极补充血容量，必要时输血，避免失血性休克和疼痛性休克（属于神经源性休克）的发生；若条件允许可考虑全头皮再植术，若无法完成头皮再植，可考虑头皮回植；若头皮创面边缘感染存在，则需多次行创面清洁及更换敷料，待肉芽组织生长后再行晚期植皮。结合患者体征及头颅CT表现，有癫痫发作，骨折片陷入颅腔，深度＞1cm，有急性开放

颅清创手术指征，完善术前检查，需急症手术。

77. ABD 急诊接诊时最先进行的检查包括：颅脑CT检查，明确诊断，是否为颅内血肿；血常规、血型、凝血酶原时间，完善术前检查，排除手术禁忌，做好术前准备。

78. B 患者突发意识障碍，呼之不应，身周见呕吐物，既往有高血压病史。查体：体温高，血压显著升高，浅昏迷，左侧瞳孔散大、对光反射消失，右侧肢体偏瘫，右侧巴宾斯基征（＋）。该患者最可能的诊断是左基底核高血压脑出血。基底核出血患者多为壳核出血或丘脑出血，起病突然，多有高血压病史，患者出现头痛、头晕、恶心、呕吐等；同时出现对侧肢体瘫痪、感觉减退、同向性偏盲，两眼向病灶侧凝视。如血肿较大可出现同侧海马钩回疝，即病灶侧瞳孔散大、上睑下垂、眼球外展位，对侧上、下肢瘫痪，意识昏迷。如血肿进入脑室，则患者出现双侧瞳孔缩小、眼球正中位或出现眼球浮动，四肢伸直，呈现去大脑强直样抽搐，血压及体温骤然升高，意识昏迷，多数死亡。

79. B 出血的原因最可能是原发性高血压。基底核出血患者起病突然，多有原发性高血压病史，出现头痛、头晕、恶心、呕吐等；同时出现对侧肢体瘫痪、感觉减退、同向性偏盲，两眼向病灶侧凝视。如血肿较大可出现同侧海马钩回疝，即病灶侧瞳孔散大、上睑下垂、眼球外展位，对侧上、下肢瘫痪，意识昏迷。如血肿进入脑室，则患者出现双侧瞳孔缩小、眼球正中位或出现眼球浮动，四肢伸直，呈现去大脑强直样抽搐，血压及体温骤然升高，意识昏迷，多数死亡。

80. A 针对该脑出血患者，常用的外科治疗手术方法有去骨瓣开颅血肿清除术。

脑出血去骨瓣开颅血肿清除手术指征：①幕上出血≥30ml，幕下出血≥10ml。②脑中线结构移位≥1cm。③脑室、脑池受压变形或消失，第四脑室更需关注。④出现双侧瞳孔不等大，对光反射迟钝，甚至瞳孔散大、对光消失等。⑤患者意识状态差，如躁动不安、嗜睡甚至昏迷以上。

81. ABCDFGH 患者右眼视力进行性减退伴间歇性头痛。为明确诊断，需进一步完善的检查有：①ACTH，检查垂体功能是否正常。②头颅 MRI，检查脑部有无病变。③甲状腺功能三项，检查甲状腺功能是否正常。④促性腺激素（FSH、LH），检查下丘脑 - 垂体 - 卵巢轴的功能是否正常。⑤视力、视野检查，检查视神经的健康状况。⑥GH，检查生长激素水平是否正常。⑦PRL，检查催乳素分泌是否正常。

82. E 鞍结节脑膜瘤占 7%~10%，常伴有鞍结节骨质增生。临床表现为视力减退、嗅觉及精神障碍、内分泌紊乱。头颅 MRI 表现为鞍上区占位，T_1WI 等信号，T_2WI 高信号，增强扫描多呈明显均一强化，视交叉受压。本病例符合鞍结节脑膜瘤的临床特征，最可能的诊断是鞍结节脑膜瘤。

83. A 鞍结节脑膜瘤，治疗以手术切除为主要治疗策略。体积较小者，可经右翼点入路手术；大者可行发际内冠状切口、双侧骨瓣切除肿瘤。患者肿瘤大小 22mm×42mm，属于体积较小者，可经右翼点入路手术。术后残留或复发者可行放射治疗，以立体定向放射外科治疗为宜。

84. G 该患者双颞侧视野完全缺损，是由于肿瘤压迫视觉传导通路的视交叉正中部所造成。视交叉，系视神经的一段。此段位于蝶鞍上，故蝶鞍区域组织有病变时，多波及视交叉而产生双颞侧视野障碍，甚至视野完全缺损。

85. F 脑膜瘤是一种良性肿瘤，往往生长速度缓慢，表面光滑。临床上应尽可能在显微镜下对脑膜瘤进行完整切除。脑膜瘤根据其切除的程度不同，分为 5 级（Simpson 分级）。Ⅰ级：肉眼全切脑膜瘤及其附着的硬脑膜，包括异常颅骨和肿瘤起源的静脉窦。Ⅱ级：肿瘤肉眼下可全切除，电凝灼烧受累的硬脑膜、静脉窦和颅骨。Ⅲ级：进行全切硬脑膜内的肿瘤，并且对附着的硬脑膜进行电凝，硬膜外出现的浸润不做特殊处理。Ⅳ级：对脑膜瘤进行部分切除。Ⅴ级：行肿瘤活检或者是做外减压术。

86. ABC 患者因高处坠落致伤头、胸部入院，伤后持续昏迷，呕吐。患者到达急诊室后应立即给予的处置有：①监测神志、瞳孔、血压、心率等生命体征。②建立足够的静脉通道，能保证较充足的输液量和足够的输液速度。③监测动脉血氧饱和度，吸氧，保持呼吸道通畅，必要时气管插管。D 尚无必要，E 待进一步的病情评估。

87. ABC 患者心率过高，到达急诊室后应考虑的进一步检查有：①胸部 X 线检测是否存在胸部以及肺部疾病。②胸腹部 B 超，检查胸部和腹部的肺、肝、脾、胰腺、肾、盆腔脏器等是否存在病变。③头颅 CT，可检查颅脑损伤情况，是否有颅骨骨折、脑出血、脑梗死以及是否有颅脑占位，为确诊提供证据。

88. EF ①脑肿胀是由于脑内水分增加引起的脑组织肿胀，CT 表现为出现大片低密度病灶。患者 CT 图可见大片低密度病灶，符合脑肿胀的临床特征。②右侧额颞顶急性硬膜下血肿，CT 典型表现是右侧出现弧形或新月形高密度影。患者 CT 图可见弧形或新月形高密度影，符合右侧额颞顶急性硬膜下血肿的临床特征。

89. C 外伤性颈动脉海绵窦瘘指外伤

引起颈内动脉海绵窦段的动脉壁或其分支发生破裂，以致与海绵窦之间形成异常动静脉交通的疾病。临床表现为眼球突出、球结膜水肿外翻、眼结膜充血。患者出现左侧眼球突出、球结膜水肿外翻，符合外伤性颈动脉海绵窦瘘的临床特征。

90. BCDF 为了明确诊断，患者进一步的针对性检查有：①经颅多普勒彩超，该检查是超声波检查的一种，可以准确检查脑部供血情况。②DSA，检查脑血管有无狭窄、闭塞等情况。③MRI，检查颅内有无积液，有无占位的肿瘤，有无血管病变等。④头颈部听诊，听诊探听头颈部内有无血管性杂音，判断是否有异常动静脉交通等病变。

91. C 外伤性颈动脉海绵窦瘘，临床表现为眼球突出、球结膜水肿外翻、眼结膜充血。血管造影表现为颈内动脉虹吸段血流频谱紊乱，波峰融合，边缘不清；眼上静脉流速增高，血流反向，搏动性增强。患者符合外伤性颈动脉海绵窦瘘的临床特征，是目前考虑的诊断。

92. CEFG 为明确诊断，下一步检查有：①全脑血管DSA，可以比较全面了解颅内脑血管的情况；②Matas试验，用指压法压迫阻断颈总动脉血流，可检测脑部侧支循环是否正常。治疗方案有：①可脱球囊闭塞瘘口，保持颈内动脉通畅；②弹簧圈栓塞瘘口，利用弹簧圈结合密封胶的方式闭塞瘘口，从而达到有效的治疗。

93. ABDE 患者入院第四天，正准备行全脑血管DSA检查和血管内治疗前，突然出现大量鼻出血，量约800ml。此时处理措施有：①输血，抗休克治疗。维持血容量，提高血压，给予抗休克药物。②保持呼吸道通畅，必要时气管插管。③请耳鼻喉科急行后鼻道填塞，防止失血过多。④急诊行全脑血管DSA，了解颅内脑血管

的情况，是否有阻塞或破裂。

94. CD ①外伤性颈动脉海绵窦瘘，DSA表现为海绵窦引流静脉明显增粗，同侧脑动脉充盈不良。患者DSA图可见海绵窦引流静脉明显增粗，符合外伤性颈动脉海绵窦瘘的临床特征。②外伤性颈动脉假性动脉瘤破裂，DSA表现为瘤腔内造影剂滞留，动脉瘤开口处喷射征。患者DSA图可见造影剂滞留，且存在喷射征，符合外伤性颈动脉假性动脉瘤破裂的临床特征。

95. B 胶质母细胞瘤是星形细胞肿瘤中恶性程度最高的胶质瘤。肿瘤位于皮质下，多数生长于幕上大脑半球处。临床表现为头痛、呕吐、肢体无力、呕吐、巴宾斯基征阳性。MRI扫描脑室常被压迫变小，中线结构向对侧移位。患者"头痛，频繁呕吐，左侧肢体肌力4级，左侧巴宾斯基征阳性；MRI扫描可见中线结构向对侧移位"，符合胶质母细胞瘤的临床特征。故首先考虑的诊断是胶质母细胞瘤。

96. B 患者优先考虑的检查是MRI增强扫描，增强扫描是静脉注射造影药物后做MRI扫描。对比剂注入静脉后随血液分布到人体各正常或异常组织，各种组织的血液供应量和供应来源、代谢效率不一样，因而对比剂的分布量、分布时间及清除速度有差别。通过MRI增强扫描可清楚检查到肿瘤组织的大小、形态、占位情况及边界线。

97. B 胶质母细胞瘤，首先的治疗方式是手术切除。手术应做到在不加重神经功能障碍的前提下尽可能多地切除肿瘤，扩大肿瘤切除范围，既可以有效进行颅内减压，又能减轻术后脑水肿，减低神经系统并发症的发生率。手术结束时可做外减压术。

98. B 患者颈部疼痛，强迫头位，颈椎X线未见异常，腹部X线平片可见直肠

移位。为明确诊断，最应做的进一步检查是 MRI。颈椎磁共振主要用于检查颈椎及其椎管内的脊髓神经和椎动脉的状况。首先，可以检查颈椎椎体是否有骨折，颈椎椎体是否有肿瘤和结核病灶，颈椎间盘是否有退变和突出压迫硬膜囊或神经根。如果进行增强磁共振成像，可以确认颈髓是否有占位病变，也可以检查颈部横突孔是否有椎动脉狭窄或先天性畸形。

99. D 肠源性囊肿，也称神经管和原肠囊肿，发病部位多位于椎管内，主要病因是胚胎残余组织异位，属于先天性疾病。首发症状多为囊肿所在部位的脊神经根性疼痛，以双侧颈痛者多见，颈部活动受到限制并出现颈部抵抗等，可合并脊柱前裂、肠管异位、食管憩室等畸形。磁共振表现为：囊肿为圆形、长椭圆形，与脊髓长轴一致，边界清晰，囊壁光整，囊内信号均匀，增强后囊壁不强化。

100. AF 肠源性囊肿是在胚胎发育时由神经肠管的残存组织发育而形成的囊肿，发生部位常见于髓外硬膜下，大多位于颈－胸交界部，在脊髓颈段、胸段、圆锥部也可受累。囊肿壁由多个有纤毛结构的单层柱状上皮组成，内有立方细胞，其下为基底膜以及结缔组织。

全真模拟试卷（二）答案解析

一、单选题

1. A 出现小脑幕切迹疝的主要原因就是存在幕上的占位性病变，这样会导致幕上的压力增高，从而形成挤压，可以导致颞叶钩回从小脑幕以上疝入小脑幕以下，又称为颞叶钩回疝。相对最容易产生一侧小脑幕切迹疝的是颞叶占位性病变。弥漫性颅内压增高的特点是颅腔内各部位及各分腔之间不存在明显的压力差，因此脑组织无明显的移位。阻塞性脑积水、顶叶占位性病变也可以引起一侧小脑幕切迹疝，较少见。小脑幕下占位性病变容易引起枕骨大孔疝。

2. D 脑转移瘤瘤周水肿为血管源性水肿。血管源性脑水肿特点为：①水肿以白质为主；②在灰质是细胞容积的增大（细胞内水肿），在白质却是细胞外间隙的扩大；③不论白质或灰质，细胞成分中变化最突出的是星形细胞（一种神经胶质细胞，充填于毛细血管和脑神经细胞之间），有明显的胞饮现象；④在病灶区血－脑屏障受损，血管通透性增加；⑤水肿组织的 Na^+、Cl^- 含量均增高，血管通透性增高主要发生在毛细血管内皮细胞及内皮细胞的紧密连接部。此类水肿常见于脑肿瘤（尤其是脑转移瘤、恶性胶质瘤），脑脓肿，脑卒中，脑外伤等病症。

3. C 小脑幕裂孔疝（小脑幕切迹疝）常见临床表现为：①颅内压增高的症状，表现为剧烈头痛、频繁呕吐及烦躁不安。②意识障碍，随着脑疝进展，患者可出现浅昏迷至深昏迷。③瞳孔变化，早期患侧动眼神经受刺激瞳孔缩小，这一过程时间较短；以后患侧瞳孔逐渐开始散大、对光反射减弱或消失，晚期可有双侧瞳孔散大。④锥体束征，表现为对侧肢体肌力减弱或麻痹，病理征阳性，严重时呈去脑强直状态。⑤生命体征变化，可出现库欣（Cushing）反应。

4. D 脑脓肿的临床表现主要包括三类症状：①急性感染症状，多数血源性脑脓肿在起病初期有全身感染症状，如发热、寒战、全身乏力、肌肉酸痛、血白细胞计数增高等。②颅内压增高症状，随着脓肿形成和增大，出现头痛、呕吐伴不同程度的精神和意识障碍，约半数有视神经乳头水肿。③脑局灶定位症状，主要包括偏瘫、失语、偏盲等，大脑半球表浅的脓肿可有局灶性癫痫发作。耳源性与鼻源性、外伤性、隐源性脑脓肿的全身感染症状可不明显。

5. B 目前大量资料表明，动脉瘤破裂后的再出血多发生于初次破裂后的 7～14 天。

6. C 250ml 20%甘露醇治疗高颅压时需要快速滴注，需要在 30 分钟之内滴完，输液速度应该是在每分钟 125 滴以上，即 10ml/min 以上（滴系数多为 15 滴/ml）。

7. B 角膜下颌反射（病理性反射）是指轻触角膜引起眼轮匝肌收缩闭目，并引起反射性翼外肌收缩使下颌向对侧移动。瞳孔对光反射消失和角膜下颌反射存在提示损害扩及中脑。

8. A 肿瘤中的合体滋养层细胞能够向脑脊液中分泌 β－HCG 而产生黄体样激素的作用，导致生殖细胞瘤患者出现性早熟。

9. E 脑猪囊虫多侵犯大脑皮质，约有80%发生癫痫，多为全面性发作；近半数病例出现轻偏瘫、感觉异常、锥体束征阳性等局灶体征。不少病例出现智力减退、迟钝、淡漠等精神症状，其中少数发展成痴呆。

10. C 脊髓γ运动神经元支配梭内肌纤维两端有横纹的部分，与肌张力调节有关。γ运动神经元的兴奋性高低调节着肌梭对外力牵拉刺激的敏感性。当γ运动神经元兴奋时，即使梭外肌处于长度不变状态，由于梭内肌收缩，仍可使肌梭兴奋向中枢发放冲动，从而兴奋向运动神经元传导而使相应的运动单位进入活动状态，使肌肉进一步收缩→产生更大的肌张力。

11. C 顶叶出血在脑叶出血中最常见，可见偏身感觉障碍、空间构象障碍；额叶出血可见偏瘫、Broca 失语、摸索和强握反射等；颞叶出血可见 Wernicke 失语、精神症状；枕叶出血出现对侧偏盲。

12. D 对 Arnold - Chiari 畸形所致枕骨大孔处的梗阻，最常行颅后窝减压术。手术的目的是为了解除枕骨大孔和上颈椎对小脑、脑干、第四脑室及该区其他神经结构的压迫，在可能的范围内分离枕大池正中孔和上颈髓的蛛网膜粘连，解除神经症状，缓解脑积水。

13. D 大脑动脉环由前交通动脉、两侧大脑前动脉始段、两侧颈内动脉末段、两侧后交通动脉和两侧大脑后动脉始段吻合而成。

14. B CT 检查能够获得丰富的颅脑病变信息，包括脑室大小、脑水肿程度、占位效应、出血及肿块位置、中线是否移位、缺血性损伤的进展、骨折、良恶性骨病变以及鼻窦病变等。由于其便捷性及较短的扫描时间，可以允许重复多次扫描，

对于住院或门诊患者，无论是急性、亚急性或慢性期病变的随访都非常方便。在神经外科应用中，头部 CT 扫描用于术前、术后的评估，包括出血、梗死、脑积水、占位效应、骨折。急性颅内出血的首选检查是 CT 扫描，相对于 MRI，CT 对于脑出血的检查有更高的特异性和敏感性。

15. A 肿瘤位于冠状缝前者（前1/3）结扎与切除（上）矢状窦多不致引起严重后果；冠状缝后者应根据情况行矢状窦修补或重建术。

16. D 楔束位于后索的外侧部（即薄束的外侧），与薄束有同样的起止。①未贯穿脊髓后索全长。起于第4胸节以上的脊神经节细胞，止于延髓的楔束核。②传导同侧下肢本体觉。③上升至同侧楔束核换元。

17. D 引起脊髓蛛网膜炎的病因很多，如机体其他部位的感染、脊髓外伤、邻近组织病变或异物刺激以及非特异性感染或原因不明，致使蛛网膜增厚与脊髓、脊神经根粘连或形成囊肿，阻塞髓腔所产生的脊髓功能障碍。

18. C 舌咽神经、迷走神经、副神经从颈静脉孔通过。舌咽神经起自橄榄体后方面神经尾侧 0～4.68mm，平均 2.58mm；两者入孔相距 2.38～8.36mm，平均 5.60mm；其入孔直径 0.62～1.40mm，平均 0.94mm。迷走神经起自舌咽神经尾侧 0～2.86mm，平均 1.96mm；两者入孔相距 0～3.12mm，平均 1.14mm；其入孔直径为 2.12～3.34mm，平均 2.60mm。副神经由长的脊髓根和短的脑神经根构成，脊髓根起自 $C_{1\sim3}$ 脊髓前、后根之间的侧索，直径 0.74～1.68mm，平均 1.14mm。舌下神经孔位于颈静脉孔下方 7.26～8.66mm，平均 8.02mm

19. A 颈内动脉 - 后交通动脉动脉瘤多由先天性异常导致，好发于老年人。动

脉瘤破裂之后就会出血，流至蛛网膜下腔会引起剧烈的头痛、一侧上睑下垂，这就是动脉瘤的特点。患者突发蛛网膜下腔出血后出现一侧上睑下垂，符合颈内动脉－后交通动脉动脉瘤临床特征。

20. D 中间清醒期是指受伤当时昏迷，数分钟或数小时后意识障碍好转，甚至完全清醒。继而因为硬膜外血肿的形成，脑受压引起再度昏迷。通常认为这种意识状态的变化不仅是硬膜外血肿的典型特征，还是其他颅脑血肿的典型表现。患者意识状态的改变取决于原发脑损伤的程度、血肿形成速度（D 选项）和颅内其他损伤的存在。

21. A 震颤麻痹又名帕金森病，是一种常见的神经系统进行性变性疾病。病变部位在锥体外系的黑质多巴胺能神经元。该疾病临床常使用脑立体定向治疗，效果明显。脑立体定向手术由于其对脑组织损害较小，方法简便，近年来在神经外科临床上的应用越来越广，除对震颤麻痹等锥体外系疾病有较好效果外，目前已用于治疗顽固性恶性疼痛、癫痫、深部动脉瘤、早期垂体瘤等。

22. B 患者头痛、头晕 3 个月，有幻嗅。CT 提示左侧颞叶的低密度病变，CT 增强无强化，中线结构有移位。MRI 示：病变区 T_1 加权像低信号、T_2 加权像为高信号，考虑星形细胞瘤。星形细胞瘤生长缓慢，多数患者呈缓慢进行性发展，常伴发癫痫，多数患者有头痛、头晕，可有幻嗅，精神运动性肌无力，可出现呕吐与明显意识障碍。星形细胞瘤在 MRI 上 T_1 加权像低信号、T_2 加权像为高信号；可清楚显示肿瘤浸润脑组织的程度；增强后星形细胞瘤一般不强化，少数肿瘤有周边斑点状轻度强化影。

23. D 多发典型皮肤神经纤维瘤为神经纤维瘤 I 型的重要表现，而不是神经纤维瘤 II 型

24. B 泌乳素腺瘤是由垂体泌乳素细胞瘤分泌过量泌乳素引起的下丘脑－垂体疾病。其典型的临床表现有闭经、泌乳、不孕、MRI 示鞍区占位。患者"闭经、泌乳；MRI 示鞍区占位，增强后强化较正常垂体低"，符合泌乳素腺瘤的临床特征，最可能的疾病是泌乳素腺瘤。

25. A CT 已成为诊断脑脓肿最主要的影像学方法，较典型的表现为囊壁光滑的环形强化占位灶，周围伴不同程度水肿。结核瘤 CT 上为等密度，脑出血为高密度。颅内转移瘤主要是因为其他部位的原发肿瘤出现脑部的转移导致，通过 CT 检查可以发现。在 CT 检查上，病灶多为圆形或类圆形、环状以及结节状，并且大多数呈多形态存在；此外可以出现高密度或是低密度、等密度、混杂密度影，以等密度或者是低密度病灶最常见，临床上一般不出现剧烈头痛。星形细胞瘤的 CT，表现为局限性均匀低密度且与周围组织有清楚的分界，无环形增强。

二、多选题

26. ADE 脊髓半侧损害时因病变同侧皮质脊髓束受损，而出现病变节段以下痉挛性瘫痪；病变同侧因后索损害出现深感觉障碍；因交叉过来的对侧痛温觉纤维被切断，而不交叉的触觉纤维在健侧后索上升出现痛温觉丧失而触觉保留。

27. BCD 三叉神经的分支有三支，包括眼支、上颌支和下颌支。眼支主要是指眼睑以上的额头部分，通过眶上裂入颅，是三叉神经眼支的支配范围。上颌支主要是眼睑以下、口唇之上的区域，通过圆孔入颅，是三叉神经上颌支支配的范围。下颌支指口唇以下的下颌部，通过卵圆孔入颅，是三叉神经下颌支的支配范围。

28. ABCDE 颅内压增高的后果包括：①脑血流量减少，脑组织缺血、缺氧，脑血管自动调节功能失效，脑血流量随之急剧下降，造成脑组织缺血、缺氧，甚至出现脑死亡。②脑移位和脑疝。③脑水肿，颅内压增高可直接影响脑的代谢和血流量，从而导致脑脊液循环障碍，产生脑水肿，使脑的体积增大，进而加重颅内压增高。④库欣（Cushing）反应，当颅内压增高接近动脉舒张压时，血压升高、脉搏减慢、脉压增大，继之出现潮式呼吸、血压下降、脉搏细弱，最终呼吸停止、心脏停搏而导致死亡。⑤胃肠功能紊乱及消化道出血，部分颅内压增高的患者可首先出现胃肠道功能紊乱，出现呕吐、胃十二指肠出血及溃疡和穿孔等。⑥神经源性肺水肿，患者表现为呼吸急促，痰鸣音，并有大量泡沫状血性痰液。

29. DE 小脑表面覆以灰质，即小脑皮质，由分子层、Purkinje 细胞层和颗粒层三层组成。皮质下为白质，即小脑髓质，为小脑的神经纤维组成；在两侧小脑半球髓质内各有四个小脑核，由内向外依次为顶核、球状核、栓状核和齿状核，顶核在发生学上最为古老，齿状核是四个核团中最大的一个。

30. BCD 由延髓薄束核和楔束核发出的第 2 级感觉纤维，在中线上左右交叉后上行，称为内侧丘系，经脑桥、中脑，止于丘脑的腹后外侧核。其功能为传导对侧半身的本体觉。

31. ABC 肾上腺皮质激素具有减轻脑水肿、降低颅内压的作用。其作用原理是维持细胞膜、溶酶体膜及毛细血管内皮细胞基底膜的稳定性，降低脑血管壁的通透性，改善血‑脑屏障的通透性。

32. AC 脑震荡，是指头部遭受外力打击后，即刻发生短暂的脑神经功能障碍。病理改变无明显变化，临床表现为短暂性昏迷、逆行性遗忘以及头痛、恶心和呕吐等症状，神经系统检查无阳性体征发现，不会遗留运动障碍，腰椎穿刺脑脊液正常，它是最轻的一种脑损伤，经治疗后大多可以治愈。

33. ADE 第 1 腰髓节段平对第 10 胸椎，存有灰质侧角（$C_8 \sim L_2$ 侧角是脊髓交感神经中枢），发纤维参与腰骶膨大。第 1 腰髓节段平面损伤：①运动改变，腰部肌肉力量减弱，下肢下运动神经元性瘫痪。其中包括提睾肌、髂腰肌、缝匠肌及髋关节外展肌，膀胱及肛门的括约肌不能自主控制。②感觉改变，整个下肢、腹股沟、臀部及会阴部均有感觉障碍。③反射改变，提睾反射、膝腱反射、跟腱反射、足跖反射均消失。

34. ABCDE Willis 环（大脑动脉环）由前交通动脉、两侧大脑前动脉始段、两侧颈内动脉末段、两侧后交通动脉和两侧大脑后动脉始段吻合而成，此环使两侧颈内动脉系与椎‑基底动脉系相交通。

35. ABC 按照脑疝部位，将脑疝分为以下常见的三类：小脑幕切迹疝为幕上的颞叶海马旁回、钩回通过小脑幕切迹被推移至幕下，或小脑蚓部及小脑前叶从幕下向幕后方的四叠体池疝出；枕骨大孔疝又称小脑扁桃体疝，为小脑扁桃体及延髓经枕骨大孔推挤向椎管内；大脑镰下疝又称扣带回疝，为一侧半球的扣带回经镰下孔被挤入对侧分腔。

36. BCE 神经胶质瘤简称胶质瘤，也称为胶质细胞瘤，是最常见的原发性中枢神经系统恶性肿瘤，狭义是指源于各类胶质细胞的肿瘤。星形细胞瘤为神经胶质瘤中最常见的一类肿瘤。间变型（恶性）星形细胞瘤是星形细胞瘤中的恶性类型。胶质母细胞瘤为星形细胞瘤中最恶性的类型。

毛细血管型星形细胞瘤（WHO I级）边界较清，缓慢生长，恶性程度低（D选项错误）。对神经胶质瘤的治疗以手术治疗为主，但由于肿瘤呈浸润性生长，与脑组织间无明显边界，除早期肿瘤小且位于适当部位者外，难以做到全部切除，易复发，一般都主张综合治疗，即术后配合以放射治疗、化学治疗等，可延缓复发及延长生存期。各种类型的神经胶质瘤对放射治疗的敏感性有所不同，一般认为分化差的肿瘤较分化好的为高（A选项错误）。

37. ACD 脑膜瘤是起源于脑膜及脑膜间隙上皮细胞的肿瘤，50%位于矢状窦旁，另大脑凸面、大脑镰旁者多见，其次为蝶骨嵴、鞍结节、嗅沟、脑桥小脑角与小脑幕等部位，生长在脑室内者很少，也可见于硬膜外。脑膜瘤属于良性肿瘤，生长慢，病程长；和任何肿瘤一样，脑膜瘤首次手术后如在原发部位残存一些肿瘤组织，可能复发。肿瘤具有包膜，可压迫周围脑实质。根据肿瘤位置不同，还可以出现视力、视野、嗅觉或听觉障碍及肢体运动障碍等。脑膜瘤发病率占颅内原发肿瘤的19.2%，居第二位。女性：男性为2：1，发病高峰年龄在40~60岁，儿童少见。

38. ABDE 颅内细菌性动脉瘤是由于动脉管壁因细菌感染所致的动脉瘤，约18%的病例出现典型的蛛网膜下腔出血。多发生在脑动脉的周围支，常侵犯大脑中动脉。最常见的病原菌有链球菌和葡萄球菌，以及肺炎链球菌等。病原菌破坏动脉壁，而不是滋养血管。

39. ABCD 上运动神经元瘫指上运动神经元及其发出的轴突纤维的损害引起的瘫痪。凡皮层运动投射区和上运动神经元径路受到病变的损害，均可引起上运动神经元性瘫。上运动神经元的胞体主要位于大脑皮质运动区的锥体细胞，这些细胞的轴突组成下行的锥体束，其中下行至脊髓的纤维称为皮质脊髓束；沿途陆续离开锥体束，直接或间接止于脑神经运动核的纤维为皮质脑干束。

内囊是由联系大脑皮质和脑干、脊髓的上、下行纤维组成的白质板层。其后肢，从前到后依次有皮质脊髓束、丘脑皮质束、枕颞桥束通过，故内囊损伤也可能损伤到皮质脊髓束，故也属于上运动神经元瘫。

脊髓前角细胞损伤会使它所支配的肌肉出现节段性、弛缓性瘫痪，会出现下运动神经元瘫，主要见于脊髓灰质炎、肌萎缩性侧索硬化症及进行性脊肌萎缩等。

40. AC 颅底骨折的诊断主要依靠临床表现如脑神经损伤的症状、体征和有脑脊液漏的相关表现。颅底骨折主要是由外伤导致，如外力挤压头部、外力直接打击在颅底水平，颅盖骨折向下延伸、外力经脊柱或上、下颌骨传导至颅底等亦可造成。

41. ABDE 当存在蛛网膜下腔出血时，可通过腰椎穿刺来诊断，但不应过度放液，以免出现颅内压下降过快，从而形成脑疝（C选项错误）。MRI、脑血管造影以及头颅CT是常用的SAH神经影像学检查手段，具有诊断意义。心电图改变有助于协助诊断SAH。

42. AB 髓母细胞瘤是常见的儿童颅后窝恶性肿瘤（D选项正确）。髓母细胞瘤的高度恶性表现在三个方面：①生长极其迅速；②手术不易全部切除；③肿瘤细胞有沿脑脊液产生播散性种植的倾向（C选项正确）。手术尽量切除肿瘤，以免复发；颅骨的切开应到达枕骨大孔水平（A选项错误）。该病对放疗敏感，一般强调术后早期放疗，多在手术后1~2周内开始（E选项正确）。髓母细胞瘤术后单纯化疗未见明确疗效，可在手术、放疗后辅助应用化疗（B选项错误）。

43. ABCDE 丘脑下部病变可引起与内分泌、热量平衡、渴感和渗透压调节、体温调节、自主神经的平衡、觉醒和睡眠、感情和行为、记忆以及躯体运动等功能有关的障碍，可出现体温调节障碍、电解质紊乱、循环及呼吸紊乱、意识与睡眠障碍、水代谢紊乱等。

44. ABD 脑血管痉挛的治疗：扩张脑血管、增加供血、营养脑细胞、恢复脑功能。可给予尼莫地平或其他钙通道阻滞剂。

三、共用题干单选题

45. A 高颅压时，颅腔容积代偿主要是通过脑脊液重新分布而从颅内转移至脊髓内来实现的。

46. D 脑室穿刺放脑脊液为最迅速、有效的缓解颅压手段。

47. B 代偿机制为：高颅压时，脑脊液回流吸收速度增加，而脑脊液的生成基本不变，这样可使脑脊液回吸收量增多（主要代偿作用）；脑脊液重新分布，从颅内转移至脊髓内；颅内血液减少和脑组织受压而向压力低处移位，达到机体可以承受的颅压平衡状态。

48. C 患者左侧胸痛，双下肢无力，左下肢肌力 4 级、右下肢肌力 5 级；右侧 T_4 以下痛温觉消失，左侧减退；左侧巴氏征阳性。考虑诊断为脊髓髓外硬脊膜内肿瘤。脊髓髓外硬脊膜内肿瘤是指发生在硬脊膜下，脊髓髓外的原发或继发性肿瘤病变，常见的主要有神经纤维瘤和脊膜瘤。在临床上主要分为三期，神经根痛期、脊髓压迫期、脊髓麻痹期。本病的首发症状和体征往往是以四肢的无力或者进行性的瘫痪为主，而部分病例以感觉障碍及神经根痛症状或节段性的运动肌肉萎缩、自主神经功能障碍为首诊的不适症状。而脊髓炎、脊髓髓内肿瘤、脊髓硬脊膜外肿瘤、

心绞痛的临床表现与该患者体征不符。

49. D 该患者首先考虑为椎管内肿瘤，椎管内肿瘤在脊髓部分受压期可出现脊髓半切综合征，其表现为病变同侧上运动神经元性瘫痪和触觉、深感觉减退，病变对侧平面 1～2 个节段以下的痛温觉丧失。目前椎管内肿瘤首选 MRI。

50. B 根据患者病史及查体，考虑病变位于上胸髓。上胸髓病变表现为：①运动改变，损伤平面以下的肋间肌、腹肌、躯干及下肢麻痹，呈截瘫状。②感觉改变，损伤平面以下感觉消失。③反射改变，腹壁反射、提睾反射、膝腱反射及跟腱反射发生障碍。

51. D 患者月经不规则 2 年，溢乳 4 个月，神清，肥胖体型，眼底检查（－），病理反射（－）。考虑高 PRL 血症可能性大。高 PRL 血症在育龄妇女主要表现为月经紊乱、泌乳、体重增加等，多见于垂体瘤。进一步检查应做头颅 MRI，可以明确是否为垂体瘤，还可清楚地显示肿瘤的大小、形态、位置及其与周围结构的关系。而脑电图、脑超声、腰穿查脑脊液等检查对该疾病意义不大。

52. B 头颅 MRI 显示鞍内有 18.6mm×13.8mm 低密度区，患者可能的诊断是 PRL 腺瘤，PRL 腺瘤是腺垂体泌乳素分泌细胞过度增生所致，临床表现常因异常分泌 PRL 形成高 PRL 血症而引起，女性 PRL 腺瘤表现为典型的闭经、泌乳、不孕三联症：①闭经，表现为月经减少、不规律或月经规律但量少；②泌乳，多数病例为自发性乳白色液体由乳头溢出，部分病例在挤压乳房时出现；③不孕，为不孕症最常见的原因之一。头颅 MRI 显示鞍内低密度区。GH 腺瘤、FSH 腺瘤、ACTH 腺瘤、颅咽管瘤均不会出现泌乳。

53. E 蝶鞍区肿瘤切除术后出现昏迷

常见的原因包括：①颅内血肿；②脑水肿；③急性梗阻性脑积水；④水、电解质代谢紊乱；⑤严重失水致周围循环衰竭或酸碱平衡失调；⑥垂体前叶功能减退，内分泌替代治疗不足等。不包括尿崩症。

54. D 下一步治疗措施为：脑水肿采用脱水剂；注意纠正水和电解质、酸碱平衡紊乱；注意保持呼吸道通畅；发现术前、术后未用肾上腺皮质激素，应及时静脉给予适当补充等。蝶鞍区肿瘤切除术后一般不会影响糖代谢，故不会出现糖代谢障碍，不需要应用10%葡萄糖注射液补充。

55. C 患者突发剧烈头痛，呕吐伴烦躁不安，神志淡漠，四肢活动正常，颈抵抗（＋），余神经系统检查（－）。最可能的诊断是蛛网膜下腔出血。蛛网膜下腔出血发病时突然剧烈头痛，呈胀痛或爆裂样疼痛，难以忍受。发病数小时后出现脑膜刺激征，部分患者眼底检查可见玻璃体膜下出血、视网膜出血、视神经乳头水肿。

56. C 头颅CT是诊断的首选方法，CT显示蛛网膜下腔内高密度影可以确诊蛛网膜下腔出血。根据CT结果可以初步判断或提示颅内动脉瘤的位置。

57. D 蛛网膜下腔出血病例的CT检查可无阳性发现，而临床可疑病例需要行腰穿检查CSF。最好于发病12小时后进行腰椎穿刺，以便与穿刺误伤鉴别。均匀血性脑脊液是蛛网膜下腔出血的特征性表现，且提示新鲜出血；如CSF黄变或者发现吞噬红细胞、含铁血黄素或胆红素结晶的吞噬细胞等，则提示已存在不同时间的陈旧蛛网膜下腔出血。

58. A 确诊SAH之后，应尽早行脑血管造影或CT血管成像（CTA）检查，明确病因，一旦证实为颅内动脉瘤破裂，尽快准备实施开颅夹闭手术或血管内介入栓塞治疗。①一般处理及对症处理，监测生命体征

和神经系统体征变化，保持气道通畅，维持呼吸、循环稳定，避免激动及用力，保持排便通畅，可对症应用镇静止痛及抗癫痫药物。②防止再出血，安静休息，绝对卧床4~6周；控制血压，患者可能因为剧痛导致血压升高，注意去除疼痛等诱因；应用抗纤溶药物，以防动脉瘤周围血块溶解引起再出血，常用药物有氨基己酸、氨甲苯酸等；外科手术消除动脉瘤是防止动脉瘤性SAH再出血最好的办法。③降低颅内压。④防治脑血管痉挛。⑤防止脑积水。

59. A 患者左侧阴囊肿大1年，阴囊大小5cm×6cm，无压痛，透光试验（＋）。最可能诊断为精索鞘膜积液。精索鞘膜积液特点是鞘状突两端闭合，精索部位形成局限性鞘膜积液，与腹腔和睾丸鞘膜腔不相通。一般体积较小，位于睾丸上方。

60. C 对于精索鞘膜积液治疗，如果超过2岁没有消失，或者成年人精索鞘膜积液，或者短时间内积液范围明显增大，则需要手术治疗。该患者需手术治疗。

61. D 精索鞘膜积液术后常见并发症包括：①阴囊水肿，阴囊皮肤松弛而易肿胀，是术后最常见的并发症；随着患者活动量的增加，阴囊水肿也会加重。②切口或创面感染，术中切口或创面污染、术后出汗多或幼儿尿液污染切口、患者营养状况或个人卫生差，均可能导致切口或创面的感染。③阴囊血肿，术中止血不彻底、术后阴囊加压包扎的松脱或患者活动过多，都可能导致术后出血，血液通常流入阴囊引起阴囊血肿。④睾丸扭转，术中未行睾丸固定而发生睾丸扭转。⑤睾丸萎缩，损伤动脉引起的睾丸萎缩。⑥复发，主要与手术不彻底有关。

62. D 精索鞘膜积液治疗，患者年龄在2岁以内，精索鞘膜积液可能与腹腔相

通，多数可自行闭合，等待观察即可。如果超过 2 岁没有消失，或者成年人精索鞘膜积液，或者短时间内积液范围明显增大，则需要手术治疗。

63. A 患者背部烧灼样痛 3 周。继之出现大、小便功能障碍及双下肢运动障碍。查体：胸 4 节段以下痛温觉丧失、触觉减退，双下肢肌力 2~3 级，最可能的诊断是脊髓内肿瘤。脊髓内肿瘤好发于颈、胸段脊髓，临床主要有感觉、运动、括约肌功能障碍和反射改变等。（1）感觉障碍，常见的首发症状为颈、背部自发性疼痛，感觉障碍常产生于运动障碍之前，自上向下发展，常表现为脊髓中央部位的损害并呈分离性（肿瘤平面以下痛温觉丧失而触觉保存），可发展为节段性感觉障碍。（2）运动障碍，颈髓髓内肿瘤先出现上肢下运动神经元损伤（肢体无力、肌肉萎缩、腱反射减弱或消失），下肢上运动神经元损伤（肌张力增高、出现病理反射）；胸髓髓内肿瘤可有痉挛性截瘫和膀胱功能障碍。

64. E 对诊断最有帮助的检查是脊髓 MRI。脊髓 MRI（磁共振成像）为脊髓髓内肿瘤首选的诊断方法，可显示脊髓内部的病理解剖及脊髓病变与邻近软组织、骨结构的关系。明确髓内肿瘤的部位和范围等直接征象；以及脊髓增粗、水肿、出血、蛛网膜下腔狭窄、中央管扩张、脊髓空洞形成、肿瘤头尾侧囊肿形成、肿瘤囊变等间接征象。

65. E 椎管内肿瘤 50% 以上是良性或低度恶性肿瘤，对此部分肿瘤的手术全切率可达 90% 以上。椎管内肿瘤应争取早期诊断、早期手术，术中神经电生理监护是防止损伤的关键。良性肿瘤全切后可痊愈，肿瘤次全切除术仍可能获得长期无症状生存。肉眼全切的肿瘤不需行放射治疗，儿

童患者不推荐放疗。高度恶性椎管内肿瘤预后不佳。

四、案例分析题

66. C 患者个子矮小，性早熟，右下肢无力，头痛，呕吐，意识清楚，对答切题，乳房发育，右下肢肌力 4 级，双侧视神经乳头水肿。颅脑 CT：脑积水，第三脑室球形扩大。考虑松果体区肿瘤可能性大。松果体区肿瘤的发展过程所产生临床症状主要表现为：（1）颅内压增高。（2）邻近结构受压征：①眼征（肿瘤压迫四叠体上丘可引起眼球向上下运动障碍、瞳孔散大或不等大）；②听力障碍（肿瘤体积较大时可压迫四叠体下丘及内侧膝状体而出现双侧耳鸣和听力减退）；③小脑征（肿瘤向后下发展可压迫小脑上脚和上蚓部，故出现躯干性共济失调及眼球震颤）；④丘脑下部损害（症状表现为尿崩症、嗜睡和肥胖）。（3）内分泌紊乱，主要表现为：①性征发育停止或不发育；②性早熟：男孩表现为声音变粗、长阴毛、阴茎增大；女孩表现为乳腺发育、月经提早。为明确诊断，需要的下一步检查为颅脑 MRI 平扫，MRI 显示松果体肿瘤区域的高信号和肿瘤侵入第三脑室的程度，可明确诊断。而颅脑 CT 血管造影、颅脑数字减影血管造影（DSA）、颅脑磁共振血管造影（MRA）、经颅多普勒超声、脑电图均不能明确诊断。

67. F 根据题干患儿"个子矮小，性早熟，右下肢无力，头痛，呕吐"等表现，判断符合松果体区肿瘤的诊断，应当以手术治疗为主，因为该肿瘤的病理性质决定了它对放射治疗不敏感。而部分病例在脑室－腹腔分流术后虽然颅内压不高，但中脑受压的体征却更明显，只有直接手术切除肿瘤才能解除对脑干的压迫。

68. DF 松果体区肿瘤体积巨大，压

迫导水管引起严重脑积水者需在伽玛刀治疗前行开颅手术，以解除高颅压症状。手术方法有两种可以选择：①第三脑室造瘘术，在脑室镜辅助下，将第三脑室底前的终板池打开，解除脑脊液流通梗阻；②脑室－腹腔分流术，安装分流管将脑脊液引入腹腔。

69. ABCDE 听神经瘤早期症状多由听神经的前庭神经及耳蜗神经损害开始，表现为眩晕、进行性单侧听力减退伴以耳鸣。首发症状以耳鸣伴进行性听力下降为特点，耳鸣往往持续时间较短，而耳聋症状发展缓慢，可持续数年或十数年。听力损害的特点常表现为非对称性的听力下降，高频听力损害更为明显，以感音神经性听力损害为主，Weber 试验偏向健侧。与纯音听力下降相比，语音分辨率下降更为明显。

70. C 按照 Gardener - Robertson 修订听力分级：1 级，好 - 优，纯音听力：0～30dB，语言分辨率：70%～100%；2 级，有用，纯音听力：31～50dB，语言分辨率：50%～69%；3 级，无用，纯音听力：51～90dB，语言分辨率：5%～49%；4 级，差，纯音听力：≥91dB，语言分辨率：1%～4%；5 级，无，纯音听力：测不到，语言分辨率：0。该患者的听力分级为 3 级。

71. E 听神经瘤治疗方法包括保守治疗、手术治疗和 γ 刀治疗，临床首选治疗方式为手术治疗。术式分为经枕下乙状窦后入路切除病变、经颅中窝入路切除病变、经迷路入路切除病变及经远外侧入路切除病变，临床上最常用的是经枕下乙状窦后入路切除病变，术后定期复查。听神经瘤为良性肿瘤，可通过手术全切或近全切治疗达到较好效果。

72. A 患者术中神经电生理监测时，

在脑神经监测期间，因肌松药对脑神经的电生理描记有干扰，应避免使用肌松药。当必须使用肌松药的条件下也不必减浅麻醉深度，因为麻醉药物不干扰脑神经活动的反应。

73. ABCDEF 听神经瘤术后常见的并发症有术侧听力下降、耳聋、耳鸣、面部感觉障碍、面瘫、脑脊液鼻漏、脑脊液耳漏、脑脊液伤口漏、颅内感染、脑膜炎、后组脑神经损伤引起患者声音嘶哑、吞咽困难、饮水呛咳，术区及远隔部位发生血肿，以及不同程度的头痛、颈项部疼痛等脑膜刺激性症状。

74. ABCEF 听神经瘤手术中有很多因素影响面神经功能：①肿瘤的大小、质地及侵入内听道内肿瘤的大小，随着肿瘤体积的增长，面神经保留率逐渐降低；②术者的手术量及经验和术者操作的精细程度，随着术者手术量、经验及操作精细程度的增加，面神经保留率提高；③术中电生理监测，术中面神经监测可使面神经保留率提高，同时可判断面神经预后；④术前的放疗等使面神经保留难度加大。手术入路的选择（经迷路入路、经颅中窝入路、经乙状窦后入路）和患者年龄对术后面神经功能的保留没有明显影响。

75. ABCD 患者突发头痛、左侧肢体无力，意识清楚，左侧肢体肌力 3 级，颅脑 CT 示右侧颞叶、岛叶高密度出血影，诊断为脑出血。为进一步明确病因，可考虑的检查包括：CTA、MRA、数字减影血管造影（DSA）、MRI，明确是否有脑动静脉畸形、颅内动脉瘤、瘤卒中等。

76. A 动静脉畸形按照 Spetzler - Martin 临床分级可分为 5 级。脑动静脉畸形分级表现及计分标准如下。①血管畸形大小：小（<3cm）计 1 分，中（3～6cm）计 2 分，大（>6cm）计 3 分；②邻近脑功能区：非功能区计 0 分，功能区计 1 分；
③引流静脉位置：浅计 0 分，深计 1 分。
分级方法：级别 = （血管畸形大小 + 邻近脑功能区 + 引流静脉位置）。Ⅰ级：计 1 分；Ⅱ级：计 2 分；Ⅲ级：计 3 分；Ⅳ级：计 4 分；Ⅴ级：计 5 分。分值越高，术后发生永久性神经功能缺损的风险越大；另有"第Ⅵ级"指无法手术的病变，其病灶包括重要脑功能区如下丘脑、脑干。该患者 Spetzler - Martin 分级Ⅱ级，且合并脑内出血，有手术指征，手术风险相对较小，应予手术切除。

77. ABF 患者手术切除后 1 个月，存在神经功能缺失临床表现，需康复治疗。同时复查颅脑 MRI 检查或数字减影血管造影（DSA），根据复查结果决定是否进行二期手术或进一步的处理。

78. AC 根据患者病史、查体情况，考虑眩晕性质，最可能属于前庭性周围性眩晕。前庭性周围性眩晕常突然发病，较剧烈，持续时间较短，患者感自身或四周景物旋转或摇摆，可伴有恶心、呕吐等自主神经症状，头位变动或睁眼可使症状加重；常伴耳鸣、耳聋，可出现水平性或水平加旋转性眼震；发作时意识清楚，有自行缓解和反复发作倾向，与该患者临床表现相符。

79. ABCD 前庭性周围性眩晕常突然发病，较剧烈；持续时间较短，数小时至数天，最多可达数周。患者可伴有恶心、呕吐等自主神经症状；常伴耳鸣、耳聋；可出现水平性或水平加旋转性眼震，眼震与眩晕程度常一致；前庭功能试验阳性；急性发作与椭圆囊和球囊内的耳石变性移位无关。

80. ABCEF 患者左侧额纹消失，左眼闭目无力，左侧鼻唇沟变浅，鼓气、吹哨漏气，考虑合并左侧周围性面瘫，该型面瘫预后一般较好。需进一步行 MRI 扫描，排除梗死等颅内病变；行电测听试验（纯音听阈测定）并针对患者耳部的听力阈值，进行气导测量、骨导测量。治疗上可给予抗眩晕、改善微循环、激素、抗炎、局部物理治疗等对症治疗。

81. ADF 依据患者 CT 图，该患者的 CT 诊断有：①蛛网膜下腔出血，CT 特征为蛛网膜下腔内高密度影，患者 CT 可见蛛网膜下腔内存在高密度影，可诊断有蛛网膜下腔出血。②脑室内出血，脑实质出血的 CT 表现是团块状的高密度，患者 CT 可见团块状的高密度影，可诊断有脑室内出血。③脑积水，CT 征象为额角上外侧部圆形扩大、脑室周围低密度，符合患者 CT 所见，可诊断有脑积水。

82. C 颅内动脉瘤破裂出血，是神经外科比较危急的一种疾病，危害非常大。常见症状为突发头痛伴呕吐，继而昏迷，刺痛肢体无定位，意识障碍，失语。患者"12 小时前突发头痛伴呕吐，继而昏迷。入院体检：浅昏迷，刺痛双侧肢体有收缩动作，无定位，无语言，脑膜刺激征阳性"，符合自发性 SAH 出血症状特征，最可能的出血原因是颅内动脉瘤破裂出血。

83. ABCDEF 依据 CT 结果分析，鞍上池和脚间池内可见高密度造影剂，且蔓延至环池、侧裂池、纵裂池、四叠体池。邻近大脑镰前部也可见高密度影。

84. E Hunt - Hess 分级法分为 5 级。Ⅰ级：无症状或轻度头痛及轻度颈强直。Ⅱ级：中至重度头痛，颈强直；除有脑神经麻痹外，无其他神经功能缺失。Ⅲ级：嗜睡，意识模糊，或轻度局灶性神经功能缺失。Ⅳ级：浅昏迷，中或重度偏侧不全麻痹，可能有早期的去脑强直及自主神经系统功能障碍。Ⅴ级：深昏迷，去脑强直，濒死状态。本病例患者入院体检：浅昏迷，刺痛双侧肢体有收缩动作；按照分级标准为Ⅳ级。

85. B 前交通动脉瘤就是生长在前交通动脉上的动脉瘤。前交通动脉瘤 CTA 或 DSA 表现为前交通动脉血流动力学不稳定，动脉内膜在多变血流状态冲击下形成囊状扩张。根据 CTA 图，本病例患者的 DSA 诊断是前交通动脉瘤。

86. ACDE 在前交通动脉瘤夹闭手术中，有益的手术策略有：①尽可能多地切除蝶骨嵴，以获得更多的手术空间。②在多数病例需要切开直回以暴露动脉瘤。③切开硬膜后先穿刺脑室释放脑脊液将有利于降低颅内压。④充分解剖脑池，尤其是开放脚间池，释放脑脊液，可以获得更多的手术空间。⑤额叶主要功能与精神、语言和运动有关，是大脑半球的主要功能区，不可为获得更多的手术空间而随意行部分切除；应尽量不切除。

87. BCDF ①对于前交通动脉瘤而言，可以从手术的开始阶段即寻找动脉瘤，同时需将注意力首先放在分离颈动脉池等。②在颈内动脉和大脑前动脉起始段首先分离出一段，以获得近端控制的空间是有用的手术策略之一。③在选择手术入路时，一般首先选择动脉瘤优势供血侧，如本病例选用左侧入路。④如果额叶内有一超过 30ml 的血肿，则在选择入路时应优先考虑以利于清除血肿为重。⑤术中一旦动脉瘤破裂出血，如果临时夹闭优势供血侧的大脑前动脉近段，则出血减缓（出血包括动脉出血、静脉出血、毛细血管出血）。⑥尽可能多地清除脑池内的血肿，对术后脑血管痉挛的预防作用非常有益。

88. ABCF 在行前交通动脉瘤夹闭手术中，应注意对前交通动脉及其所属穿支进行仔细辨认，力求保护眶额动脉、前交通动脉、Heubner 回返动脉和下丘脑穿动脉。①眶额动脉破裂可导致视力受损。②前交通动脉破裂可导致血管痉挛、缺血。③Heubner 回返动脉破裂影响尾状核、豆状核供血。④下丘脑穿动脉破裂影响丘脑供血。

89. ACDFG 在分离动脉瘤时，动脉瘤突然破裂，正确的做法为：①用临时阻断夹夹闭优势供血侧大脑前动脉近段。②迅速用明胶海绵和棉片清理（而非填塞）动脉瘤出血区域，便于寻找出血点。③助手用第二个吸引器管准确地吸住动脉瘤破口，保持术野清晰。④术者继续分离动脉瘤，力争在短时间内分离出瘤颈，夹闭动脉瘤，控制住出血。⑤适量地切除动脉瘤周围的脑组织，以获得手术空间，抵消因为出血带来的术野狭小问题。⑥保持镇静，手术组成员各司其责，切忌忙乱。⑦控制性降低血压。

90. ABCD 脑血管痉挛是指颅内动脉的持续性收缩状态。脑血管痉挛是动脉瘤性蛛网膜下腔出血最常见的并发症之一。预防方法主要有：①尼莫地平持续静脉注射，作用于脑血管平滑肌，扩张脑血管，增加脑血流量，显著减少血管痉挛的发生风险。②手术中尽可能多地清除蛛网膜下腔内的积血。③腰穿释放血性脑脊液：腰穿可排出脑脊液，降低颅内压减少头部脑血管痉挛及出血的风险。④腰大池置管引流血性脑脊液：可及时有效地清除血性脑脊液，有效预防脑血管痉挛发生。

91. BDFH 椎管内肿瘤一般指脊髓肿瘤，是指生长于脊髓本身及与脊髓相邻近的组织，包括脊神经根、硬脊膜、血管、脂肪组织等的原发、继发肿瘤。髓内病变的特点包括：①括约肌功能障碍早期出现。②感觉障碍从上向下进展。③神经根痛少见，晚期出现。④脊髓半切综合征少见，且不典型。⑤多为双侧症状起病。

92. ABE 对该患者的诊断有帮助的检

查如下。①腰穿、脑脊液检查及 Quecken-stedt 试验：检查脑脊液细胞数、蛋白含量以及脑脊液的压力变化，判断有无椎管梗阻，协助诊断。②脊髓 MRI：鉴别髓内、外病变，了解病变侵及的范围，显示病变的全貌。③脊髓造影：检查脊髓或马尾是否受压，髓内是否存在肿瘤，可显示椎管梗阻界面。

93. AG 依据查体情况，该患者的定位诊断是下颈段和髓内肿瘤。①颈椎一般分为 7 节，下颈段病损表现为病变水平以下感觉障碍；双上肢肌萎缩，双侧肱二头肌、肱三头肌腱反射减弱；双下肢呈上运动神经元性瘫痪。②髓内肿瘤，临床特征主要有感觉、运动、括约肌功能障碍和反射改变等，详见 91 题解析阐述，本病例符合。

94. A 室管膜瘤是起源于脊髓中央管的室管膜细胞的中枢神经系统肿瘤，男性多于女性。MRI 特征为 T_1 等信号，T_2 略高信号；增强后肿瘤中等程度均匀强化，肿瘤上、下端脊髓内有空洞形成。患者符合室管膜瘤的临床特征，可能性较大的定性诊断是室管膜瘤。

95. BE 依据患者 MRI 检查，初步分析为室管膜瘤。此病常用的治疗措施为：①手术切除，是室管膜瘤的首选治疗方案。由于室管膜瘤边界清晰，多数可做到肿瘤全切除；对于肿瘤生长部位深在而难以做到肿瘤全切者，次全切除亦可获得良好的治疗效果。②术后放疗：室管膜瘤切除术后放疗是必需的，放疗宜及早，应采用较大的剂量。

96. CD 患者出现眩晕、耳鸣、头痛、呕吐、伴听力下降。手术前的特殊检查包括：①脑干听觉诱发电位检查，判断神经系统是否损伤。②内听道摄片，检查颅后窝是否正常。③术前血常规、凝血功能，检查有无血液性疾病，判断是否可进行手

术。④头颅 MRI 平扫及增强，检查头部是否有占位性病变、弥漫性病变、脱髓鞘样病变等。⑤神经耳科学的评估，检查是否有听觉异常。SPECT/PET，术前造影检查、栓塞。

97. ADF 患者症状为眩晕、耳鸣、头痛、呕吐伴听力下降，头重脚轻感。需要鉴别的疾病包括：①脑膜瘤，是起源于脑膜及脑膜间隙的上皮细胞肿瘤，发病率占颅内肿瘤的 19.2%，发生于脑桥小脑角的脑膜瘤可有早期听觉或前庭功能改变。临床表现为剧烈的头痛、恶心、呕吐。②表皮样囊肿，脑桥小脑角表皮样囊肿的临床表现为三叉神经痛、患侧耳鸣和耳聋。③神经鞘瘤，周围神经的神经鞘所形成的肿瘤，临床表现为耳鸣、听力下降、面部麻木或疼痛等症状。

98. ACE 听神经瘤是指起源于听神经鞘的肿瘤，为良性肿瘤。早期主要为耳部症状，临床表现为耳鸣、感音神经性耳聋、听力减退、眩晕、平衡障碍。

99. ABCEF 听神经瘤是指起源于听神经鞘的肿瘤。临床特点为：①经迷路入路可以较好地保留面神经，但主要针对听力丧失的患者。②虽然面神经保留效果不断改进，但听神经功能的保存率仍低。③经典的临床分期方法是依据肿瘤位于内耳道内、脑池内、挤压邻近脑干及小脑、造成脑积水/颅内高压，分为四期。④外侧型居多，是脑桥小脑角区最常见的肿瘤类型。⑤神经纤维瘤病 Ⅱ 型手术策略需做不同于单发听神经瘤的特殊决策。⑥肿瘤多起源于内耳道附近 Obersteiner – Redlich 胶质细胞移行区。

100. BEF 听神经瘤首选手术治疗，可以完全切除而彻底治愈。术后并发症有皮下积液、脑膜炎、脑脊液漏、脑积水、脑血管痉挛等。

全真模拟试卷（三）答案解析

一、单选题

1. C 展神经在颅底行程较长，颅内压增高时容易受到挤压，所以最先出现一侧或两侧展神经麻痹的症状。

2. E 桡神经深支损伤后的临床表现主要有：只会出现运动障碍，即伸指功能障碍，且起病较慢。不会出现感觉障碍；由于桡侧腕长伸肌的功能尚且存在，不会出现垂腕畸形和虎口区背侧皮肤感觉丧失。

3. B 继发型脑包虫病（脑棘球蚴病）一般分为原发棘球蚴破入心内期、潜伏静止期和颅内压升高期。棘球蚴破入心内，由于大量棘球蚴的内容物突然进入血液，可突发虚脱、呼吸急迫、心血管功能障碍及过敏反应等表现。

4. D 垂体卒中是垂体腺瘤突发出血或梗死，导致的一组以突发头痛、意识障碍、眼外肌麻痹为主要临床表现的综合征。垂体卒中最常见于患有垂体微腺瘤病变的患者，极少出现在正常垂体组织，其发病原因可能是因为肿瘤的迅速增长，而血供不足导致病灶缺血性坏死或出血；快速增长的瘤体压力增高，也可以导致破裂；还有在全身系统性血压显著变化的情况下也可以导致肿瘤破裂。轻症患者可无临床表现。垂体卒中的主要表现为突发颅高压症状，出现头痛、呕吐甚至意识障碍、脑膜刺激征。另外是对于周围解剖结构的压迫症状，如果向前上方压迫，可以压迫视觉系统，出现视力下降；甚至可以影响到嗅神经，导致嗅觉障碍；向上方可以影响到丘脑系统，导致内分泌紊乱，比如食欲异常、体温变化；对于向外侧压迫，可以出现眼外肌麻痹表现，出现眼球活动障碍等。垂体腺瘤本身病变亦可以造成下丘脑－垂体功能障碍，表现为生长激素缺乏、甲状腺功能减退或肾上腺皮质功能减退的表现。

5. B 福斯特－肯尼迪（Foster－Kennedy）综合征，肿瘤压迫一侧视神经可出现同侧视力障碍、视神经乳头呈原发性萎缩，病灶同侧嗅觉障碍；对侧眼底检查可出现由于颅内压增高引起的视神经乳头水肿。多系颅前窝的占位性病变所致。

6. C 通常将受力侧的脑损伤称冲击伤，其对侧者称对冲伤。枕部着力，CT表现为额叶血肿，称之为对冲伤。

7. B 动脉瘤腔内球囊栓塞因球囊形状、体积与瘤腔不易吻合，且球囊在血流冲击下对动脉瘤壁有扩张作用（水锤效应），易导致动脉瘤复发，故目前已基本不再使用。动脉瘤栓塞后仍易有部分复发，需要注意随访。

8. E 下丘脑错构瘤的典型临床症状：①性早熟，可能为局部压迫、异常神经元连接、肿瘤独立的内分泌活动等起作用所致。②痴笑样癫痫，随病情发展可逐渐出现，极具特征性。

9. B 脊髓小脑后束系上行神经纤维传导束之一，位于外侧索的后外缘。此束起于脊髓后角腹内侧部的背核，发出纤维走入同边外侧索内，在后外方上行，止于同侧小脑皮质。

10. B 蛛网膜下腔出血常见于颅内动脉瘤破裂患者，多见于年轻人。有的或者可以没有先兆，有的或者有高血压先兆。典型的症状是头部突发剧烈头痛，爆裂样或炸裂样剧痛，患者可因头痛而倒地，伴有颈项强直。本例患者为突发剧烈头痛伴呕吐，左侧眼球位于外展位且不能内收，颈强直，克氏征、布氏征（＋），考虑为蛛网膜下腔出血可能性大。对于蛛网膜下腔出血的患者，可适当使用镇静止痛药，如选用地西泮、氯硝西泮、罗通定、人工冬眠合剂等。

11. B 动眼神经自脚间窝出脑，紧贴小脑幕缘及后床突侧方前行，进入海绵窦侧壁上部，再经眶上裂入眶，立即分为上、下两支。上支细小，支配上直肌和上睑提肌；下支粗大，支配下直肌、内直肌和下斜肌；瞳孔括约肌由动眼神经发出的副交感纤维支配。外直肌受展神经支配。

12. D 小脑扁桃体下疝畸形是指小脑扁桃体下疝到椎管内或伴延髓和第四脑室延长下移，从而引起一系列症状；又称 Arnold - Chiari 畸形、Arnold - Chiari 综合征。临床上又分三型：①轻型，仅小脑扁桃体下疝到椎管内。②重型，小脑扁桃体下疝到椎管内，并伴脑桥、延髓和第四脑室延长下移。③最重型，在重型基础上伴有脊柱裂和脊膜膨出，并发生梗阻性脑积水。

13. A 星形细胞瘤是指以星形胶质细胞所形成的肿瘤，星形细胞瘤 CT 上可呈低密度或不均一低密度与高密度混杂病灶，可呈类圆形，边界清晰，周围无水肿，与本题干所述的 CT 结果接近。因此患者较接近星形细胞瘤诊断。

14. A 左侧大脑中动脉的 TIA，病变于左侧基层神经节区，该区域是左大脑中动脉供血区域。临床表现为右上肢麻木、乏力，肌力减弱，视物模糊。患者"发作性右上肢麻木、乏力，伴左眼视物模糊"，符合左侧大脑中动脉 TIA 的临床特征，该患者的诊断最可能是左侧大脑中动脉 TIA。

15. C 脊髓丘脑束为一神经纤维束，从脊髓上行到丘脑，传导对侧躯干和四肢的痛、温、触及压觉（C 选项正确）。其在白质前连合处可分为两部分，一部分传导痛、温觉，发生交叉，形成脊髓丘脑侧束；另一部分传导触、压觉，部分交叉，形成脊髓丘脑前束。两者在脑干内逐渐靠近，又称脊髓丘系。该纤维束与止于脑干网状结构的脊髓网状束、止于中脑顶盖和导水管周围灰质的脊髓中脑束相伴。在延髓，它们位于外侧区，下橄榄核的背外侧；在脑桥和中脑，位于内侧丘系的背外侧。脊髓丘脑束终于丘脑腹后外侧核，传递对侧躯干、四肢的痛温觉和粗略触压觉。起自脊髓灰质板层 I 和 IV ~ VII，是经白质前连合交叉后在对侧上行的纤维束（并非脊神经节细胞的中枢突），一侧损伤时出现对侧痛、温觉障碍。在延髓的下部、锥体尾侧的中线处，行于锥体中的皮质脊髓束（而不是脊髓丘脑束）大部分纤维经此越边至对侧，形成交叉纤维，称锥体交叉。

16. D 脊髓肿瘤亦称椎管内肿瘤，是指生长于脊髓及与脊髓相近的组织，包括脊神经根、硬脊膜、血管及脂肪组织等的原发、继发肿瘤。可分为脊髓内及脊髓外肿瘤，可在椎管内外生长。多见于 20 ~ 60 岁成年人，男性多于女性，但是脊膜瘤多发于女性。良性脊髓肿瘤 2/3 是脊膜瘤和施万细胞瘤，神经纤维瘤是施万细胞瘤的一种类型，为最常见的椎管内肿瘤。脊髓肿瘤目前唯一有效的治疗手段是手术切除，即使截瘫，也可以进行手术将病灶去除，可有效改善预后。

17. C 海马位于大脑皮质的内褶区，在侧脑室底部绕着脉络膜裂形成一处弓形隆起，海马头在侧脑室颞角的内侧。

18. C 源自神经间质细胞的肿瘤统称为胶质瘤，占颅脑肿瘤的 40% ~ 50%，是最常见的原发性颅内肿瘤。年发病率为3~8人/10万人口。病因如同其他肿瘤一样，胶质瘤也是由于先天的遗传高危因素和环境的致癌因素相互作用所导致。

19. E 颅脑损伤后出现癫痫的发生率，各研究报道不一，最高者可达50%。原发脑损伤愈严重，出现癫痫的机会就愈大；开放性颅脑损伤后出现癫痫的机会大于闭合性颅脑损伤；火器性颅脑损伤后出现癫痫的机会大于非火器性颅脑损伤。

20. E 蛛网膜下腔出血（SAH）指脑底部或脑表面的病变血管破裂，血液直接流入蛛网膜下腔引起的一种临床综合征。临床表现为突然发生的剧烈头痛、恶心、呕吐和脑膜刺激征，伴或不伴局灶体征。CT显示蛛网膜下腔（如右大脑外侧裂、枕大池）内高密度影，可以确诊SAH。

21. B 儿童生长性颅骨骨折是指婴幼儿头部外伤，大多发生在1岁以内，90%在3岁以内，亦可见于稍大的儿童，骨折多位于额顶部。多主张及早手术修补硬脑膜，防止骨折线的继续增大或形成创伤性脑膨出。但如无局部膨出或骨折缺损不大时亦可不手术，癫痫则以药物控制。

22. C 甘露醇作为高渗脱水降压药，是治疗脑水肿常用的一种药物，具有降低颅内压药物所要求的降压快、疗效准的特点。甘露醇进入体内后能提高血浆渗透压，使组织脱水，可降低颅内压和眼内压；从肾小球滤过后，不易被肾小管重吸收，使尿渗透压增高，带出大量水分而脱水。要求静脉快速给药，给药速度应是一次剂量在30分钟内滴完。

23. A 放射治疗，简称放疗，是癌症治疗手段之一。是用各种不同能量的射线照射肿瘤，以抑制和杀灭癌细胞。其适应证为：手术完全切除后复发，无再次手术指征；手术后肿瘤残留患者；肿瘤位于极

重要的部位，手术切除危及生命者；有明确的临床症状和体征，虽无组织学证据，但影像学诊断明确。放射治疗后短期复发者不适合再次放射治疗。

24. A 垂体腺瘤是成人最常见的鞍区肿瘤，大多数发生于青春期女性，但其影像学上不经常发现有钙化现象。颅咽管瘤是小儿最常见的鞍区肿瘤，颅咽管瘤的牙釉质瘤型常常都会产生钙化。脑膜瘤、胶质瘤和生殖细胞瘤不经常发生钙化。

25. C 老年女性患者4年前有恶性肿瘤病史，且乳腺癌常发生脑转移。

二、多选题

26. BCE 高颅压性脑积水实质上是由于脑脊液循环通路上的脑室系统和蛛网膜下腔阻塞，引起脑室内平均压力或搏动性压力增高产生脑室扩大，以致不能代偿。头痛以双额部疼痛最常见。由于卧位时，脑脊液回流较少，故头痛在卧位或晨起时较重，坐位时可缓解；随着病情进展，夜间有痛醒，出现全头持续性剧痛，颈部疼痛，多与小脑扁桃体凸入枕骨大孔有关。恶心、呕吐常伴随头痛，与头部位置无关，其特点是在早晨头痛严重时呕吐，这可与前庭性呕吐区别。共济失调多属躯干性，站立不稳，宽足距，大步幅。

27. CD 岩骨尖综合征具备三个重要特点：①中耳炎或乳突炎，极常见，见于急性或慢性中耳炎，常有鼓膜穿孔，一般岩骨尖综合征多在鼓膜穿孔后1~2个月内出现。②三叉神经受损征，中耳炎鼓膜穿孔后经历一定时期，出现耳部疼痛，多呈发作性三叉神经痛，性质为刀割样、撕裂样、搏动性剧痛，夜间加重，白天减轻，常位于眼球后部或在三叉神经眼支与上颌支分布区，晚期在此分布区有感觉障碍；三叉神经运动支很少受侵，如果受损时，则在同侧出现咀嚼肌、颞肌、翼内肌及翼

外肌肌力减弱，下颌偏向患侧，伴有上述肌肉萎缩。③眼肌麻痹，由于展神经受损，出现外直肌麻痹，眼球处于内收位，伴有复视。

28. ABCDE 颈静脉球瘤属于颈静脉孔区副神经节瘤，不论起源何处，随着病灶进行性生长，可引起耳科及神经系统症状和体征。①耳鸣，进行性听力下降；耳聋，可为搏动性、传导性或感音性。耳镜检查可见鼓膜呈充血性膨隆，外耳道可见灰红色肿块，伴随脉率而搏动，甚至出血。有些病例，反复出血可致慢性中耳炎、脑膜炎及耳源性脑脓肿，产生相应的症状与体征。②面瘫，面神经受累提示肿瘤侵及脑桥小脑三角、内听道、中耳、乳突、面神经管或茎乳孔等。③眩晕，系因肿瘤侵及内耳迷路或压迫前庭神经。体检可发现眼震，水平性眼震多见。④颈静脉孔区综合征，第Ⅸ～Ⅺ对脑神经受累，表现为声音嘶哑、饮水呛咳、咳嗽无力及吞咽困难等。体检发现咽部感觉减退、咽反射消失、声带及软腭肌瘫痪、舌后 1/3 味觉缺失、胸锁乳突肌和斜方肌萎缩伴垂肩等。上述症状、体征出现提示病灶侵及颈静脉孔区。⑤后破裂孔－枕骨髁综合征，第Ⅸ～Ⅻ对脑神经同时受累，除上述症状、体征外，还伴舌肌萎缩和伸舌偏向病侧等，提示肿瘤同时侵及颈静脉孔和枕骨髁区。⑥霍纳综合征，提示病变进一步生长，侵及咽旁间隙内的颈交感干或颈内动脉周围的颈内动脉交感丛。脑神经受累的程度提示肿瘤侵袭的范围。除上述脑神经症状外，还可出现头痛、呕吐等颅高压症状，步态不稳、共济失调等小脑症状，锥体束征阳性，以及颞叶癫痫等颅中窝受累的临床表现。功能性颈静脉球瘤患者血浆中儿茶酚胺水平升高，亦可出现高血压、心悸、烦躁等临床表现。

29. ABCDE 动脉瘤破裂后出现的并发症包括：①再破裂、再出血。已破裂或渗漏的动脉瘤存在再次出血的风险。再出血可导致脑细胞进一步损伤，甚至出血性脑疝。②血管痉挛。脑动脉瘤破裂后，脑内的血管可能出现不稳定性收缩（血管痉挛）。这种情况会限制脑细胞血流（缺血性脑卒中），并引起额外的细胞损伤和死亡。③脑积水。当动脉瘤破裂导致血液流入脑底部或脑表面的组织之间间隙（蛛网膜下腔出血），这是最常见的情况，血液会阻塞脑脊液的循环，导致脑组织的压力增加并引起脑组织损伤（脑积水）。④脑动脉瘤破裂引起的蛛网膜下腔出血会破坏血液中的钠平衡（脑性耗盐综合征），下丘脑损伤引起血管升压素分泌失常（SIADH），血液中钠水平的下降（低钠血症）可以导致脑细胞水肿以及永久性损伤。

30. ABD 临床施行脑积水手术之后，分流导管阻塞主要有三大方面的原因。第一大方面就是脑脊液里面的蛋白质含量过高，脑脊液里常规应该有少量的蛋白质，如果蛋白质的含量过高，久而久之，不断的聚集就会形成堵管。第二方面的因素就是脑脊液成分改变，脑室内出血、颅内感染等，血细胞加之细菌的不断繁殖和聚集，在分流导管的内部就会逐渐形成堵塞。第三个方面的因素就是解剖问题，因为做完脑积水分流手术之后分流导管等腹端要放在腹腔的内部，如果在这期间出现了大网膜的包裹等，那么也会造成分流导管堵塞不通的现象发生。

31. ABCE 颅底骨折根据部位可以分为前颅底骨折、中颅底骨折及后颅底骨折三种类型，中颅底骨折往往会损伤位听神经及面神经，引起周围性面瘫。前颅底骨折在部分病人会损伤嗅神经，但一侧嗅神经受损不会引起嗅觉减退或丧失。前颅底、中颅底骨折伴有邻近部位骨折时，少数病人可能会引起视神经、动眼神经受损伤，导致视神经萎缩、视力下降、眼睑下垂、瞳孔散大等情况发生。眼神经是三叉神经第一支，为一般躯体感觉神经，自三叉神经半月节发出后，穿入海绵窦外侧壁，在动眼和滑车神经下方经眶上裂入眶，分支分布于硬脑膜、眼眶、眼球、泪腺、结膜和部分鼻腔黏膜以及额顶部、上睑和鼻背的皮肤；颅底骨折一般不易损伤眼神经。

32. CD 脊髓小脑后束又称 Flechsig 束，由 Clarke 核（同侧的脊髓胸核）发出纤维向外至同侧侧索后部周缘上行，上行经延髓→小脑下脚入小脑，止于小脑的下肢代表区（蚓部）；其功能是向小脑传导来自躯干下部和下肢的本体感觉冲动。脊髓小脑前束系上行纤维束之一，在脊髓小脑后束的前方，起于后角基底和颈的外侧部以及灰质中间带的外侧部，发出轴突束至两侧（同边及对边）的外侧索上行，止于小脑皮质；其功能同脊髓小脑后束。

33. ABC 颅内压增高的一般处理办法：①密切观察生命体征变化。②抬高床头，以利颅内静脉回流，降低颅内压。③保持呼吸道通畅，避免缺氧引起脑水肿而加剧颅内压增高。④润肠、保持排便通畅，避免用力排便及高位灌肠以防颅内压骤然增高。⑤补液量应以维持出入液量的平衡为度（B 正确）。⑥积极行 CT、MRI、DSA 以明确病因（C 正确）。⑦对意识不清以及咳痰困难者要考虑做气管切开，以保持呼吸道通畅，防止因呼吸道不通畅而使颅内压更加增高，这是治疗呼吸道梗阻的最有效措施。⑧对病情稳定者，需行头颅 CT，尽早查明原因，以明确诊断；对病情有加剧表现者，须行头颅 CT。⑨对颅高压明显的病例可用甘露醇降颅压（A 正确）。对于颅高压，腰椎穿刺为禁忌证，进行腰椎穿刺引流可能引起颅内压下降过快，甚

至引发脑疝。

34. ACDE 腕管综合征的危险因素包括：①腕部持续受力或过度用力；②反复操作；③使用震动工具；④不正确的腕部姿势；⑤内分泌因素：一些特殊人群如孕妇（这可能是由于孕妇全身水肿，腕部会积存大量的体液，导致腕管内压力增加；还有妊娠期腕部筋膜、肌腱及结缔组织发生了变化，使腕管的软组织紧缩，这些都会压迫正中神经，导致手部麻木，即所谓的"孕期腕管综合征"，故 C 正确），高血压、糖尿病患者，肥胖者、吸烟者，肢端肥大症（该病引起腕管容积减小，故 D 正确），以及甲状腺功能减退症（通过改变体液平衡的因素来导致腕管综合症，故 E 正确）的患者；⑥此外，透析相关淀粉样变性是长期透析患者常见的并发症，淀粉样物质可以沉积在腕关节，从而导致腕管综合征，故 A 正确。而水、电解质紊乱一般不会引起腕管综合征。

35. ABC 在进行手术之前应对患者进行全面检查和评估，包括意识状态和神经功能状态、病情进展情况、出血部位、出血量及影像学表现等。对于各脑叶浅表出血、基底神经节区及小脑出血的患者应考虑手术。出血量为大脑半球出血 >30ml、小脑出血 >10ml（排除 D、E 选项），即有手术指征。如果患者意识障碍加重，出现脑疝或脑疝前期表现，可考虑手术。另外，颅内压进行性升高，中线移位 >5mm，基底池消失，脑室出血铸型，并出现梗阻性脑积水的患者须尽早进行手术。患者出血量在 10 ～ 30ml 的大脑半球出血或丘脑出血，由于血肿造成严重瘫痪或意识障碍，可以作为立体定向的手术指征。如果有以下情况，则不适合进行手术：①神志清醒、幕上出血量少。②深昏迷，迅速出现脑干严重损害症状，生命体征不稳定者。③有

心、肺、肝、肾等严重全身系统疾病者，或凝血功能障碍者。④年龄超过70岁的高龄患者，应结合全身情况慎重评价，并对手术与否及手术方法进行选择，为相对手术禁忌。⑤脑干出血、丘脑出血等应视临床与影像表现综合考虑，且要根据家属期望值，亦为相对手术禁忌。

36. CD 颈内动脉海绵窦瘘（CCF）是指海绵窦段的颈内动脉或其分支破裂后与海绵窦形成的异常动静脉交通，导致海绵窦内的压力增高，继而引起眶部、中枢神经系统的相应症状。诊断主要依靠其典型的临床表现及典型的眼征，表现为搏动性眼球突出及颅内血管杂音。

37. ADE 阵发性房性心动过速的心电图示连续3个以上迅速出现的QRS波，QRS波小于0.12s。心房率通常为150～250次/分。P波形态与窦性者不同，在Ⅱ、Ⅲ、aVF导联通常直立或倒置。动态心电图监测24小时心率变化，对患者心律失常的定性和定量诊断均有重要意义。

38. ABCD 硬膜外血肿的出血来源，一般情况下来自于脑膜中动脉、静脉，一般是从棘孔向上进入到颅内。急性硬膜下血肿位于硬膜下，多在脑挫伤基础上发生，好发于额-颞-顶区，来自脑皮层血管挫伤出血，可发生在外力作用点的相应部位或对冲部位。慢性硬膜下血肿来自皮层小静脉，特别是桥静脉。脑内血肿来自脑实质内动脉出血。

39. ACDE 各种类型的脑膜瘤都是富于血管结构的，脑血管造影对证实肿瘤血管结构，肿瘤富于血管程度，主要脑血管的移位，肿瘤与较大硬脑膜静脉窦的关系及窦的通畅程度、开放程度都提供了必不可少的详细资料；同时造影技术也为术前栓塞供血动脉，减少术中出血提供了帮助。

40. BCD 不完全性右束支传导阻滞是临床上常见的心律失常之一，是束支传导阻滞的一种类型，见于各种器质性心脏病，如冠心病的心肌梗死后、心肌炎等，也可发生于健康人。心电图改变是：①QRS波群时限<0.12秒；②室上性起搏点；③V_1可出现rSr图形；④QRS波群时间在0.09～0.11s之间；⑤V_1、V_2导联呈rsR型。

41. ABD 常见的大脑半球肿瘤有脑膜瘤、胶质瘤、转移瘤。血管网状细胞瘤，又称血管母细胞瘤，是由脑神经和脊神经所产生的一种高度血管分化的良性肿瘤；在脑中，几乎所有血管网状细胞瘤的病灶都发生在整个脑部的后下部，也就是小脑（C错误）。畸胎瘤是卵巢生殖细胞肿瘤中常见的一种，来源于生殖细胞（E错误）。

42. ACD 中老年女性患者，静态起病突发左眼失明、右侧偏瘫，查体：运动性失语，左眼裂小、瞳孔小，右侧偏瘫、偏身感觉减退。考虑为缺血性脑卒中，头颅CT一般于24小时后会有低密度灶改变，经颅多普勒超声可见脑血流动力学改变，脑血管造影可见病变血管狭窄甚或闭塞。

43. BC 脊髓位于椎管内，上端平枕骨大孔处与延髓相连，下端在成人平第1腰椎体下缘（新生儿可达第3腰椎下缘平面），全长42～45cm，最宽处横径为1～1.2cm。脊髓有两个梭形的膨大，即颈膨大和腰骶膨大。脊髓末端变细，称为脊髓圆锥；自此处向下延伸为细长的无神经组织的终丝，长约20cm，向上与软脊膜相连，向下在第2骶椎水平以下由硬脊膜包裹，止于尾骨的背面。在脊髓的表面有纵长的沟、裂，按沟、裂与脊髓前根、后根的位置关系，将白质分为3个索。后正中沟与后根之间的白质为后索，前、后根之间的白质为侧索，脊髓丘脑束位于外侧索。

44. ACD 颅内压增高是指由多种致

病因素引起颅内容积增加，侧卧位腰椎穿刺所测得的脑脊液压力超过 $200mmH_2O$ 的情况。颅内压增高的病因复杂多样，主要是各种病变导致脑体积增加、颅内血容量增加、颅内脑脊液量增加、颅内占位性病变等，引起颅内容积相对性缩小进而诱发压力增高。

三、共用题干单选题

45. C 典型三叉神经痛主要表现为三叉神经分布区域内的剧烈疼痛。疼痛呈电击样、刀割样、撕裂样或烧灼样剧痛。疼痛为阵发性反复发作，历时数秒至数分钟不等；间歇期无不适。疼痛可因面部动作而诱发或加重，如说话、洗脸、刷牙、咀嚼、进食等，甚至风吹、声音改变或者温度变化都会诱发疼痛发作，患者为了减少疼痛发作，常常不敢洗脸、进食，甚至言语。原发性三叉神经痛患者都有特征性的"触发点"或称"扳机点"，这些区域特别敏感，稍加触碰就可引起疼痛发作。符合本例患者疼痛性质，考虑为原发性三叉神经痛。

46. A 出现三叉神经痛之后首选药物治疗，因为医疗的本质是提供帮助和服务，肯定是先从无创去进行，秉持"从无创到有创，从微创到开放"的原则。所以，第一次出现或者短期内出现的三叉神经痛，肯定是首选口服药物，比如用卡马西平、加巴喷丁、普瑞巴林等治疗神经病理性疼痛的药物，单独或者联合使用。

47. B 经过 3 个月以上药物治疗依然无效的情况下，才考虑用微创的方法或者用开放的方法去解决三叉神经痛。

48. A 由于90%以上的三叉神经痛都是由于血管压迫所致，目前临床认为微血管减压术已成为能够治愈疾病的最有效方案。

49. A 脑梗死磁共振的表现，根据发

病时间可分为不同的几个阶段。6 小时之内称为超急性期，6~72 小时之内称为急性期，3 天到 1 个月为亚急性期，1 个月以上则是慢性期。超急性期或急性期时，T_1 信号稍低，T_2 信号稍高。亚急性期，是 T_1 信号低，T_2 信号高。慢性期，通常是 T_1 信号和 T_2 信号都会显著延长。根据患者影像学特征，考虑目前患者为脑梗死慢性期。

50. E 脑梗死的诊治根据发病时间、临床表现、病因和病理进行分期与分型，实施个体化治疗。在超急性期和急性期采取积极、合理的治疗尤为重要，具体的治疗方法如下。①一般治疗：应卧床休息、头部放平，必要时结合吸氧，除血压显著增高外一般不予以降压；②积极控制脑水肿；③急性期应溶栓或取栓治疗，慢性期应扩张脑血管治疗、改善脑部供血、预防再次脑梗死。

51. D 颅内血肿是颅脑损伤中最常见的继发性损伤，约占闭合性颅脑损伤的10%。根据伤后至血肿出现的时间，可分为三型：急性血肿（伤后72小时内）、亚急性血肿（4日至3周）和慢性血肿（3周以上）。迟发性血肿是指伤后首次 CT 未发现血肿，但在复查 CT 时又发现的血肿。根据解剖部位可以分为硬脑膜外血肿、硬脑膜下血肿、脑内血肿和特殊部位血肿。根据题干，患者2个月前已有外伤史，当时无明显不适，也未进行影像学检查，故本题排除急性、亚急性及迟发性血肿，考虑为慢性血肿。慢性硬脑膜下血肿多见于老年患者，平均发病年龄约为63岁，部分患者（<50%）有明确的头部外伤史，有时可仅有轻微的头部外伤史。临床表现多样，可表现为头痛、意识模糊、失语、智力障碍，部分患者可出现昏迷、偏瘫、癫痫等。

52. E 根据患者影像学检查提示头颅

CT 证实为中线移位 13mm（超过 5mm），应当急诊手术清除血肿，首选颅骨钻孔冲洗引流术。若当颅内压力仍较高时，再行去骨瓣减压术，其余选项如脱水治疗、穿刺抽吸术则效果无直接钻孔冲洗引流术来得快。

53. C 钻孔冲洗引流术后常引起颅内压过低，若此时继续使用甘露醇脱水，将使颅内压进一步降低，故选项 C 不恰当。为了防止颅内压过低，应取头低足高位、适当补充低渗液体、多饮水或让患者卧向患侧。

54. E 慢性硬脑膜下血肿钻孔冲洗引流术后残留血肿十分常见，患者通常没有症状。研究发现，78% 的患者在术后第 10 天复查头颅 CT 仍可见少量硬脑膜下血肿，完全消失需要 6 个月。由于患者年龄大，脑萎缩致脑组织弹性下降，术后膨起困难，导致局部形成空腔，容易积聚血液形成血肿；另一方面若血肿包膜过厚，即使引流出大部分血肿，术后由于硬脑膜下腔回弹能力下降，也可能导致局部形成空腔，由此积聚血液；再一方面可能由于钻孔引流术无法将全部的凝血块冲洗出来，剩余的凝血块积聚在局部；还有一方面是由于术中操作损伤局部组织，止血不彻底，又出现了新的出血点，引流不畅，由此又产生了局部新的凝血块。而术后应用的低渗液体是为了尽快恢复患者颅内压，避免颅内压下降过快，并不会引起术后血肿复发。

55. E 脊膜膨出是临床常见的小儿先天性中枢神经系统发育畸形，是因为胚胎时期椎弓发育障碍、神经管未能正常闭合引起的椎管内容物经未闭合处膨出于椎管外，从而在背部正中线皮下形成囊性包块，囊颈通常较细；囊内充满脑脊液，无神经组织，或仅见一条细纤维带连至脊髓表面，故透光试验阳性。椎管内脊髓为正常结构，往往无神经系统症状。故考虑本例为腰骶部脊膜膨出。目前无脊膜囊状膨出的说法，故不选该选项。若伴有脊髓膨出，往往包括神经组织，且往往会出现相关神经系统症状。

56. E 手术是治疗脊髓脊膜膨出的主要方法，故不选 B、D。手术中包括松解黏连的神经组织，尽可能保留神经组织，而不是切除神经组织，故不选 C；此外还应切除多余囊壁并严密缝合硬脊膜以免复发，故不选 A。

57. A 脑胶质瘤是颅内常见的恶性肿瘤，其中大脑半球的各脑叶胶质瘤是最常见的，其中额叶、颞叶是胶质瘤最常见的两个生长部位，其次为顶叶，枕叶极少发生。此外，胶质瘤还可以生长在小脑半球、脑干、脑室系统、视神经等部位。

58. C 患者行手术治疗，术后第 2 天，患者右上肢无力加重。查体：T 38.1℃，神志清楚，右上肢肌力 3 级。最可能的原因是术后脑水肿。脑胶质瘤术后第 2 天起脑水肿加重，逐渐至脑水肿高峰期，易出现并发症，加重病情，此时可应用脱水降颅压药物，必要时再行手术治疗。

59. D 按 WHO 神经系统肿瘤分类及分级，完全无异型的纤维型或原浆型星形细胞瘤为 I 级，纤维型和原浆型星形细胞瘤为 II 级，肥胖型星形细胞瘤为 II ~ III 级，间变型星形细胞瘤为 III 级，多形性胶质母细胞瘤（GBM）则为 IV 级。此外，一些少见的如毛细胞型星形细胞瘤、黄色星形细胞瘤和室管膜下星形细胞瘤也可判为 I 级。该患者术后病理检查示：星形细胞肿瘤 II 级，其病理类型可能为肥胖型星形细胞瘤。

60. B 星形细胞瘤是指以星形胶质细胞所形成的肿瘤，来源于星形细胞或星形前体细胞（属于神经外胚层），发病高峰年龄为 31 ~ 40 岁，男性多于女性。星形细胞肿瘤可发生在中枢神经系统的任何部位，一般成年多见于大脑半球，儿童多见于幕下。幕上者多见于额叶及颞叶，顶叶次之，枕叶最少；亦可见于视神经、丘脑和第三脑室旁。幕下者则多位于小脑半球和第四脑室，亦可见于脑干。星形细胞瘤为浸润性生长肿瘤，肉眼观部分与脑组织有明确分界，临床上以手术治疗为主，辅助放疗、化疗等综合治疗。

61. C 脑膜瘤的多数病灶为长 T_1、长 T_2 占位，符合本病例的神经影像学表现。

62. C 根据患者检查提示为右顶部病变，颈内、颈外动脉主要分布于颈前部、面部、颅顶和硬脑膜。椎动脉起于锁骨下动脉第一段上壁，发出后穿经第 6 颈椎以上的横突孔，在寰椎侧块后方向内侧弯曲，穿经枕骨大孔进入颅腔；在脑桥下缘，与对侧椎动脉联合形成基底动脉，明显与顶部供血区域不符合。大脑基底灰质区的动脉主要是发自脑底部的 Willis 环以及构成该环的大血管起始段发出的大量中央支，又称深穿支，主要有三部分：豆纹动脉、丘纹动脉与脉络丛前、后动脉；丘纹动脉位于大脑基底灰质区，明显与顶部供血区域不符合。而大脑前动脉为颈内动脉的主要分支之一，位于大脑纵裂内，由前向后行，起始段与对侧同名动脉在中线上借前交通动脉相连；其主要营养顶枕沟以前的大脑半球内侧面、额叶底面的一部分和内囊前段，明显与顶部供血区域不符合。大脑后动脉起自基底动脉，皮质支供应枕叶、颞叶底部，深穿支供应脑干、丘脑、海马、膝状体，明显与顶部供血区域不符合。

63. D 脑膜瘤手术指征：①对无症状脑膜瘤应观察 3～12 个月，再决定治疗方案；②伴瘤周水肿者应手术；③有占位效应、局灶性神经系统症状者应手术；④幕上大脑凸面脑膜瘤应早期手术。患者间歇

性头痛 5 年，近期加重伴左侧肢体麻木。已经出现了局灶性神经系统症状和体征，影像学提示占位性病变，故应首选神经外科手术治疗。

64. A 因患者出现偏侧肢体瘫痪，影像学出现右基底神经节区边界不清的卵圆形低密度灶，考虑脑梗死可能性大。因术前肿瘤位于右顶部，不在基底神经节区，故不选 B。若为水肿、出血或积水性病变，CT 显示则为高密度灶，故不选 C、D、E。

65. A 本颅内手术涉及到颅内脑叶，因而术后容易出现癫痫、出血；若损伤到大脑感觉区，则引起感觉障碍；若损伤到大脑运动区，则引起肢体运动障碍。若出现视野缺损，需考虑是否损伤到眼动脉；但眼动脉颅内段与本次手术距离较远，一般不容易损伤到。

四、案例分析题

66. ABE 小脑占位性病变临床症状有头痛、头晕、恶心、呕吐等颅内压增高症状，还可有走路不稳等共济失调症状。甚至可以出现脑疝症状危及生命。结合患者表现，患者 15 天前出现发作性剧烈头痛，伴恶心、呕吐，为颅内压增高的主要症状；行走不稳，常无故跌倒，双眼侧视时有小幅度水平性眼震为小脑蚓部损害表现；双眼外展不及边为展神经损害的表现。

67. ADFG 根据影像学所示，肿瘤 T_1 像呈低密度、T_2 像呈高密度，肿瘤内可见钙化，增强后肿瘤均匀强化。符合该图像特征的肿瘤有室管膜瘤、髓母细胞瘤、星形细胞瘤、脉络丛乳头状瘤。

68. ABCDEF 研究发现，髓母细胞瘤涉及多条染色体的异常，如染色体 8、9、10、11 和 16 的非随机丢失及染色体 1、7 和 9 的获得，以及 17 号染色体的异常。其中 17 号染色体异常是髓母细胞瘤细胞遗传学研究的主要结果。17q 等臂染色体（isochromosome 17q，i17q）出现在约 1/3 的髓母细胞瘤病例中。30%~50% 的髓母细胞瘤出现 17p 的丢失，其中位于 17p 的 *TP*53 基因最受关注，但 *TP*53 的突变只在不足 10% 的散发性髓母细胞瘤中出现。髓母细胞瘤突变的基因涉及几个细胞信号通路，如 Sonic Hedgehog、Wnt、Notch and Myc。

69. BEH 蝶骨嵴脑膜瘤，占脑膜瘤的 13%~19%，为颅底最常见的脑膜瘤之一。可分为蝶骨嵴外侧部（大翼部）、中部（小翼部）和内侧部（床突部）3 个亚型。发生率在女性显著高于男性。最常见的特殊症状和体征：①单侧眼球突出或颞部骨质隆起；②单侧眼球运动功能障碍；③单侧视神经原发性萎缩和视力障碍。

70. AEGH 患者右眼失明，头顶胀痛，记忆力减退，恶心、呕吐，左下肢无力。为进一步诊断，门诊应进行的检查有：①视力检查，确认患者的视力水平，判断是否患有眼部的病患。②眼底镜检眼底，全身性疾病往往出现眼底病变，如动脉粥样硬化、高血压病等。③神经系统体格检查，筛查患者是否有神经系统局灶性缺损体征。④测血压，尤其针对本例中至重度高血压患者。

71. BDGH 脑膜瘤是起源于脑膜及脑膜间隙的衍生物，发病率占颅内肿瘤的 19.2%，居第 2 位，女性多于男性，发病高峰年龄在 45 岁，儿童少见。多见于矢状窦旁、大脑凸面、大脑镰旁、蝶骨嵴，其次为鞍结节、嗅沟、脑桥小脑角、小脑幕等部位。

72. ADEG 患者手术发现蝶骨嵴内侧型脑膜瘤，呈扁平状，约占 7cm×6cm×4cm，内侧肿瘤包绕颈内动脉。比较安全的切除方法如下。①用 CUSA 吸除：利用超声波振荡将组织粉碎、乳化，再经负压吸除而达到切除病变组织。该方法较安全。

②电灼后用剪刀逐块切除：电灼时以金属电极沿病损边缘向中心电烙，去掉病变组织，然后逐块切除。该方法切除干净、安全。③激光刀气化：利用激光生物作用中的热效应进行切除。该方法定位精准，安全可靠。④用血管栓塞法使肿瘤缩小：使肿瘤细胞缺乏营养而发生坏死、缩小甚至消失，以此达到治疗肿瘤的目的。该方法安全、副作用较小。

73. DFG 患者切除肿瘤时，发现右颈内动脉被肿瘤包绕，在切除肿瘤过程中近破裂孔处颈内动脉破裂 0.3cm，出血汹涌，血压迅速降低。此时采取的措施有：①用动脉瘤夹止血，中止动脉血管的血运功能；②修补颈内动脉破裂处，避免血容量大幅流失；③立即快速输血，补给血容量，提高血压。

74. BCG 患者翻开骨瓣后触诊硬脑膜，发现颅内压很高，此时处理方法如下。①快速滴注甘露醇 250ml：可快速降低颅内压，防止脑疝。②请麻醉科实施。过度换气控制呼吸：控制呼吸过于频繁，避免二氧化碳全部呼出，产生呼吸性碱中毒。③快速滴注干燥尿素 60g：具有利尿、脱水作用，可有效缓解颅压过高。

75. E 脑膜瘤是起源于脑膜及脑膜间隙的衍生物，脑膜瘤属于良性肿瘤，患者往往以头痛为首发症状。当患者有脑萎缩时，脑膜瘤在颅内虽然有占位效应，但不易产生颅内高压，不产生临床症状。当出现临床症状时，肿瘤往往已经生长得很大。

76. C GCS 评分标准包括 3 方面。①睁眼：自发睁眼 4 分；语言呼唤睁眼 3 分；疼痛刺激睁眼 2 分；无睁眼 1 分。②语言：正常交谈 5 分；可模糊应答 4 分；胡言乱语 3 分；只能发音 2 分；无发音 1 分。③运动：按吩咐动作 6 分；对疼痛刺激有定位反应 5 分；对疼痛刺激有屈曲反应 4 分；异常屈曲 3 分；异常伸展 2 分；无反应 1 分。本例患者呼唤能睁眼 3 分、胡言乱语 3 分、疼痛刺激肢体有定位动作 5 分，合计 11 分。

77. AC　左颞部被他人用砖头击伤，当即昏迷。所涉及的受伤机制有：①直接暴力损伤，是指暴力直接作用于受损部位而造成的损伤；②加速性颅脑损伤，是指运动的物体作用于静止头部，引起颅脑损伤。

78. BD　患者为明确诊断，急诊需进一步完善的检查是：①头颅 X 线正侧位摄片，可观察是否有颅骨骨折，颅内有无异常状况，颅内压力是否增高，是否存在病理性变化。②头颅 CT，可检查颅脑损伤情况，是否有颅骨骨折、脑出血、脑梗死以及是否有颅脑占位，为确诊提供可靠的证据。

79. AG　该患者的诊断是：①左颞部急性硬脑膜外血肿，CT 临床可见颅骨内板与硬脑膜之间双凸镜形高密度影。患者 CT 检查结果见双凸镜形高密度影，应诊断为左颞部急性硬脑膜外血肿。②患者 X 线正侧位平片可见左侧颞骨线性骨折，故应同时诊断为左颞骨线性骨折。

80. C　急性硬膜外血肿，在颅内压升高的情况，已有浅昏迷的情况，治疗需要打开部分颅骨以清除血肿来降低颅内压力。一般选择手术治疗，先进行左颞部骨瓣开颅，然后进行硬脑膜外血肿清除术。硬膜外血肿手术后要密切观察患者的生命体征，注意观察呼吸、脉搏、血压、瞳孔、意识的变化。

81. ACDE　中年患者重度高血压，突发头痛、呕吐、左侧肢体偏瘫，工作中动态起病。目前初步诊断应考虑有：①脑栓塞，指血液中的各种栓子堵塞脑动脉所致，临床表现为眩晕、头痛、呕吐、肢体偏瘫。

②高血压脑出血，由于血压剧烈升高→血管破裂所致，临床表现为头痛、头晕、呕吐、肢体无力。③脑动静脉畸形破裂出血，年轻人多见，临床表现为头晕、头痛、呕吐、肢体瘫痪、意识障碍。④脑动脉瘤破裂出血，发病较急，患者会出现剧烈的头痛、呕吐、出汗、意识障碍、肢体瘫痪。

82. BD　基底神经节位于丘脑的外侧，二者之间的结构称为内囊，是大脑及四肢的信息联络通路。基底神经节和丘脑出血对人体产生的影响基本相同，损伤时容易引起肢体偏瘫，同时伴头痛、呕吐。患者"突发头痛、呕吐、左侧肢体偏瘫"，符合基底神经节、丘脑病损的临床特征；由于大脑交叉控制肢体，左侧肢体偏瘫，应考虑的病变部位是右侧基底神经节、右侧丘脑。

83. B　根据患者目前的临床表现，高血压脑出血后意识障碍分为 5 级。Ⅰ级：无症状或轻度头痛和颈强直；Ⅱ级：头痛，肢体肌力低，脑神经瘫；Ⅲ级：轻度意识障碍，烦躁不安；Ⅳ级：浅昏迷，偏瘫，初期去脑强直和自主神经障碍；Ⅴ级：深昏迷，去脑强直，濒死状态。患者按照分级标准，属于Ⅱ级。

84. B　右侧基底核位于大脑白质内，位置靠近脑底。患者 CT 图可见右侧基底核区出现卵圆形均匀高密度血肿，边界清楚。判断患者病损部位在右侧基底核，病因为右侧基底核出血。

85. ADEFHJ　根据该患者的临床表现和头颅 CT 所示，下一步治疗措施有：①应用甘露醇脱水、降颅压治疗，甘露醇可快速降低颅内压，防止脑疝。②应用适当止血剂，抑制大量出血。③应用抑酸剂以预防上消化道出血。④行右颞部小骨窗开颅、基底神经节血肿清除术。⑤行立体定向穿刺、血肿部分抽吸＋血肿腔注入尿激酶引流术（溶解凝血块，促进血肿液化引出）。⑥应用降压药物，以控制血压平稳。

86. ACDG 神经外科抗利尿激素分泌失调综合征是由于抗利尿激素分泌不受血浆渗透压等调节而异常增多，导致体内水潴留、稀释性低钠血症等一系列临床表现。该疾病的诊断包括：①低血浆渗透压，即血浆渗透压低于正常值 280～320mmol/L。②低血钠、高尿钠症，表现为尿排钠增多。③缺乏口唇、黏膜干燥，体位性低血压等脱水表现。④肾、肾上腺和甲状腺功能正常，本症一般无水肿。

87. CDHIK 神经外科脑性耗盐综合征是一种较罕见的以低钠血症和脱水为主要特征的综合征，多由神经系统损伤或肿瘤引起。该疾病诊断主要包括：①全身脱水症状明显，患者有自发的多饮症状。②循环血容量减少。③中心静脉压降低，小于正常值 0.49kPa（5cmH$_2$O）。④低血浆渗透压，即血浆渗透压低于正常值 280～320mmol/L。⑤低血钠、高尿钠症，表现为尿量增多。

88. ACDEFG 颅咽管瘤根据其生长部位分为：①脑室旁型；②脑室内－脑室外型；③单纯脑室内型；④鞍内－鞍上型；⑤鞍隔上－视交叉旁－脑室外型；⑥单纯鞍内－鞍隔下型。不同部位的颅咽管瘤，手术方式会有不同，以正确的分型为指导来选择手术入路，可以增加手术全切除的机会。

89. ABCEF 颅咽管瘤是位于鞍区或鞍旁区的生长缓慢的中枢神经系统良性肿瘤。无论经颅还是经鼻手术，都可能导致颅内血管、神经和大脑的损伤，从而产生相应的并发症，包括颈内动脉及其重要分支损伤引起的脑重要功能区损伤，如视力减退、视野缺损，下丘脑损伤，无菌性脑膜炎，癫痫，垂体功能低下，嗅觉减退，尿崩症等。

90. BCE 脑室－腹腔分流术是治疗脑积水最有效的方法。临床上，脑室端的位置、腹腔端放置的位置和留置的长短、手术的时机等关键因素会影响到患者术后症状的缓解程度和是否会出现并发症。患者行脑室－腹腔分流术后出现发热症状，考虑分流管感染，需立即拔除分流管；同时予抗感染治疗并行腰椎穿刺取脑脊液检查，明确药敏试验结果而指导使用适合的抗生素。

91. C 脑室－腹腔分流通常为脑积水的治疗方式，脑积水临床症状有头痛、恶心、呕吐、视神经乳头水肿、共济失调、视物不清、步态不稳、尿便失禁、记忆损伤或者是全身不适。患者出现记忆力减退，逐渐出现痴呆症状如注意力不易集中、表情淡漠、尿便失禁的症状，符合脑积水的临床表现。

92. ABC 临床对于脑积水患者的影像学诊断主要依靠常规 CT。脑积水患者的头颅常规 CT 表现为脑室并存，不成比例地异常扩大，与脑萎缩伴有前额角圆钝，双额角径或颅内径（Evans 指数）＞0.3。脑室周围可出现低密度间质性水肿带。考虑脑积水患者的压力是否在正常范围、是否为高颅压性脑积水，需要进行腰椎穿刺，从而了解脑积水患者的颅内压力，以资对下一步可能采取的治疗方法进行指导。脑脊液常规、生化也可提示病变类型，协助进行病因诊断。

93. B 正常颅压脑积水是指脑室内压力正常（80～180mmH$_2$O），有脑室扩大，由于各种原因引起的脑脊液分泌过多、循环受阻或吸收受阻而导致脑脊液在颅内过多蓄积。脑室－腹腔（V－P）分流术是治疗脑积水经典的手术方式，通过手术将可调控的分流管置入脑室内和腹腔内，根据颅内压力的变化，经头、胸处的皮下隧道连接，调节和控压分流管的引流量，达到治疗脑积水的效果。

94. A 脊柱稳定性的判断以"三柱结构概念"为基础。前屈暴力主要影响前柱，纵向压缩暴力波及中柱，若同时伴发后柱的损伤才会导致脊柱不稳定。造成脊柱不稳定的因素有前柱压缩大于50%、中柱受损、颈椎后柱矢状向脱位大于3.5mm、神经组织损伤、原有关节强直、骨质异常。

95. F 脊柱骨折常见于男性青壮年，多由间接外力引起，为由高处跌落时臀部或足着地、冲击性外力向上传导至胸腰段发生骨折；少数由直接外力引起，如房屋倒塌压伤、汽车压撞伤或火器伤。病情严重者可致截瘫，甚至危及生命。影响脊柱骨折或韧带损伤类型的因素包括外力的强度、外力的作用点、受伤时身体的姿势、不同节段的解剖和生物力学特点、外力的方向。

96. B 脊髓休克是指脊髓部分或者完全移位以后，损伤平面以下脊髓功能的暂时性丧失。脊髓休克常合并有脊髓外伤，外伤以后引起脊髓压迫或者离断；这种情况可以出现脊髓水平平面以下运动、感觉、反射以及大、小便功能障碍，但是肛门反射、球海绵体反射可以保留。患者腰1以下痛、温觉消失，双下肢肌力0级，生理反射、病理反射均未引出，符合脊髓休克的表现。

97. C 屈曲-旋转型通常会出现前纵韧带及骨膜从椎体前缘剥离，前柱受到压缩力与旋转力，中柱与后柱受到牵张与旋转力，常导致关节突骨折、椎体间脱位或半脱位。患者X线提示腰1椎体前部压缩，椎体横断伴脱位，符合屈曲-旋转型损伤的表现。

98. ABD 女性体内的催乳素是由腺垂体细胞分泌的一种多肽蛋白激素，常常会受到下丘脑和垂体的双向调节。引起垂体催乳素分泌增高的原因特别多，有可能是单纯的高催乳素血症导致，还有可能是垂体肿瘤引起（比如垂体泌乳素瘤）。患者出现头痛、闭经症状，血清催乳素水平明显增高；综上考虑为垂体周围占位性病变可能性大，颅脑磁共振（MRI）是颅内占位首选影像诊断方法，有助于医生观察肿瘤大小、范围及周围组织结构受累情况。颅脑CT可发现肿瘤密度高于或低于脑组织，脑室、脑池移位有助于较大肿瘤的诊断；增强后可提高肿瘤检出率，尤其可提示鞍上、鞍旁肿瘤的发展，并有助于与空泡蝶鞍鉴别。颅骨X线检查是必不可少的一环，头颅正侧位片可显示蝶鞍形态，但不能显示垂体，因此如果垂体周围肿瘤仅在鞍内生长而未影响蝶鞍形态，则头颅正侧位片可无异常；如肿瘤侵及蝶鞍则可在头颅正侧位片上形成一系列继发表现，如蝶鞍扩大、鞍壁脱钙变薄、前后床突变细甚至缺如、鞍底下陷等。

99. ABD 鞍区出现占位一般是由肿瘤引起，比较常见的鞍区占位可以是垂体瘤以及颅咽管瘤。根据患者症状考虑为垂体周围占位性病变可能性大，符合的有颅咽管瘤、垂体腺瘤、Rathke囊肿。颅咽管瘤起源于垂体胚胎发生过程中残存的扁平上皮细胞，是一种常见的先天性颅内良性肿瘤，大多位于蝶鞍之上，少数在鞍内。垂体瘤是一组来源于腺垂体、神经垂体和胚胎期颅咽管囊残余鳞状上皮的肿瘤。Rathke囊肿是先天性疾病，其发生主要是因为在垂体进化的过程当中，Rathke囊袋没有完全被退化造成。

100. ABCD 神经外科手术入路如下。

（1）经颅入路：大多数垂体腺瘤可以采用经蝶窦入路手术，但在某些情况下应该考虑开颅手术：蝶鞍扩大不明显者肿瘤主要位于鞍上，尤其是肿瘤被鞍隔孔束紧，肿瘤呈"哑铃状"；向前、中颅底生长，且范围超过鞍内部分的肿瘤。

①经额底入路：临床上常用的开颅入路包括经额下入路、经翼点入路、眶上锁孔入路等，优点是术中肿瘤及周围结构显露清楚。但与经蝶窦入路手术相比，并发症发生率及死亡率相对较高，患者难以接受。对于那些肿瘤质地坚硬、血供丰富或呈"哑铃状"生长的肿瘤及鞍外扩展明显的巨大肿瘤常常需要经颅入路手术治疗。

研究比较内镜经鼻蝶窦入路手术、显微镜经鼻蝶窦入路手术、经颅手术的优劣。内镜经鼻蝶窦手术全切率高、复发率低，但脑脊液漏的发生率高于后两者；经蝶窦入路手术后癫痫、创口感染的发生率非常低。当然，本研究也有明显的选择性偏倚。经蝶窦手术、经颅手术患者肿瘤的大小、侵袭性有差异，影响了结果的判断。随着内镜技术和手术器械的发展，其在垂体腺瘤手术，尤其是侵袭性巨大腺瘤中会有越来越多的应用。

手术并发症：下丘脑功能障碍；颅底血管损伤；腺垂体及神经垂体功能暂时或永久障碍；术后视觉功能障碍加重。

②经纵裂入路：适于肿瘤大部位于第三脑室前部，充满鞍上池，未侵入第三脑室者。

③经胼胝体入路：适于肿瘤侵入第三脑室和（或）侧脑室，脑积水明显者。但对于视交叉下方和鞍内部分肿瘤显露不佳。

④经侧脑室入路：适于肿瘤侵入侧脑室，室间孔明显梗阻者。但对于鞍内显露不好。

⑤经翼点入路：适于肿瘤向鞍旁、颅中窝底生长，并向鞍后发展者。

手术并发症：下丘脑功能障碍；颅底血管损伤；腺垂体及神经垂体功能暂时或永久障碍；术后视觉功能障碍加重。

（2）经蝶窦入路：约95%的垂体腺瘤（垂体微腺瘤及绝大多数垂体大腺瘤）手术可以通过此入路完成，是目前最常用的手术入路。与传统经颅入路手术相比，经蝶窦入路手术除了可以彻底切除肿瘤外，还降低术中对脑组织、脑神经和血管的损伤且手术耗时短、不影响外貌，患者容易接受，以及并发症少、病死率低等优点。对于向鞍外侵袭性生长的肿瘤，可采用扩大经蝶窦入路切除。内镜下经蝶窦入路切除垂体腺瘤具有微创、手术视野开阔、并发症少、患者恢复快等特点，近年来被广泛应用于临床。结合神经导航技术、术中磁共振（iMRI）技术、术中多普勒超声血管探测技术、术中荧光造影技术、神经电生理监测技术等可以更安全、有效地切除肿瘤。

全真模拟试卷（四）答案解析

一、单选题

1. D 脑包虫病是由棘球属虫种的幼虫所致的疾病。目前被公认的虫种有细粒棘球绦虫、多房棘球绦虫、伏氏棘球绦虫、少节棘球绦虫。其形态、宿主和分布地区略有不同，以细粒棘球绦虫最为常见。细粒棘球绦虫长仅 1.5～6mm，由一个头节和 3 个体节组成。成虫寄生于狗的小肠内，但狼、狐、豺等野生动物亦可为其终宿主。虫卵呈圆形，有双层胚膜，其形态与带绦虫虫卵相似，对外界抵抗力较强。当虫卵随狗粪便排出体外，污染牧场、畜舍、蔬菜、土壤和饮水，被宿主吞食后，经胃而入十二指肠，经消化液的作用，六钩蚴脱壳而出，钻入肠壁，随血循环进入门静脉系统，幼虫大部被阻于肝脏，发育成包虫囊（棘球蚴）；部分可逸出而至肺部或经肺而散布于全身各器官（如脑）发育为包虫囊。

2. C 慢性硬膜下血肿是指伤后 3 周以上颅内出血发生在硬脑膜下腔者，血肿增大后会产生占位效应，导致脑室和脑干受压，产生呕吐、意识障碍、头痛，以颅内压增高相关症状为主，应及时 CT 确诊和果断手术干预。慢性硬膜下血肿的常用手术方式为钻孔引流术，术后效果堪称满意。根据患者外伤 3 个月后出现头痛、呕吐症状，CT 示左侧幕上新月形等密度病灶、中线移位。根据其病史及辅助检查，可诊断为慢性硬膜下血肿，其常用手术方式为钻孔引流术。

3. E 枕部的减速性损伤才会出现额颞部血肿，故 E 最不正确。

4. D 动脉瘤是动脉壁局部薄弱后所形成的永久性异常扩张（突起），由动脉硬化、创伤、感染、梅毒及先天性等因素引起。动脉硬化是最常见和最主要的原因。动脉瘤根据形态可分为 3 型：①梭形动脉瘤，病变血管某一段梭形扩张；②囊状动脉瘤，从载瘤动脉上向外突起的，类似浆果样的动脉瘤；③壁间动脉瘤，是指血管壁一侧向外扩张，对侧管壁正常。

5. B 脑桥小脑角综合征的主要症状为耳鸣、听力减退、头痛、面神经与听神经功能损害、共济失调等，部分患者会出现头晕的表现。患者出现左侧耳鸣、左耳聋，面神经与听神经功能损害症状，符合脑桥小脑角综合征，病变部位考虑为左侧脑桥小脑角。

6. E 患者有头痛、呕吐、眼底视神经乳头水肿，可以明确诊断为颅内压增高。目前根据临床资料尚无法确认其他诊断。

7. D 胶质母细胞瘤是星形细胞肿瘤中恶性程度最高的胶质瘤。肿瘤位于皮质下，多数生长于幕上大脑半球各处，呈浸润性生长，常侵犯数个脑叶，并侵犯深部结构，还可经胼胝体波及对侧大脑半球。发生部位以额叶最多见。胶质母细胞瘤主要发生于成人，尤其 30～50 岁多见；男性明显多于女性，约 3∶1。

8. D 开放性颅脑损伤是指致伤物所造成的头皮、颅骨、硬脑膜均向外界开放的损伤。如硬脑膜未破、颅腔与外界不相通，则损伤仍为闭合性。

9. D 引起蛛网膜下腔出血（SAH）的最常见原因是先天性颅内动脉瘤和血管

畸形，其次为高血压脑动脉粥样硬化、颅内肿瘤、血液系统疾病、各种感染引起的动脉炎、肿瘤破坏血管、颅底异常血管网病（moyamoya病）。脑血栓形成最易发生在颈内动脉系统中的颈内动脉和大脑中动脉，脑栓塞以大脑中动脉最常见。脑出血最常见的位置为基底神经节区，最常见于豆纹动脉病变；脑桥多由基底动脉系统供血，脑桥出血多由于基底动脉脑桥支破裂。

10. E 脑出血手术禁忌证有脑干（延髓、脑桥、中脑）出血、大脑深部出血、淀粉样血管病导致脑叶出血者不宜手术治疗。多数大脑深部出血病例可破入脑室而自发性减压，且手术会造成正常脑组织破坏。

11. B 梗阻性脑积水是神经外科常见的疾病，是由于先天性或后天性的因素造成脑脊液循环通路出现梗阻，使脑脊液流入蛛网膜下腔的通路发生障碍引起的病理现象，通常可见侧脑室及第三脑室的扩大。根据本题干中 CT 图可见，侧脑室及第三脑室扩大，考虑为梗阻性脑积水。梗阻性脑积水常常伴发脑水肿，实质上是由脑室的大量脑脊液浸润萎缩的脑组织，使之含有过量脑脊液所致。

12. D 蛛网膜下腔出血是仅次于脑梗死、脑出血的第三大神经系统急危重症，其中颅内动脉瘤破裂是 SAH 的最常见病因。对确诊 SAH 的患者需行血管成像检查，脑血管造影是诊断颅内动脉瘤的"金标准"。

13. B 颈内动脉海绵窦瘘，是指海绵窦段的颈内动脉或其分支破裂后与海绵窦形成的异常动静脉交通，导致海绵窦内的压力增高，继而引起眶部、中枢神经系统的相应症状。眼外肌麻痹以展神经损害最多，约占半数；其次是动眼神经，再次为滑车神经。

14. D 引起颅内压增高的原因可分为三大类：①颅腔内容物的体积增大，如脑组织体积增大（脑水肿）、脑脊液增多（脑积水）、颅内静脉回流受阻或过度灌注、脑血流量增加而使颅内血容量增多。②颅内占位性病变使颅内空间相对变小，如颅内血肿、脑肿瘤、脑脓肿等。③先天性畸形使颅腔的容积变小，如狭颅症、颅底凹陷症等。中脑导水管、室间孔及侧孔为脑脊液的循环通路，当循环通路被堵塞时，就容易早期发生颅内压增高，严重的颅内压增高将导致小脑危象和脑疝的形成。垂体区、颞叶、脑干及额叶不属于脑脊液的循环通路。

15. C 原发性三叉神经痛，疼痛常局限于三叉神经一支或两支分布区，以上颌支、下颌支多见。发作时表现为以面颊上、下颌及舌部明显的剧烈电击样、针刺样、刀割样或撕裂样疼痛，持续数秒或 1～2 分钟。外科治疗可选用三叉神经感觉根切断术，止痛效果确切。三叉神经感觉根由脑桥腹侧面入脑后，止于三叉神经脑桥核及三叉神经脊束核。

16. B 上运动神经元损害体征主要表现为：①运动性瘫痪涉及许多块肌肉，常以单瘫、偏瘫、双侧瘫等形式出现。②瘫痪肢体的肌张力增高。③瘫痪肢体腱反射亢进。④瘫痪肌肉的萎缩不明显，无肌纤维颤动。⑤腹壁反射等浅反射减弱。⑥出现锥体束征，如 Babinski 征等病理反射阳性。

17. B 外伤性 CCF 最多发生于交通事故所造成的头部损伤所引起的颅底骨折，大多数病人伤后数周内即出现明显的症状及体征，具体表现如下。①搏动性突眼：多发生于 CCF 的同侧，有时为双侧，少数无眼球突出。②颅内血管杂音：为最常见且首发的症状，常为突然头痛后闻及连续的机器轰鸣样杂音，与脉搏一致。③眼结膜充血和水肿：可见眶部、内眦部、眼结膜、视网膜甚至面部、额部发生静脉怒张、结膜充血甚至出血，可引起暴露性角膜炎。④眼球运动障碍：第Ⅲ、Ⅳ、Ⅵ脑神经受到扩张海绵窦的牵拉、压迫而引起眼球运动障碍伴复视，以展神经受累最常见。⑤进行性视力障碍：80%的CCF患者有视力减退，约一半的病例有视力严重受损甚至失明，主要原因为眼球缺血。⑥头痛：常见于外伤即刻，多局限于眼眶和颞部，与局部的和脑膜的血管极度扩张或三叉神经第一、二支受到扩张的海绵窦牵拉有关。⑦颅内出血和鼻出血：少量鼻出血多为鼻腔黏膜的血管扩张、破裂所致；大量鼻出血多为蝶窦壁骨折、海绵窦段颈内动脉形成假性动脉瘤突入窦内造成破裂所致，需紧急手术闭塞瘘口。⑧其他神经功能障碍：颈内动脉盗血和颅内静脉淤血可引起颅内压增高、精神障碍、癫痫、偏瘫、失语等，少数向椎管内静脉引流者还可引起脊髓功能障碍。上述症状部分在伤后即可出现。

18. B 对于颅脑穿透伤，颅内异物的性质、数目、位置等对指导清创手术的进行有重要作用。如疑有颅内感染，可进行腰椎穿刺和脑脊液检查。原则上均应早期彻底清创，其目的是将污染的开放伤口经清创后变成清洁的闭合伤，从而减少脑脊液漏、脑膨出与颅内感染的机会，并减少脑部瘢痕形成与日后发生癫痫的风险。小金属弹丸则不必勉强摘除。

19. D 慢性颅内压增高病情发展较慢，可长期无颅内压增高的症状和体征，病情发展时好时坏。最可靠的诊断依据是出现视神经乳头水肿，多见于生长缓慢的颅内良性肿瘤、慢性硬脑膜下血肿等。

20. D 放射性核素显像是将放射性药物引入体内后，以脏器内、外或正常组织与病变之间对放射性药物摄取的差别为基础，利用显像仪器获得脏器或病变的影像。在肿瘤诊断中的特点：①肝扫描，不能发现早期肝癌。CT扫描是发现早期肝癌的有效方法。②清晰度较差，对胃肠道肿瘤的诊断阳性率较低。③能够显示直径小于2cm的病变。④对骨肿瘤的诊断阳性率较高。⑤血清甲胎蛋白测定是诊断肝癌的特异性方法。

21. B 颅腔内容物中，脑组织占80%～90%，脑脊液10%，血液2%～11%。当颅内出现占位性病变而颅内压尚处于代偿期时，其代偿容积约占颅腔总容积的10%。

22. B 脑干肿瘤以星形细胞瘤最常见，占30%～40%，其次分别为海绵状血管瘤、血管网织细胞瘤、室管膜瘤及胶质母细胞瘤等。恶性肿瘤经积极的手术及放疗、化疗等综合治疗，可以达到减轻症状、延长生命的目的。

23. D 椎管内肿瘤临床上分3期：刺激期、脊髓压迫期和脊髓瘫痪期。主要症状为神经根痛、感觉缺失、运动障碍和括约肌功能障碍等。患者出现感觉迟钝或消失、运动无力，属于脊髓压迫期。

24. E 患儿头痛、呕吐，行走不稳2个月。查体：双侧视神经乳头水肿，Romberg征阳性。最可能的诊断是髓母细胞瘤。髓母细胞瘤是颅内恶性程度最高的胶质瘤，生长快，病程短，自发病至就诊平均在4个月左右，最短的病程仅有10天、最长的1年左右，主要表现为颅内压增高和共济失调等小脑症状。

25. B 患者多次发生左眼短暂失明，每次长达5分钟，伴持续性头痛，言语表达困难，右手及面部无力。最可能的诊断是左侧颈内动脉闭塞。颈内动脉闭塞出现单眼（同侧眼）一过性失明，偶见永久性失明（视网膜动脉缺血）或Horner综合征

（颈上交感神经节节后纤维受损），伴对侧偏瘫、偏身感觉障碍或同向性偏盲等（大脑中动脉缺血），优势半球受累伴失语症，非优势半球可有体象障碍。颈动脉搏动减弱或血管杂音，亦可出现晕厥发作或痴呆。

二、多选题

26. ADE 小脑后下动脉闭塞引起的延髓背侧梗死，称为延髓背外侧综合征，又称小脑后下动脉综合征或 Wallenberg 综合征，是脑干梗死最常见的一种类型。延髓背外侧的解剖结构和其损害体征——①三叉神经脊束核和脊髓丘脑束：受损后表现为同侧面部和对侧躯干、肢体（不包括面部）痛、温觉障碍，即交叉性感觉障碍；②疑核：受损后出现病灶侧软腭麻痹、构音及吞咽障碍，咽反射减弱甚或丧失；③前庭神经核：受累后表现眩晕、恶心、呕吐及眼球震颤；④网状结构交感下行纤维：受损时表现为病灶侧不全型 Horner 综合征，主要表现为瞳孔缩小和（或）眼睑轻度下垂；⑤脊髓小脑束和绳状体：受损后出现同侧肢体和躯干共济失调。典型的延髓背外侧综合征可表现为上述 5 个症状。

27. CE 在中枢神经系统和周围神经系统中，由于神经元的胞体和突起聚集的部位及其排列方式的不同而有不同的术语。

（1）灰质和白质

①在中枢神经内，神经元的胞体及其树突聚集的部位，色泽灰暗，称为灰质。位于大脑和小脑表层的灰质，称为大脑皮质和小脑皮质。

②在中枢神经内神经元轴突集中的地方，因多数轴突具有髓鞘，颜色苍白，称为白质。

（2）神经核和神经节

①神经核：在中枢神经白质内的灰质块，其内聚集有形态和功能相同的神经元胞体，称为神经核。

②神经节：在周围神经，神经元胞体聚集的地方，形状略膨大，称为神经节，如脑、脊神经节。

（3）纤维束和神经

①纤维束：在中枢神经白质内，起止、行程和功能相同的神经纤维聚集成束，称为纤维束或传导束。

②神经：在周围神经，神经纤维集合成粗细不等的集束，由不同数目的集束再集合成一条神经。每条纤维、每个集束和整条神经的周围都包覆有结缔组织被膜。

28. ABC 颅底骨折根据骨折部位不同，有不同的临床表现。①颅前窝骨折：表现为呕吐黑红色或咖啡色液体、"熊猫眼"征、搏动性突眼、脑脊液鼻漏，发生相邻脑神经损伤及脑挫伤会有不同程度的嗅觉障碍或视力下降；②颅中窝骨折：表现为脑脊液鼻漏、脑脊液耳漏、颅内积气、大量鼻出血或耳出血、听力障碍、周围性面瘫；③颅后窝骨折：伤后 2～3 日可有乳突部皮下淤血。

29. ACDE 外伤性颈内动脉海绵窦动静脉瘘最常见的症状是搏动性突眼和球结膜充血、水肿。此症状的产生原因是动静脉沟通后，海绵窦内压力增高，向眼静脉引流，导致眶区静脉回流不畅。长时间的眼球缺血→眼内压力增高→视神经萎缩→角膜溃疡和球结膜炎症，这些都可以导致视力下降，如果眶内压力增高太快，则可以在 1 周内迅速失明。颅内血管杂音也是很常见的症状，这种隆隆状的搏动性杂音常常使病人难以忍受，产生的原因是岩上窦和岩下窦引流。神经受损和眶内容物增加可以造成眼球运动受限。

30. ABCDE 颅脑损伤主要症状和体征包括：头痛，颅内压增高最常见症状之一，头痛剧烈时可伴有恶心和呕吐。视神经乳头水肿是颅内压增高重要客观体征之一。意识障碍及生命体征变化。其他症状和体征：小儿病人可有头颅增大、头皮和额眶部浅静脉扩张、颅缝增宽或分离、前囟饱满隆起。以上均为颅脑损伤病人需要观察的主要内容。

31. ABCDE 期前收缩（曾称早搏）是指异位起搏点发出的过早冲动引起的心脏搏动，为最常见的心律失常。可发生在窦性或异位性心律的基础上。可偶发或频发，可以不规则或规则地在每一个或每数个正常搏动后发生，形成二联律或联律性过早搏动。按起源部位可分为窦性、房性、房室交界性和室性四种。其中以室性早搏最常见，其次是房性，交界性较少见，窦性过早搏动罕见。多源性期前收缩、代偿间歇、联律间期、单源性期前收缩、频发性期前收缩都是描述期前收缩心电图特点的常用术语。

32. AD 动脉瘤的手术治疗包括开颅手术和血管内介入治疗。

（1）动脉瘤颈夹闭或结扎术：手术目的在于阻断动脉瘤的血液供应，避免发生再出血；保持载瘤及供血动脉继续通畅，维持脑组织正常血运。

（2）动脉瘤孤立术：是将载瘤动脉在瘤的远端及近端同时夹闭，使动脉瘤孤立于血循环之外。但当动脉瘤颈的范围过大，不能很好地将其与四周的组织分离；或者是脑动脉瘤的颈部已经无法再夹闭，比如遇到了破裂或者出血的情况。故本术式不适用于囊状颅内动脉瘤的治疗。

（3）动脉瘤包裹术：采用不同的材料加固动脉瘤壁，虽瘤腔内仍充血，但可减少破裂的机会。目前临床应用的有筋膜和棉丝等。但这种方法反而会加重占位效应，异物反应大，仍不能防止动脉瘤的再出血和长大，故现已少用。故不适用于囊状颅内动脉瘤的治疗。

（4）血管内介入治疗（动脉瘤内栓塞术）：对于患动脉瘤的病人施行开颅手术极其高危，或因全身情况及局部情况不适宜开颅手术等，可用血管内栓塞治疗。血管内介入治疗的手术目的在于：利用股动脉穿刺，将纤细的微导管放置于动脉瘤囊内或瘤颈部位，再经过微导管将柔软的钛合金弹簧圈送入动脉瘤囊内并将其充满，使得动脉瘤囊内血流消失，从而消除再次破裂出血的风险。

（5）颈部颈内动脉结扎术适用于颈部颈动脉瘤的床突下动脉瘤、海绵窦内动脉瘤、岩骨段动脉瘤。因颅内动脉瘤中的大脑前交通动脉瘤、大脑中动脉瘤靠近脑底动脉环并且远离颈动脉阻断点，术后再出血机会较颈部颈动脉瘤高，因此本术式不适用于囊状颅内动脉瘤。

33. ACDE 隐匿性脑血管畸形是一种先天性脑血管病变，通过血管造影无法显影，必须通过手术或是组织病理学才能确诊。其在脑血管造影中不显影的原因可能由于病变较小、缺乏主干供血动脉、病灶内血栓形成等。隐匿性脑血管畸形的常见类型：海绵状血管瘤、毛细血管扩张症、微型脑动静脉畸形、脑静脉血管畸形（静脉血管瘤）。血管网织细胞瘤称之为血管母细胞瘤，为良性肿瘤。

34. ACDE 脑动静脉畸形病变切除术中，在切除病变前须先夹闭或结扎主要引流静脉及动脉。主要手术步骤如下。①鉴定中央前回及供血动脉：单凭解剖位置来确定运动区还不够准确，可用电刺激器来鉴定。主要供血动脉直径比正常动脉粗，血管壁比畸形血管壁略厚，血管内主要系动脉血，符合造影片上的定位，可根据以上条件来确定。但有时由于动、静脉血相混，血管壁本身也具缺陷，无法确定时，可用小镊子或动脉瘤夹夹住血管，观察片刻——如系动脉，其远端将变为蓝色静脉血；反之，如系静脉，则无此改变。②结扎供血动脉：确定动静脉畸形在大脑皮层的范围及供血动脉后，用银夹夹住或丝线结扎供血动脉，但应保留供应中央前回区域的血管。如主要供血动脉来自大脑中动脉，可先把大脑外侧裂小心分开，显露大脑中动脉，用小血管夹暂时控制血运 6~8 分钟；迅速分出其供应血管瘤的分支，上银夹后切断，然后放开小血管夹。总之，应尽量把主要供血动脉结扎，而且越靠近血管瘤越好。此时，应可见到血管瘤变小及血管瘪缩，如未瘪缩，应考虑深部尚有主要供血动脉，分离时应注意显露并予处理，避免损伤邻近的动脉。③分离血管瘤：在紧贴血管瘤的周围，电凝及切开皮层 3~4mm 深度。用脑压板（深部要用带灯脑压板或冷光源）及吸引器在直视下小心地边分离边吸引，绝不能盲目操作，以免引起汹涌出血。再逐步把畸形灶分离翻转，找到深部主要供血血管，牢固结扎后切断，即可摘除脑动静脉畸形灶，注意应整块切除病灶。

35. ACE 肿瘤放射治疗是利用放射线杀灭肿瘤的一种局部治疗方法。放射治疗的禁忌证包括：①无病理学诊断。②合并顽固性颅内压增高不能解除者。③放射治疗后短期内复发。④食管癌穿孔、肺癌合并大量胸腔积液者。⑤对放射治疗不敏感的肿瘤，应作为相对禁忌证，如皮肤黑色素瘤、胃癌、小肠癌、骨软骨肉瘤等。

36. ABCD 适用于行胼胝体切开手术的疾病有：①额叶癫痫多灶性者，病灶位于一侧或双侧大脑半球，不适合行脑局部皮质切除术者。②应用于有可靠证据证明的可切除癫痫病灶，通过非侵袭性手段获得的资料无法明确致痫灶的大小和范围时应用。③婴儿性偏瘫，偏瘫侧手指功能未完全丧失者；Rasmussen 综合征，LGS

（Lennox - Gastaut 综合征），无严重的智能障碍。④药物难治性癫痫，呈失张力性、强直性、强直 - 阵挛性发作，对跌倒发作疗效最佳。以下情况不宜做胼胝体切开手术，如智力低下、年老、优势半球不清、无局部起始的全面性癫痫、部分性癫痫无法准确定位其位置和范围的脑电图异常患者。

37. BCD 静脉窦的损伤多见于火器伤。最常见的静脉窦损伤是上矢状窦，其次为横窦，其他静脉窦损伤极为少见。损伤后由于窦壁坚韧不易回缩，易致汹涌的致死性大出血，且常伴有硬脑膜外或硬脑膜下血肿，故多需手术治疗。上矢状窦前 1/3 的损伤将其结扎即可，不会产生不良后果；而后 2/3 则应尽可能争取修复，只有在不得已的情况下方可结扎。术中要采用气管内插管全身麻醉和降低血压的措施。上矢状窦前 1/3 损伤，采用仰卧位；上矢状窦后 2/3 和横窦者，则采用俯卧位或侧俯卧位。在无血管造影资料参考的情况下，判断损伤的横窦是否为主侧，可用动脉夹或手指压迫，阻断横窦血流 15~20 分钟，如出现脑肿胀，说明是主侧横窦，不可轻易结扎；若为非主侧横窦破裂，则可结扎。

38. BDE 慢性硬脑膜下血肿是外伤 3 周以后出现的症状，位于硬脑膜与蛛网膜之间，具有包膜。血肿增大缓慢，一般在 2~3 周后，由于脑直接受压和颅内压增高而出现临床症状。依据临床表现可分为以局灶性损害为主的类型、以颅内高压为典型症状的类型、以智力和精神症状为主的类型。

39. ABCD 面肌痉挛又称面肌抽搐，表现为一侧面部不自主抽搐或无痛性强直。女性多见，抽搐呈阵发性且不规则，程度不等，可因疲倦、精神紧张及自主运动等而加重。目前认为主要病因是由于血管压迫脑干面神经根出入区（REZ）；脑桥小脑角（CPA）的非血管占位性病变，如肉芽肿、肿瘤和囊肿等因素亦可导致面肌痉挛。目前外科治疗选择微血管减压性手术。临床资料表明在导致面肌痉挛的血管因素中以小脑前下动脉为主。

40. BCDE 血管网状细胞瘤，又称血管母细胞瘤，是发生于脑神经和脊神经轴索内缓慢生长的一种高度血管分化的良性肿瘤。具有家族遗传性，为常染色体显性遗传。按病理可分为毛细血管型、海绵型、网织细胞型、混合型。

41. ABCDE 小脑受损可出现运动和平衡障碍，震颤、步态不稳等共济失调之症状，还有肌张力低下、眼球震颤和语言断续笨拙等表现。小脑蚓部病变早期可有颅内压增高的表现以及躯干性共济失调，包括站立多向后倾倒（特别是下蚓部病变）、闭目难立、步态不稳。

42. BCE 丘脑腹外侧核群是重要的神经核团，位于丘脑的腹外侧部，发纤维至中央后回，其传入纤维包括从小脑中央核（主要是齿状核）以及从中脑黑质、基底神经节中的苍白球传来的纤维发出，经交叉至对侧上行。丘脑腹外侧核群是内侧丘系和脊髓丘系的终止区，腹后外侧核接受脊髓丘脑束和内侧丘系的纤维，发出丘脑中央辐射投射至中央后回上 2/3 肢体感觉区。

43. AC 距状沟，也称距状裂，位于大脑枕叶内面，是自颞叶中部水平地伸向枕极的弓形深沟，此沟两岸的皮质是初级视觉中枢。起于枕极，先向前上，后向前下，止于胼胝体压部的下方。将枕叶分成两部分：楔状回、舌状回。

44. ACD 脊髓半切综合征主要特点是：①病变节段以下同侧上运动神经元瘫，深感觉（本体感觉）障碍及血管舒缩功能障碍；②对侧痛温觉障碍，触觉保留。

三、共用题干单选题

45. D DSA 是颈动脉海绵窦瘘（CCF）最重要的确诊"金标准"，更能为 CCF 的血管内栓塞治疗提供全面的信息。

46. E 患者有搏动性突眼、球结膜充血和颅内血管杂音，即可做出颈动脉海绵窦瘘（CCF）的临床诊断。

47. D 头颅 CT 检查可以快速如实反映损伤范围并有助于定性病理，还可以动态观察病变的发展与转归，因此头颅 CT 为颅脑损伤的首选及最有价值的检查。

48. B 脑挫裂伤是脑裂伤和脑挫伤的统称，一般是在脑受伤后，脑皮层发生器质性损伤改变。脑挫裂伤一般是一种对冲伤，多见于对侧枕部减速性损伤所致，这种对冲伤是因为颅底骨质不平，在受伤以后脑组织在不平的骨质表面滑动导致损伤。

49. D 在临床当中，颅脑损伤的手术指征：幕上出血量超过 30ml，中线移位大于 1cm，严重压迫脑组织；或者是已产生非常明显的临床症状，比如肢体偏瘫、言语功能障碍甚至昏迷。该患者颞叶脑内血肿量 60ml，同侧脑室受压，中线向右移位 15mm，已符合手术指征，需急诊开颅手术治疗。

50. E 泌尿系肿瘤的典型表现是血尿，主要是无痛性血尿。患者在早期可能肉眼看不到血尿或是间断性出现血尿，但是到后期会越来越明显，血尿可能会进一步发展为尿中出现血块。其他临床表现通常有发热、腹部包块、腹痛、尿频、尿痛、消瘦等。咳血通常为肺部肿瘤及肺结核的临床表现；肾细胞癌或移行细胞癌血行转移至肺部少见，故本病例存在咳血症状可能性最小。

51. D 下腔静脉血栓形成是比较常见的血栓类型，常见于重大手术、高龄病人、高凝状态、血管损伤等情况，具体临床表现如下：①腹水形成，双侧下肢明显水肿，病情加重可以出现双侧下肢温度升高、皮肤溃疡、巨大水疱形成。②腹部、双侧下肢明显胀痛，持续存在；随着疾病的进展，会出现静脉曲张的情况，常见于下肢静脉曲张、精索静脉曲张等。③下腔静脉所有属支血管血流减慢、闭塞。

52. A 右肾集合系统受压变形考虑为肾肿瘤占位效应引起，需要完善肾脏 CT，用于确定肿瘤起源、侵袭范围、单侧还是双侧，观察有无腹部脏器转移、发现下腔静脉瘤栓等。

53. D 患者右眼睑下垂，复视，右眼球外斜，右侧瞳孔散大，对光反射和调节反射消失。既往有蛛网膜下腔出血病史。CT 扫描增强后发现鞍旁右侧一小圆形高密度影，周围无明显水肿。首先考虑的诊断是右颈内动脉 – 后交通动脉瘤。后交通动脉瘤是指发生于后交通动脉处的脑动脉瘤，典型症状为压迫同侧动眼神经，出现动眼神经麻痹，导致同侧眼睑下垂、眼球无法内收、瞳孔散大等；严重时会使薄弱的动脉壁发生破裂，进而形成蛛网膜下腔出血。头颅 CT 扫描增强可见圆形高密度影甚至"靶环征"。

54. A 为明确诊断，首选的检查是脑血管造影。脑血管造影是确诊颅内动脉瘤的"金标准"，能够明确判断动脉瘤的部位、形态、大小、数目，是否存在血管痉挛以及最终手术方案的确定。首次造影阴性，应在 3～4 周后重复造影。

55. C 后交通动脉瘤可选用开颅动脉瘤夹闭术和血管内介入动脉瘤栓塞术，动脉瘤夹闭手术目的在于阻断动脉瘤的血液供应，避免发生再出血；保持载瘤及供血动脉继续通畅，维持脑组织正常血运。血管内介入治疗的手术目的在于利用股动脉

穿刺，将纤细的微导管放置于动脉瘤囊内或瘤颈部位，再经过微导管将柔软的钛合金弹簧圈送入动脉瘤囊内并将其充满，使得动脉瘤囊内血流消失，从而消除再次破裂出血的风险。

56. A 患者出现头痛、头晕伴两眼视野缩小，提示瘤体压迫蝶鞍区结构，如视神经或视交叉。实验室检查提示血催乳素高，生长激素及促甲状腺激素正常。考虑为催乳素腺瘤。若为颅咽管瘤，患者可出现头痛、视力损害和由中枢性尿崩症导致的多饮、多尿等症状。鞍区脑膜瘤、脊索瘤、生殖细胞瘤往往不会出现 PRL 增多的表现。

57. B 头颅 MRI 和 CT 扫描可了解垂体腺瘤大小和腺瘤与邻近组织关系，MRI 优于 CT，可了解垂体腺瘤有无侵袭性生长，是否压迫和累及视交叉并向鞍旁及海绵窦、蝶窦内生长等。增强扫描及动态增强 MRI 等技术可提高垂体微腺瘤的检出率。

58. A 垂体腺瘤是一个大范畴，细分为几种类型，粗略分为以下六种：①垂体无功能腺瘤，它不会引起患者面部的改变；②催乳素瘤，引起女性闭经、泌乳、不孕，PRL 水平高；③生长激素型垂体腺瘤，外观容易看出来；④垂体 ACTH 腺瘤，可导致库欣综合征；⑤垂体 TSH 腺瘤，会引起甲亢；⑥垂体 FSH/LH 腺瘤，会引起性激素分泌过高。患者 PRL 水平高，其他激素水平正常，故为 PRL 腺瘤。

59. C 垂体瘤主要治疗手段为手术治疗，其中分为经颅垂体腺瘤切除术，如经额下入路，这适宜肿瘤较大、向鞍上发展、视功能降低明显者；如经翼点入路，这适合向鞍旁发展的肿瘤；如经鼻蝶窦入路，这适合于各种类型的垂体微腺瘤、大肿瘤及部分垂体巨大腺瘤，是最常用的手术方

式。此外还有放射治疗，如伽玛刀，这适宜手术不彻底或可能复发的垂体瘤。还有药物治疗如溴隐亭，这适合无症状的垂体腺瘤，题目中患者已出现了明显的症状。

60. A 该手术常见的术后并发症有尿崩症。尿崩症诊断标准：持续 2 小时以上的每小时尿量大于 250ml/h 或 24 小时尿量大于 4000ml；尿比重小于 1.005，尿渗透压小于 300mmol/L，血浆渗透压大于 300mmol/L。本例患者为中至重度尿崩症，加压素类为首选药物，可通过皮下或肌内注射垂体后叶素来控制尿量，以免出现水、电解质紊乱等。

61. E 脑脊液鼻漏是神经内镜下经鼻蝶窦垂体腺瘤切除术较常见的一种并发症，术后发现脑脊液漏，为预防颅内感染应使用抗生素，嘱患者严格卧床，避免咳嗽、打喷嚏等增加颅压动作，避免体位突然变化，保持排便通畅。同时立即放置腰大池外引流管，减少脑脊液对鞍底重建材料的冲击和浸泡；若 1 周以后仍有脑脊液鼻漏，则需二次行漏口修补术，而并非立即手术。

62. C 患者车祸后 26 小时，右顶头皮裂伤长约 5cm，无明确感染征象，属于污染伤口。污染伤口经过清创处理使其转变成或接近于清洁伤口，直接缝合（一期）缝合，争取达到一期愈合。

63. C 患者神志清楚，精神较弱，可简单应答，生命体征平稳，双瞳等大，对光反射好，右顶头皮裂伤长约 5cm，无明确感染征象，四肢活动好，双侧病理征未引出。CT 提示左额底高－低密度混杂信号，左侧脑室额角轻度受压，中线无明显移位。目前患者一般情况稳定，无脑疝征象，故无开颅手术指征。

64. D 脑膜炎系指软脑膜的弥漫性炎症性改变。由细菌、病毒、真菌、螺旋体、原虫、立克次体、肿瘤与白血病等各种生

物性致病因子侵犯软脑膜和软脊膜引起。脑肿瘤以卒中样发病者称为肿瘤性卒中。肿瘤性卒中和脑卒中很相似，同样都是以偏瘫、失语、口眼歪斜等为主要临床表现。根据题干，患者有"中耳炎"病史，突发头痛、高热、呕吐，查体提示脑膜刺激征阳性，考虑为脑膜炎可能性大，排除 A、B 选项。因患者有"中耳炎"病史，血常规提示白细胞和中性粒细胞百分比增高，考虑细菌感染，故最可能的诊断为化脓性脑膜炎。

65. E 化脓性脑膜炎的脑脊液检查表现为：外观浑浊，细胞数高，且以多形核白细胞为主，蛋白含量高，糖、氯化物降低。结合题干，考虑患者为化脓性脑膜炎。

四、案例分析题

66. ABCF 蛛网膜下腔出血常见于高血压及颅脑外伤患者，多见于年轻人，有的或者可以没有先兆，有的或者有高血压先兆。典型的症状是头部突发剧烈头痛，爆裂样或者炸裂样剧痛，患者可因头痛而倒地，伴颈项强直。本例患者于打麻将时突感头痛，随即出现意识丧失，伴抽搐，醒后仍剧烈头痛伴呕吐，考虑为自发性蛛网膜下腔出血。蛛网膜下腔出血需绝对卧床休息，避免用力排便，适当镇痛治疗；同时充分与家属沟通，告知病危并询问有无高血压、糖尿病、心脏病病史；自发性蛛网膜下腔出血的最常见病因为动脉瘤破裂，未处理动脉瘤前，禁止腰穿，可给予钙通道阻滞剂静脉持续泵入以预防脑血管痉挛。患者血压稍高，可暂不予降压处理，防止降压后血压过低而引起脑灌注不足。

67. A 颅脑 CT 平扫的特点是成像速度快、检查时间短，对运动的敏感性低，特别适用于危急、术后及制动依从性差的患者。

68. CF 本例患者考虑为自发性蛛网

膜下腔出血。出现意识丧失伴抽搐，为继发性癫痫的临床表现。

69. C 动眼神经自脚间窝出脑，紧贴小脑幕均迹缘及后床突侧方前行，进入海绵窦侧壁上部，再经眶上裂入眶，立即分为上、下两支。上支细小，支配上直肌和上睑提肌，出现损伤出现眼球向上运动不能和眼睑下垂；下支粗大，支配下直肌、内直肌和下斜肌，出现损伤出现眼球向下及内侧运动不能。

70. B 头颅 CT 检查可作为常规诊断方法，当脑脊液内血液成分达20%时，CT 可以确认蛛网膜下腔出血范围和类型及有无颅内血肿等。

71. CE 自发性蛛网膜下腔出血的最常见原因为脑血管疾病，如颅内动脉瘤、动静脉畸形等，需完善脑血管检查，如 DSA、CTA 或 MRA，DSA 为颅内动脉瘤检查的"金标准"。

72. ABCDEF 动脉瘤破裂导致的蛛网膜下腔出血（SAH）有以下治疗措施：①观察生命体征，出血急性期应严密观察生命体征，控制血压，有条件可至 ICU 重症监护。同时卧床休息，镇静、镇痛、避光，保持排便通畅。②脱水治疗，伴颅内压增高时，应用甘露醇脱水治疗，给予激素减轻脑水肿。意识障碍患者如合并脑室内出血或脑积水者，可行脑室穿刺外引流。③防治癫痫发作，对自发性 SAH，可预防性应用抗癫痫药物。④维持电解质平衡，蛛网膜下腔出血后可能发生低钠血症，应注意监测中心静脉压，并及时纠正低钠血症。⑤防治脑血管痉挛，可用尼莫地平或其他钙通道阻滞剂等。⑥对动脉瘤破裂导致的蛛网膜下腔出血患者，在病情允许下，应尽早行脑血管造影或 CTA、MRA 检查，明确出血原因，从而为进一步的病因治疗提供时机，如动脉瘤颈夹闭。

73. ABCDEF 为明确诊断，需进行的检查包括：颅脑、全脊髓 MRI 增强扫描（明确肿瘤及壁结节是否强化，囊壁部分有无强化）；眼底检查（有无视神经乳头水肿）；24 小时尿儿茶酚胺测定（若升高，有助于血管母细胞瘤的诊断）；血常规（有无红细胞、血红蛋白、网织红细胞增高）；腹部 B 超及腹部增强 CT（有无肝血管瘤、多囊肾、胰腺囊肿等）。

74. ABC 根据病史、查体及检查结果，可考虑的疾病包括：颅内多发血管母细胞瘤（左侧小脑、延髓血管母细胞瘤）；VHL 综合征（为常染色体显性遗传性疾病，多器官肿瘤综合征，特征为小脑和视网膜发生血管母细胞瘤）；梗阻性脑积水（是由于先天性或后天性因素造成的脑脊液循环通路在第四脑室以上受阻，使脑脊液流入蛛网膜下腔发生障碍所引起的病理现象。其特征是脑脊液过多积聚，导致脑室扩大、颅内压增高，可伴随继发性脑实质萎缩）。

75. ABCD 对于该患者，目前可行以下治疗：①显微外科手术治疗为最佳方案，一定要全部切除肿瘤结节和基底部附着处的部分囊壁；手术切除肿瘤的主要困难为肿瘤血运丰富，可术前全脑血管造影，必要时可行供血动脉栓塞治疗。②立体定向放射治疗，可以定位和破坏血管母细胞瘤。③药物治疗，如抗血管生成药物和分子靶向治疗等。

76. ABCDEF 血管网状细胞瘤又称血管母细胞瘤，是中枢神经系统少见的良性肿瘤，该肿瘤组织来源于血管周围的间叶组织，属血管源性肿瘤。最多见于小脑、脊髓和脑干，分别占颅后窝肿瘤的10% 和脊髓肿瘤的2% ~ 3%，也可偶发于脑实质内、垂体柄、脑神经、颞叶海马回、侧脑室、脉络丛、脑膜、脊髓圆锥、终丝、神经根和周围神经等处。

77. ABCDE 癫痫是神经系统常见疾病之一，是慢性反复发作的短暂性脑功能失调综合征。癫痫全面性发作时突然意识丧失，全身僵直，常伴尖叫，面色青紫，口吐白沫，阵挛，持续几秒至数分钟后自动停止发作，进入昏睡状态。本例青年患者因发作性意识不清、肢体抽搐1年入院，须先排除继发性癫痫。继发性癫痫常规完善颅脑CT或MRI，可行病灶区MRS分析，明确癫痫的病因；同时需完善血常规，肝、肾功能检查，心电图检查、胸部X线等术前相关检查，明确有无产生其他癫痫并发症。

78. ABD 根据患者CT提示右侧额叶皮质下直径约1cm类圆形高密度影；MRI：T_1加权像呈等信号，在T_2加权像及注射对比剂后呈高信号，病灶内有混杂低信号，病灶周围有环形低信号带。结合患者影像及病史，考虑为颅脑肿瘤引起继发性癫痫。对于此类疾病的治疗，通常需抗癫痫、止血（针对肿瘤性卒中出血）治疗，必要时在影像导航下手术切除。

79. ABCD 由于癫痫患者有25%左右的自发性缓解，所以传统认为癫痫首次发作不需用药，第二次发作以后才开始用药。除25%的自发性缓解外，余下患者的50%经正规治疗后可终生不再发病，因而多数患者不需长期服药。一般来说，全面强直–阵挛性发作、强直性发作、阵挛性发作完全控制4~5年后，失神发作停止半年后可考虑停药。但停药前应有一个缓慢减量的过程，尽管有争论，但一般情况下这个时期不应少于1年。抗癫痫治疗期间，定期监测抗癫痫药物血药浓度并复查脑电图，同时复查颅脑MRI以观察肿瘤有无复发。

80. CDEG 脑内血肿顾名思义就是脑组织内形成的血肿，一部分的脑内血肿是自发性脑出血，包括高血压脑出血、颅内动脉瘤或血管畸形破裂形成血肿；另一部分是颅脑损伤引起的，脑实质的挫裂伤后形成脑内血肿，造成脑功能障碍，出现偏瘫、昏迷等症状。患者因"左侧肢体无力5小时"入院。查体：意识清醒，双侧瞳孔等大，对光反射存在，左侧肢体偏瘫，左侧巴宾斯基征阳性。既往存在多次脑梗死病史，影像学提示脑内血肿，考虑为脑血管病。符合的诊断有：动脉硬化性脑出血、淀粉样脑血管病、烟雾病、梗死后出血。转移瘤卒中、血管网状细胞瘤在影像学表现上存在瘤结节，不符合该患者影像学特征。

81. ACDF 对于脑血管病，脑血管方面的检查是必需的，比如DSA、CTA、MRA，同时结合颅脑CT或颅脑MRI更能鉴别疾病与明确诊断。

82. D 淀粉样脑血管病是指主要发生在老年人的一种脑血管病，其主要表现是痴呆、精神症状，反复或者是多发性的脑叶出血；其病理生理特点主要是大脑皮质和软脑膜的小血管壁内有淀粉样物质沉积，从而引起血管壁坏死和出血。本例患者表现为逐渐出现智能减退、强哭强笑、言语迟缓、四肢无力；且MRI提示右顶叶皮质下多发出血灶，呈多灶性、脑叶性分布。符合淀粉样脑血管病的表现。

83. A 脑出血因为血肿的占位效应，往往会造成颅内高压，出血量在幕上超过30ml、幕下超过10ml，应该选择外科手术治疗。患者右顶枕出血量约为50ml，脑中线结构明显左移，需行去骨瓣开颅血肿清除术。

84. ABDEF 任何一个位于脑桥小脑角的肿瘤都可能与听神经瘤混淆，但多数病例有其MRI的鉴别特点。听神经鞘瘤占脑桥小脑角肿瘤的 90%，其次是脑膜瘤、上皮样囊肿、胶质瘤、脑干肿瘤、三叉神经鞘瘤、脂肪瘤及转移瘤，后两者很罕见。

85. ACDG 听神经鞘瘤的主要血供来自小脑前下动脉，此血管在接近肿瘤处分出一支进入肿瘤包膜，并分成若干小支进入肿瘤组织。其他常见供血动脉有基底动脉分出的脑桥动脉、小脑上动脉、小脑后下动脉的分支至肿瘤。其静脉回流主要通过岩静脉进入岩上窦。

86. ABCDEFGHI 该病例选择经枕下乙状窦后入路手术，术后可能出现的并发症包括：肿瘤生长于听神经上面，可能导致共济失调、听力丧失；同时面神经和听神经伴行于内听道，手术可能对面神经造成一定影响，术后发生口角歪斜、眼睑闭合不全、眼球干燥、脑脊液漏等情况；面、听神经的上方还有三叉神经，当三叉神经受到损伤时，会出现面部感觉减退而表现为脸部麻木；若肿瘤累及后组脑神经，甚至会出现呛咳、吞咽困难、声音嘶哑，严重时导致生命危险；手术还可能会对脑干造成一定损伤，严重时出现肢体偏瘫、长期昏迷等症状。

87. ABCEF 该病例手术由枕下乙状窦后入路进行，术后可出现脑脊液漏，可产生脑脊液耳漏、切口漏、鼻漏等。术后脑积水可增加脑脊液漏的发生率；若由脑积水引起的脑脊液漏则需待脑脊液漏停止后再行分流术，否则容易增加颅内感染风险。因此脑脊液漏多数先采取保守治疗。

88. CDG 患者外伤后复视，左侧眼球固定，左侧瞳孔散大，直接、间接对光反射消失。考虑第Ⅲ（动眼神经）、Ⅳ（滑车神经）、Ⅵ（展神经）联合损害。动眼神经损伤时，出现上眼睑下垂，眼球向内、向上及向下活动受限而出现外斜视和复视，并有瞳孔散大，调节和聚合反射消失；展神经损害时患者眼球外展不能；滑

车神经损伤时眼球向外下方转动不能。结合患者的眼球固定表现，考虑患者此三条神经均损伤。

89. ABC 患者左侧前额部有一长约 5cm 皮肤裂口，深达全层；左额凹陷性骨折（陷入颅内约 1cm）。应争取于伤后 6 小时内行清创术，局部硬脑膜下血肿可暂不处理，修复凹陷性骨折片。注意患者的急救须及时准确，做好气道管理及预防失血性休克，防治脑水肿，注意复查 CT。一旦病情变化，除针对脑挫裂伤的止血、脱水等治疗外，尚需加强生命体征的监护、注意水与电解质平衡、维持营养，必要时行气管切开。

90. CDE 凹陷性骨折多因外力垂直作用到头部，或跌倒时头部撞在棱角物体上所致。颅骨凹陷处呈圆锥形或不规则形，骨折线为环型、放射状或粉碎状。有时骨折片可刺破硬脑膜进入脑内。手术指征为大面积凹陷性骨折，有颅内压增高；功能区凹陷性骨折，引起神经功能障碍；凹陷深度大于 1.0cm 者。

91. C 出现三叉神经痛之后首选是药物治疗，因为医疗的本质是提供帮助和服务，肯定是先从无创去进行，秉持"从无创到有创，从微创到开放"的原则。所以，第一次出现或者短期内出现的三叉神经痛，肯定是首选口服药物，比如用卡马西平、加巴喷丁、普瑞巴林等治疗神经病理性疼痛的药物。

92. D 经过 3 个月以上药物治疗依然无效的情况下，才考虑用微创的方法或者用开放手术的方法去解决三叉神经痛。由于 90% 以上的三叉神经痛都是由于血管压迫所致，微血管减压术已成为能够治愈疾病的最有效方案。

93. B 压迫三叉神经产生疼痛的血管称为责任血管。责任血管可以是一支，也可以是多支；既可以是动脉，也可以是静

脉。常见的责任血管有小脑上动脉、小脑前下动脉、基底动脉。小脑上动脉占全部责任血管的75%，小脑上动脉可以形成一向尾侧延伸的血管，压迫三叉神经与脑干接触之神经根的上方或者上内方。

94. B 第一次出现或者短期内出现的三叉神经痛，首选口服药物治疗。

95. A 三叉神经疼痛多沿神经分支的分布，如第一支的疼痛部位往往在眼的表浅或深处、上睑及前额；第二支的疼痛部位在颊部、上唇和齿龈，而硬腭疼痛者不常见；第三支的疼痛部位在下唇、齿龈，涉及舌部者较少。根据患者疼痛位于右侧口角与眼裂之间，触摸右侧鼻翼部可诱发疼痛，考虑患者为三叉神经第二支痛。

96. A 原发性三叉神经痛是三叉神经痛的常见类型。多数原发性三叉神经痛于40岁起病，多发生于中老年人，女性尤多见，其发病右侧多于左侧。该病的特点是：在头面部三叉神经分布区域内、骤发、骤停，呈闪电样/刀割样/烧灼样、顽固性、难以忍受的剧烈疼痛，三叉神经痛患者常因此不敢擦脸、进食，甚至连唾液也不敢下咽，从而影响正常的生活和工作，并且用各种检查并无明显和发病有关的功能性抑或器质性病变。该患者存在上述发病特点，疼痛位于右侧口角与眼裂之间，触摸右侧鼻翼部可诱发疼痛，查体未见神经系统阳性体征，头颅 MRI 未见异常。考虑为原发性三叉神经痛。

97. ABE 根据患者头痛伴发作性全身抽搐3个月，考虑为颅内压增高并继发癫痫。结合 MRI 提示 T_1WI 低信号，T_2WI 等信号，部分强化，未见流空效应；符合该影像学特征的为淋巴瘤、胶质瘤、生殖细胞瘤。颅内动脉瘤、动静脉畸形可见流空效应。多数颅咽管瘤囊性部分所含的物质在 T_1WI 上呈低信号，T_2WI 上呈高信号；实质性颅咽管瘤，若病变缺少胆固醇和正

铁血红蛋白，T_1WI 上呈等信号，T_2WI 上呈高信号；若有钙质，T_1WI 上呈高信号，T_2WI 上呈低信号。

98. AB 少突胶质细胞瘤一般分为两个比较常见的分级：一般是Ⅱ级，间变性的少突胶质细胞瘤相当于 WHO 当中的Ⅲ级。Ⅲ级的胶质瘤，目前以手术治疗为主，术后必须辅以放疗、化疗等综合性治疗措施。间变性少突胶质细胞瘤，可以在分割外照射放疗基础上首选替莫唑胺序贯治疗或 PCV 联合化疗方案，或者 PCV 同 Vm - 26 与 Me - CCNU 联合可明显提高胶质瘤化疗的敏感性。

99. D 染色体 1p/19q LOH：少突胶质细胞瘤最常见的遗传学改变是19号染色体长臂（19q）杂合性缺失（loss of heterozigosity, LOH），发生率为50% ~80%；第二常见的遗传改变是1号染色体短臂（1p）LOH，发生率为40% ~92%。1p 和 19q 联合杂合性缺失是少突胶质细胞瘤的典型分子遗传学特征，发生率为60% ~70%；而这种缺失在其他类型胶质瘤，特别是星形细胞瘤中很少发生。根据 1p/19q LOH 在少突胶质细胞瘤与星形细胞瘤中的不同发生率，可有效鉴别二者；检测 1p/19q LOH 可以辅助传统的组织病理学诊断。

100. DE 一旦发现患者癫痫发作，尤其是全面性强直 - 阵挛性发作，非常紧急情况下的救治措施：①及时将患者脱离危险环境，防止外伤。②助其平卧，头偏向一侧，解开衣扣、腰带，保持环境安静、空气流通。③清洁口腔并取出义齿，防止咬破舌头，保持呼吸道通畅。④如果有条件，可以给患者吸氧或者采取静脉输液来降颅压；同时予地西泮静脉推注或丙戊酸钠静脉给药，待癫痫控制后进行口服给药。一旦发生癫痫，首要治疗为控制癫痫发作，而非进行检查诊断。

全真模拟试卷（五）答案解析

一、单选题

1. C 大脑镰旁脑膜瘤出现运动障碍时，从足部开始，逐渐影响整个下肢，继而影响上肢肌力，最后波及头面部。

2. A 急性硬膜下血肿最多见的出血来源为脑皮质破裂的小动脉，一部分来源于注入横窦的下吻合静脉（Labbe静脉）。

3. D 桡神经在肱骨中、下1/3交界处紧贴肱骨走行，若该处骨折常导致桡神经损伤，而出现腕下垂、垂指畸形。

4. B 脑脓肿是指由化脓性细菌引起的脑组织化脓性感染，CT影像学表现为环形强化且中央呈低密度的圆形或类圆形病灶，低密度即囊腔。脑脓肿为局限性感染，不会引起脑室受压和中线移位。

5. B 典型动静脉畸形由供血动脉、畸形血管团和引流静脉组成。

6. A 内1/3蝶骨嵴脑膜瘤常表现为渐进性单侧视力下降、头痛、癫痫，当肿瘤压迫眼静脉时可出现眼球突出，肿瘤侵犯海绵窦或眶上裂可导致眼外肌运动障碍或是前额、面颊部的麻木。侵犯海绵窦的蝶骨嵴脑膜瘤可以表现为海绵窦综合征，即第Ⅲ、Ⅳ、Ⅴ、Ⅵ对脑神经损伤的症状。

7. C 幕上病变一般先发生颞叶钩回疝，继而发生枕骨大孔疝；此时幕上压力恒定大于幕下压力，故不会发生小脑幕切迹上疝。

8. E 脑动脉瘤是指颅内动脉管壁上的异常膨出部分，好发于组成脑底动脉环（Willis动脉环）的大动脉分支或分叉部。

9. A 骶副交感核位于脊髓$S_{2\sim4}$节段，也为中枢部。其节前纤维随骶神经（$S_{2\sim4}$）前根出骶前孔，又从骶神经前支分出组成盆内脏神经，加入直肠两侧的盆丛，再随盆丛的分支走行，至周围部盆部脏器的器官旁节或器官内节之副交感神经节内交换神经元，节后纤维分布于盆部脏器、外生殖器和结肠左曲以下消化管。

10. A 颈内动脉系统短暂性脑缺血最常见的症状是运动障碍：对侧发作性的肢体单瘫、面瘫或偏瘫；其他症状还有单肢或偏身麻木及感觉障碍，同侧单眼一过性黑矇甚或失明，优势半球受累还可出现失语。

11. D 从影像学资料可以看出，头颅畸形，呈舟状，头颅前后径长度显著、上下径较短；沿矢状缝骨质密度增高，钙质沉积，怀疑为狭颅症。同时伴随分离性斜视，可确认为狭颅症。显性颅裂则尚有颅腔内容物自颅骨缺损处呈囊样膨出，又称囊性颅裂。先天性脑积水X线下可见颅顶扩大，背侧壁变薄，有裂缝，大脑呈均匀的毛玻璃样阴影，颅盖骨皮质菲薄。颅底陷入症寰枕区X线检查示枢椎齿状突分别高出腭枕线。

12. C 双侧视神经乳头明显水肿说明颅内压增高；"走路不稳20天"说明小脑损伤；患者7岁年龄，首先考虑髓母细胞瘤。髓母细胞瘤是一种儿童颅后窝恶性胶质瘤，平均年龄14岁，12岁以下的儿童占本肿瘤全部病例的69%。临床表现主要为颅内压增高和共济失调。

13. E 大脑半球体现的是脑部高级神经功能，大脑半球病变造成的是脑部高级神经功能的缺失。剧烈头痛一般是颅内压力升高使脑膜、血管受制激或牵扯造成，比如脑疝、脑出血。

14. A 患者 MRI 见中央孔，边界锐利，沿脑沟及脑池生长，符合表皮样囊肿临床特征。"中央孔"代表该囊肿所起源的毛囊，最可能的诊断为表皮样囊肿。

15. E 颅内压增高引起头痛的原因是由于颅内压生理调节失控导致的脑组织水肿、挤压，从而压迫脑组织周围的血管和神经而引起头痛。患者可出现弥漫性头痛、恶心、呕吐等症状，常出现于早晨醒来头痛大多位于颈后、两颞及前额，呈持续性跳痛并阵发性加剧，部位与原发病无明显关系。

16. D 丘脑又称背侧丘脑，是间脑中最大的卵圆形灰质核团，位于第三脑室的两侧，左、右丘脑借灰质团块（称中间块）相连。在丘脑内只对感觉进行粗略的分析与综合，丘脑与下丘脑、纹状体之间有纤维互相联系，三者构成许多复杂的非条件反射的皮层下中枢。丘脑被 Y 形的白质板（称内髓板）分隔成前、内侧和外侧三大核群。髓板内核群是靠近中线的所谓内髓板以内的各种结构，主要是髓板内核群，包括中央中核、束旁核、中央外侧核，而不称为正中核；内髓板并非全是密集的神经细胞，而是由薄层白质纤维构成。外髓板并不紧邻内囊外侧，之间有丘脑网状核。

17. D 小脑扁桃体疝又称枕骨大孔疝，若延髓存在轴性下移，颈神经根受到牵拉，可引起枕颈部的疼痛及强迫头位。延髓内各脑神经核的功能紊乱可使心动过缓、血压上升、呼吸缓慢等。这时如果出现一个足以使颅内压突然增高或破坏脑脊液压力平衡的诱因，如咳嗽、呕吐，或做腰椎穿刺、压颈试验、脑室内注射药物或气体等均可使脑疝突然加剧而导致呼吸骤

停、昏迷，继以循环衰竭而死亡。

18. C 颅裂的治疗原则：①隐性颅裂无需手术治疗。②囊性颅裂主要依靠手术修补治疗。尽可能还纳膨出的脑组织，膨出物表面为薄膜样结构，并有破溃趋势者，则须及早紧急手术以防脑膜炎，术中应尽可能严密缝补硬脑膜，否则将会出现脑脊液漏。皮肤切口应美观；若为完整皮肤，则可在患儿生后半年到 1 年间施行修补手术。③若合并脑积水，可先治疗脑积水。④预防感染、对症支持等治疗。

19. D Chiari 畸形 I 型常较多见。主要病理改变为小脑扁桃体与小脑下蚓部向下疝入椎管。发病年龄多为年轻成人，小脑扁桃体下疝达枕骨大孔以下（5mm 以上），并呈舌样伸长；常伴有分离性感觉障碍。患者常合并脊髓空洞，少数伴有脑积水及呼吸窘迫。最常用的手术方法是颅后窝减压。

20. A 动脉瘤的形状常见以下几种：

（1）囊状动脉瘤 受累血管段管壁呈球状扩张，其大者直径可达 15～20cm。由于血液流过时形成漩涡，因此，这种动脉瘤常并发血栓形成，这也是最常见的形状。

（2）梭形动脉瘤 血管壁呈均匀扩张，而又朝一端逐渐均匀缩小，直至达到原来的血管直径，故呈梭形。这种动脉瘤较少发生附壁血栓。

（3）圆柱状动脉瘤 开始血管壁突然呈滚筒状扩张，同样又突然过渡于正常血管。这种动脉瘤可发生附壁血栓。

（4）舟状动脉瘤 血管壁呈一侧性扩张，而对侧血管壁则无变化；常见于夹层动脉瘤时。

（5）蜿蜒状动脉瘤 相近的血管段相继呈不对称性扩张，因此，受累血管呈蜿蜒状膨隆。大多见于血流方向一再改变的血管（如骨盆的动脉）。

21. C 脊髓室管膜瘤主要位于脊髓的髓内，特别是脊髓中央管的位置。临床上脊髓室管膜瘤好发的部位以颈段和脊髓圆锥部位最为常见。增强扫描之后可以看到脊髓髓内的肿瘤，常会伴有周围脊髓的水肿和比较明显的脊髓空洞，还会有含铁血黄素沉积，形成"帽征"的表现。

22. B 小脑前下动脉是基底动脉供应小脑前下部等结构的分支。小脑前下动脉闭塞，临床表现为患侧共济失调、耳聋、Horner 综合征，面部神经功能障碍。患者"左侧共济失调、面神经麻痹、耳聋，出现 Horner 综合征，面部及对侧面部以下偏身浅感觉减退"，符合小脑前下动脉闭塞的临床特征，患者可能闭塞的血管为小脑前下动脉。

23. C 蛛网膜下腔出血是出血性脑血管病中较重要的类型，主要是由于颅内动脉瘤破裂，或者动静脉畸形破裂以后造成颅内出血病灶。一般确诊蛛网膜下腔出血以后，原则上应尽快行脑血管造影，最好在 24 小时内，以确定出血来源。

24. C 垂体 PRL 腺瘤是腺垂体催乳素分泌细胞过度增生所致，临床表现常因异常分泌 PRL 形成高 PRL 血症而引起。诊断标准：①溢乳－闭经综合征和（或）肿瘤压迫症状；②血清 PRL 水平大于 200μg/L；③CT 或 MRI 扫描提示鞍区病变。

25. C 目前已经明确，脑膜瘤多起源于蛛网膜内皮细胞。

二、多选题

26. BCDE 血管网状细胞瘤，又称血管母细胞瘤，是中枢神经系统少见的高度血管分化的良性肿瘤，该瘤组织来源于血管周围的间叶组织，属血管源性肿瘤。最好发于小脑，其次是脊髓和脑干。发生于视网膜的血管网状细胞瘤称为 von Hippel－Lindau 病；将发生于小脑的血管网状细胞瘤，称为 Lindau 瘤；Lindau 病指脑和脊髓的血管网状细胞瘤伴肾囊肿、胰腺囊肿、肾脏良性肿瘤；Lindau 病伴发视网膜血管网状细胞瘤或其他内脏肿瘤，则称 von Hippel－Lindau 综合征（VHL 综合征）。VHL 综合征是一种罕见而危害严重的常染色体显性遗传病，表现为家族性多发性多器官性良、恶性肿瘤症候群。

27. ABCD 高血压脑出血，其所造成的血肿占位可引起颅内压升高和脑水肿，甚至危及生命，同时血肿使神经元细胞受压，造成一系列神经功能缺失。早期手术治疗高血压脑出血不仅能清除血肿，减轻脑水肿，防止血肿进一步扩大引起脑损伤，还可防止血肿本身释放各种毒性物质导致脑组织损伤，有利于抢救患者生命和减轻后遗症。而出血破坏的神经元细胞死亡后无法恢复，要重塑功能只能通过存活的神经元进行代偿，因此 E 项错误。

28. BCE 脑震荡通常定义为"中枢神经系统的暂时性功能障碍"，一般是在头部受到轻度暴力打击后，产生短暂的一过性意识丧失，随即清醒，可有近事遗忘，神经系统病理解剖无明显变化，无器质性损害。逆行性遗忘（近事遗忘）可能与海马回受损有关。神经系统无阳性体征发现。脑震荡无生命体征紊乱，也不会出现休克。

29. ABCDE TIA 为短暂性脑缺血发作的英文缩写，其与缺血性脑卒中的发病起源相同。在缺血性脑卒中，血栓阻塞了部分大脑的血液供应；短暂性脑缺血发作与卒中不同，其阻塞是短暂的，没有永久性的损害。病因与发病机制如下：脑动脉粥样硬化；微栓塞；心脏疾病；血流动力学改变；血液成分改变。此外，颈动脉和椎－基底动脉系统狭窄或闭塞；颈部动脉扭曲、过长、打结或椎动脉受颈椎骨增生骨刺压迫，皆可引起本病发作。

30. ABCD 生理情况下，颅内压会自动调节，调节失代偿时会产生损害。脑血流量超过下限时，脑血管自动调节功能的完整性会受到影响。脑血管灌注压接近或等于自动调节的下限（50～70mmHg），脑血流量下降，将导致脑缺血。脑缺血进一步引起细胞毒性脑水肿。随着颅内压的不断增高，压力梯度的作用会使脑组织发生移位，压迫脑干、血管及神经等重要结构，即所谓的脑疝。当颅内压急剧增高时，病人出现血压升高、心跳和脉搏缓慢、呼吸节律紊乱及体温升高等各项生命体征变化，这种变化称为 Cushing 反应。

31. ACE 原发性脑干损伤的临床表现：意识障碍（深昏迷）；去皮质强直（去大脑强直）；锥体束征（肢体瘫痪）；瞳孔和眼运动改变；呼吸丧失等。脑干损伤造成的瘫痪一般是双侧肢体瘫痪，大多不会出现偏瘫。同时，原发性脑干损伤不会引起癫痫，癫痫主要是大脑皮层病变引起。

32. AD 外侧索位于前外侧沟与后外侧沟之间，其内的纤维束有脊髓丘脑侧束、脊髓小脑束、红核脊髓束、皮质脊髓侧束、固有束。皮质脊髓前束位于脊髓前索；前庭脊髓束在同侧前索外侧部下行；薄束位于脊髓后索，在第4胸节以下占据全部后索，在第4胸节以上只占后索的内侧半。

33. BCDE 颈总动脉是头颈部的主要动脉干。右侧发自无名动脉（头臂干），左侧直接发自主动脉弓。两侧颈总动脉均经过胸锁关节后方，沿气管和喉外侧上升，至平对甲状软骨上缘分为颈内动脉和颈外动脉。头面部、颈部出血时压迫颈总动脉，可有效临时急救出血。

34. CDE 脑血管畸形是脑血管先天性、非肿瘤性发育异常。血管内栓塞治疗脑血管畸形，临床特点为：①高血流病变，

病灶直径＞3cm 者，适合行血管内栓塞治疗，不适合行立体定向放射外科治疗。立体定向放射外科治疗的医学方法适用于脑肿瘤和脑脓肿。②血管内栓塞治疗术是将导管送至病变部位，注入栓塞剂栓塞病变，达到治疗目的。通常不需应用抗癫痫药物。③可单独栓塞治疗，也可作为切除手术前的辅助手段。④对于病变位于重要功能区的脑血管畸形，尤其适合。⑤手术成败的关键是微导管能否准确进入供血动脉及病灶内，能否避开供应正常脑组织的穿支血管。

35. ABCD 火器性颅脑穿通伤时，伤后意识水平是判断火器性颅脑损伤轻重的最重要指标，是手术指征和预后估计的主要依据。紧急手术探查指征为：意识进行性恶化、颅压增高明显或有脑疝体征；不能排除颅内血肿者；颅后窝穿透伤、呼吸功能异常者；伤口大量流脑脊液，怀疑脑室损伤可能者；伤口有大量血液外流，怀疑颅内大血管损伤者。如果患者出现深昏迷，双瞳孔散大固定，去大脑强直，呼吸功能衰竭，则已无手术意义。

36. BDE 当颅内压增高接近动脉舒张压时，血压升高、脉搏减慢、脉压增大，起初体温正常，继之出现潮式呼吸，血压下降，心律虽齐但心率代偿性增快，脉搏细弱，最终呼吸变慢停止，心脏停搏而导致死亡，最终体温下降。这种变化即称为库欣反应。

37. AB 帕金森病外科治疗适应证：①原发性帕金森病。②曾对左旋多巴有较好的反应。③神经内科药物已经不能获得有效的功能改善，并且不能通过进一步调整方案来改善治疗效果；或神经内科治疗有效，但在有效剂量范围内患者不能耐受药物的副作用（例如严重致残性不自主运动，即异动症），功能障碍严重影响患者

的日常生活。④出现药物引起的症状波动。⑤没有明显的手术禁忌、没有明显的精神情感障碍、没有心理障碍和抑郁状态，全身状况良好，年龄在 75 岁以下者。疾病缓慢发展但已超过半年可尝试先予药物治疗。第一次手术无效者一般不再进行第二次手术，而是选用其他方法。

38. ABE 青年男性患者头痛、呕吐，依据头部 MRI 图，可能的诊断有室管膜瘤、室管膜下巨细胞性星形细胞瘤和髓母细胞瘤。①室管膜瘤是来源于中枢神经系统肿瘤。MRI 表现为菜花状的混杂密度肿块。②室管膜下巨细胞性星形细胞瘤，MRI 表现为侧脑室室间孔附近的团块影，边界清晰。③髓母细胞瘤，MRI 表现为长 T_1 的较均匀低信号，边界清晰。

39. ACDE 颅脑火器伤是指因火药、炸药等发射或爆炸产生的投射物，如枪弹弹丸、各种碎片等所致的颅脑损伤。处理颅脑火器伤的原则包括：①硬膜和头皮的缺损应该尽量修复。②伤道深部的金属异物不必一起取出，伤道深部的细小金属异物不必强行取出。③术前、术中都应该警惕有无颅内血肿。④早期彻底清创。⑤根据伤情和伤后时间选择手术方式。

40. ACDE 目前国际上脑水肿分为 4 类：①血管源性脑水肿，血－脑屏障受损、破坏，使毛细血管通透性增加，水分渗出增多所致。②细胞性脑水肿，即细胞毒性脑水肿，为致病因素使脑组织缺氧、神经细胞代谢障碍所致。③渗透压性脑水肿，为细胞内、外液及血液中电解质与渗透压改变引起的细胞内水肿。④脑积水性脑水肿，即间质性脑水肿，常见于梗阻性脑积水。

41. ACE 脑震荡，是指头部遭受外力打击后，即刻发生短暂的脑神经功能障碍。诊断：①头部外伤后立即发生短暂性

昏迷，时间在 30 分钟内，清醒后常有近事遗忘、头痛、头晕、恶心、厌食、呕吐、耳鸣、注意力不集中等症状，血压、呼吸和脉搏基本正常。②神经系统检查无阳性体征，腰椎穿刺检查脑脊液压力和成分正常。

42. AE 颅脑伽玛刀治疗听神经瘤的适应证有：①肿瘤位于内听道内。②肿瘤直径小于 30mm，未明显压迫小脑、脑干者；部分患者需分次治疗。如有颅内压增高或并发梗阻性脑积水者，为伽玛刀治疗的禁忌证，需采取手术治疗。③手术后残存或复发的听神经瘤。④如肿瘤体积较大，并发脑积水，患者强烈拒绝手术或不能耐受手术者，可采取分流手术后分次伽玛刀治疗。

43. ABCD 动脉瘤破裂出血具有很高的致残率和死亡率，以及易反复出血的特性；所以对动脉瘤性患者，在病情允许条件下，应尽快进行外科治疗，防止动脉瘤再次破裂出血，降低患者致残率和死亡率。外科治疗包括手术治疗和血管内栓塞治疗。无法满足手术条件时，应尽快神经内科处理；其间密切观察有无破裂出血，最好在 ICU 室留观，不慎动脉瘤破裂出血危及生命时，可第一时间急救。一般颅内动脉瘤术后患者建议出院后的初始 1 个月门诊复诊一次，术后每年建议脑血管造影复查一次，主要了解动脉瘤有无复发。

44. ACDE 硬膜外腔（硬脊膜外隙）位于硬脊膜与椎管内面的骨膜之间，内含淋巴管、大量的脂肪组织和静脉丛，另有脊神经根穿过。脑脊液于蛛网膜下腔和脑室内流动。

三、共用题干单选题

45. E 如确诊小脑扁桃体下疝畸形合并脊髓空洞症，患者目前临床症状明显，应手术治疗，即行颅后窝减压＋脊髓空洞

分流术。

46. D 小脑扁桃体下疝畸形合并脊髓空洞症行颈部 MRI 即可确诊。

47. D 根据题干提示，该病例可能为小脑扁桃体下疝畸形合并脊髓空洞症，行颈部 MRI 即可确诊。确诊后如患者的临床症状明显，应手术治疗。

48. D 根据题意，"头痛、眼底视神经乳头水肿"，说明颅内压高。头颅 CT 检查提示占位性病变，且为低密度，考虑诊断为肿瘤。出血为高密度影，B 项和 C 项不符合题意。脑梗死一般无占位效应；除大面积梗死外，较少导致颅内压增高，因此排除 A 项。假性脑瘤有颅内压增高的临床表现，但无颅内占位性病变，因此排除 E 项。

49. A 患者已经头颅 CT 检查诊断为颅内肿瘤。确诊以后，通常再进行 MRI 检查，MRI 能够提供更详细的病变信息，也可以定量分析瘤周水肿变化情况。造影、TCD（脑多普勒超声）均是针对脑血管病变。脑电图用于检查癫痫及精神疾病。SPECT 用于判断肿瘤复发与放射性坏死等方面具有独特优势。

50. D 颅内肿瘤治疗方法为手术切除，是对因治疗，能从根本上改善症状和预后，D 项符合题意。其余选项为对症辅助治疗，非根本性治疗手段，采取这些手段无法彻底根除肿瘤压迫，最终仍须选择手术切除。

51. C 右肾下极占位病变，密度略低于正常肾实质，注射造影剂后有增强，这是肾癌的典型表现。CT 增强扫描时可以出现不均一的强化，当肾实质强化呈现高密度，而肿瘤呈现相对较低密度对比值，即可以清楚地显示正常组织与肾癌之间的界限，同时也可以较好地显示肾脏肿瘤与肾包膜之间的关系。

52. A 患者诊断为肾癌。目前公认的治疗肾癌的方法是根治性肾癌切除术：切除包括肾周围筋膜及其周围脂肪囊肾和肾上腺，可以提高生存率。输尿管及部分膀胱是否切除，目前还存在争议。

53. C 根治性肾癌切除手术之后的进一步治疗选择免疫治疗，以高－中剂量的干扰素或（和）白介素为代表方案。一般不用化疗和放疗，因为肾癌总体对化疗和放疗均不敏感。中药治疗仅作为辅助治疗。

54. E 垂体瘤类型主要包括以下几种：①催乳素型垂体瘤（PRL 型），会分泌催乳素，从而造成男性的泌乳、女性的月经不调，甚至是不孕不育，本例无男性泌乳表现。②生长激素型垂体瘤（GH 型），会分泌生长激素，引起的特征性表现是末端指节的粗大，以及下颌、鼻端的粗大；儿童或青春期会出现过度生长，产生巨人症。本例无该表现。③促甲状腺激素型垂体瘤（TSH 型），会引起甲亢的表现以及结节性甲状腺肿肿。本例无该表现。④促肾上腺皮质激素型垂体瘤（ACTH 型）表现为库欣综合征，与本例符合。

55. A 地塞米松抑制试验是通过地塞米松对垂体、下丘脑分泌的促肾上腺皮质激素和促肾上腺皮质激素释放激素的抑制作用，及由此引起肾上腺皮质激素分泌减少的程度，来了解下丘脑－垂体－肾上腺轴功能是否高于正常，其可能的病变可定位在哪个器官的试验，可用于 ACTH 型垂体瘤与异位源性库欣综合征的鉴别。

56. C 垂体瘤主要治疗手段为手术治疗，其中分为经颅垂体腺瘤切除术，如经额下入路，这适合肿瘤较大并向鞍上发展，视功能降低者；如经翼点入路，这适合向鞍旁发展的肿瘤。经鼻蝶窦入路，这适合于各种类型的垂体微腺瘤及部分垂体巨大腺瘤，是最常用的手术方式，可作为首选。

57. D 垂体卒中指垂体突发出血、缺血、梗压或坏死，并引起突发性鞍旁压迫和颅内高压或脑膜刺激为特征的急性临床综合征。可表现为颅高压症状如头痛、呕吐，此外还有蝶鞍邻近组织压迫的症状如视力突然减退。多见于垂体瘤出血。该患者有明确的垂体瘤病史，故选 D。

58. E 结合患者病史及查体，考虑臂丛神经根性举拉性损伤可能性大。臂丛神经根性举拉性损伤属于臂丛神经损伤，臂丛神经网络将信号从脊髓传递到肩、臂和手。这些神经起源于 $C_{5\sim8}$ 和 T_1 脊神经，支配胸部、肩部、手臂和手部的肌肉和皮肤。肩部损伤、肿瘤或炎症可导致臂丛神经损伤。

59. C 此时最正确的处理为进行神经电生理及影像学检查。神经电生理检查，即肌电图（EMG）及神经传导速度（NCV）对有无神经损伤及损伤的程度有重要参考价值，一般在伤后 3 周进行检查。感觉神经动作电位（SNAP）和体感诱发电位（SEP）有助于节前、节后损伤的鉴别。节前损伤时 SNAP 正常（其原因在于后根感觉神经细胞体位于脊髓外部，而损伤恰好发生在其近侧，即节前；感觉神经无沃勒变性，可正常诱发 SNAP），SEP 消失；节后损伤时，SNAP 和 SEP 均消失。

60. C 患者伤后 3 周出现小指运动功能的部分恢复，此时考虑是由于尺神经神经功能的恢复。尺神经发于臂丛内侧束，含有第 7、8 颈神经和第 1 胸神经的纤维。尺神经在前臂的肌支支配尺侧腕屈肌（向尺侧屈腕）、第 3~4 指深屈肌（第 4~5 手指末节指骨屈曲）、掌短肌（手尺侧近端的皮肤肌肉）、小指展肌（小指外展）、小指对掌肌（小指对掌）、小指屈肌（小指屈曲）、第 3~4 蚓状肌（第 4~5 指掌指关节屈曲及近端指间关节伸直）、骨间肌（掌指关节屈曲及近端指间关节伸直）、拇收肌（拇指掌部内收）及拇短屈肌深侧头（拇指第 1 指节屈曲）。尺神经在臂部损伤时，主要表现为屈腕能力减弱，屈 4、5 指的远节指骨不能屈曲及拇指内收力弱，小鱼际肌及骨间肌明显萎缩，各指不能互相靠拢，各掌指关节过伸，第 4、5 指的指间关节弯曲，称为"爪形手"；其感觉障碍则以手内侧缘为主。

61. C 根据病史与体征，考虑听神经鞘瘤可能性大。听神经鞘瘤的病期较长，症状存在的时间可从数月至数年不等，一般持续 3~5 年。大部分患者就诊时主要症状是听神经鞘瘤本身的表现，包括头晕、耳鸣及听力下降，此三者可同时或其中的两者同时或先后出现。耳鸣为高音调，似蝉鸣或汽笛声，并为连续性，常伴有听力减退。典型的听神经鞘瘤具有以下特点：①早期症状多从听神经的前庭神经及耳蜗神经损害开始，表现为眩晕、进行性单侧听力减退伴以耳鸣。首发症状多为耳鸣及耳聋，耳鸣往往持续时间较短；而耳聋症状发展缓慢，可持续数年至十数年。②肿瘤邻近脑神经损害表现，一般以三叉神经及面神经损害多见，表现为患侧周围性面瘫，或患侧面部麻木、咬肌无力或萎缩。③出现走路不稳、动作不协调、眼球震颤等小脑性共济失调表现。

62. D 本病例首选的辅助检查是头颅 MRI。听神经鞘瘤的头颅 MRI 可提供对脑干压迫的范围、第四脑室是否通畅、脑积水是否存在等情况。对可疑听神经鞘瘤，全序列的 MRI 可做出鉴别诊断以协助确诊。

63. A 听神经鞘瘤主体位于脑桥小脑角，常有一蒂与内听道相连，内听道扩大最具特征性，为定性诊断的重要依据。首先应鉴别的病变是脑桥小脑角脑膜瘤。脑桥小脑角脑膜瘤起源于脑膜及脑膜间隙衍生物，肿瘤具宽基底并与颅骨或硬脑膜相连，MRI 明显强化，常可见脑膜"鼠尾征"。

64. E 该患者的听力障碍从听神经的耳蜗神经损害开始，表现为眩晕、进行性单侧听力减退伴以耳鸣，属于神经性耳聋。神经性耳聋人体是指听觉系统中的传音、感音或分析综合部位的任何结构或功能发生障碍，表现为听力不同程度的减退，轻者为重听，重者为聋。

四、案例分析题

65. BCDEF 患者诊断为蛛网膜下腔出血，凡能引起脑出血的病因均能引起本病。常见的病因有：①高血压动脉粥样硬化：动脉壁承受的压力较高，易造成血管破裂、出血。②烟雾病：烟雾病是一种血管的发育异常，易引发脑出血。③颅内动脉瘤：占 75%～85%，好发于脑底动脉环的大动脉分支处，以该环的前半部较多见。④颅内动静脉畸形：多见于青少年，占 10% 左右，动静脉畸形多位于大脑半球的大脑中动脉分布区。⑤血液病：最常见的原因是各种血液病引起的血小板数量减少或凝血功能障碍导致的出血。

66. C 为确诊出血原因，进一步检查为全脑血管造影（DSA）。全脑血管造影不但能清楚地显示颅内大血管及大脑半球的血管图像，还可测定动脉的血流量；对于脑出血、蛛网膜下腔出血，可进一步查明导致出血的病因，如动脉瘤、动静脉畸形、动静脉瘘等。

67. B 脑动脉瘤是指脑动脉内腔的局限性异常扩大造成动脉壁的一种瘤状突起。临床表现：动脉瘤一旦破裂，表现为严重的蛛网膜下腔出血，发病急剧，出现昏迷现象，对光反射迟钝，CT 可见高密度影。患者符合脑动脉瘤临床特征，已发生蛛网膜下腔出血，应尽快手术治疗。

68. ABEFG 患者进一步的治疗包括：①20% 甘露醇 250ml 静脉滴注，每日 2 次。②镇静治疗，减低脑器官代谢活跃性，抑制进一步出血。③卧床：避免剧烈活动，保证血压稳定，降低颅内压，防止脑血管痉挛。④6－氨基己酸：有助于症状缓解。⑤尼莫地平：对缺血性脑损伤有保护作用，尤其对缺血性脑血管痉挛的作用更明显。

69. B 脑动脉瘤破裂出血，可引起各种神经功能障碍，破裂出血后，因为治疗不及时或者治疗失败，或者病情恶化，动脉瘤可能再次出血，再次出血引起的脑损伤更严重。临床表现为嗜睡，神志不清，肢体无力。患者"经治疗后神志恢复，但 3 天后由清醒转为嗜睡，右侧肢体无力。查体：右侧肢体肌力 4 级"，符合再出血的临床特征。

70. F 脑积水多见于各种颅脑外伤后或颅内肿物占位而使得脑脊液吸收障碍。典型症状为头痛、呕吐、眩晕、双视神经乳头轻度水肿。患者"1 周后逐渐出现临床症状加重。查体：双视神经乳头轻度水肿"，符合脑积水临床特征，应诊断为脑积水。分流手术治疗是脑积水的首选方法，可迅速缓解症状，减少并发症的发生。

71. BD 患者头痛、呕吐、视力减退、复视，头痛并进行性加重，近日出现喷射性呕吐，精神差，双侧视神经乳头水肿，视力下降。集合患者以上查体及检查结果，考虑患者可能存在的问题是颅内高压（头痛、喷射性呕吐、双侧视神经乳头水肿）、颅内占位病变。该患者 CT 示右额颞顶占位病变，混杂密度，不规则增强影像，有囊变，边缘不规则，无明显边界，周围有水肿带，脑室受压移位，提示颅内占位病变。

72. AE 患者血清钾为 3.4mmol/L、

钠 130mmol/L、氯 90mmol/L，均在正常值以下，且存在颅内高压、颅内占位病变，门诊应紧急静脉滴注甘露醇降颅压，还应输液补充电解质纠正电解质失调。

73. BF 头颅 CT 显示：右额颞顶占位病变，混杂密度，不规则增强，有囊变，边缘不规则，周围有水肿带，脑室受压移位，中线左移 1.1cm。考虑胶质瘤，胶质瘤病灶多位于脑白质深部，增强扫描可见不规则增强，呈结节状、环状及花边状，边缘不规则。占位效应明显者可有脑室受压中线移位等，本例患者同时有头痛、呕吐、双侧视神经乳头水肿，考虑还有颅内压增高。

74. ABF 结合患者电解质、颅内高压和颅内占位病变等，应拟定的方案为输液治疗补充电解质（补充血钾、血氯、血钠），脱水降颅压治疗（静脉滴注甘露醇紧急降颅压），择日手术治疗（待颅内压控制稳定、电解质正常后择期手术）。

75. CDEFHI 患者经输液治疗，病情稳定，手术治疗还需完善术前检查，主要包括凝血酶原时间、出凝血时间、电解质、肝肾功能、血常规、心电图、血型鉴定及抗体筛查、血糖测定、心电图检查，另外手术之前还要对患者进行肝炎、艾滋病、梅毒等相关传染病的检查，其目的主要是防止医源性感染以及院内感染，保护患者的手术安全。

76. ABEGHIJ 术前谈话应该告知手术风险，患者颅内占位手术中可能发生的情况有：术中出血、止血困难导致失血性休克致死亡；术中如有不可避免的脑功能区损伤，可导致术后偏瘫、术后昏迷；可能出现术中发现病变与重要结构边界不清，不能全切而造成治疗不彻底；术后可能发生脑内出血，需进行二次手术清除血肿；由于手术应激可导致术后消化道出血、肾

功能衰竭等；恶性肿瘤在术后易复发。

77. CF 患者间断头痛、头晕，语言迟缓，眼底视神经乳头边界欠清。为进一步诊断，患者应做的主要检查有：①头颅 CT，可检查颅脑是否有骨折、脑出血、脑梗死以及是否有颅脑占位，为确诊提供可靠的证据。②头颅 MRI，常规采用横断面扫描，可查找中枢神经系统疾病，判断颅脑有无梗死、有无脑出血、有无占位病变、有无海绵状脑血管瘤等。

78. BCDEFH 脑内的病理性钙化灶一般属于良性病变。脑内钙化灶的原因有很多，临床上常见的有脑结核、脑囊虫病、脑膜瘤、脑胶质瘤、颅内畸胎瘤、颅咽管瘤、甲状旁腺功能减退等，形成的钙化灶通常不会引起较明显的临床症状，也不需要对钙化灶进行特殊处理。但是如果已产生压迫症状，可以先用药物对症治疗；如果效果不好，可以根据患者的情况选择是否需要手术治疗。

79. ABI 患者脑血管造影示左侧大脑中动脉略呈弧形抬高。本病术前要鉴别的疾病有：①星形细胞瘤，是星形胶质细胞所形成的肿瘤，表现为癫痫、头痛、肌无力、呕吐、意识障碍。脑血管造影可见血管受压移位。②脑膜瘤，由于脑膜细胞发生病变引起，临床表现为头晕、头痛、恶心、呕吐。脑血管造影显示脑膜瘤富于血管结构。③炎性肉芽肿，由单核－巨噬细胞增生形成境界清楚的结节状病灶，表现为颅内高压、癫痫。脑血管造影可见以血管为中心的单核－巨噬细胞浸润和肉芽肿形成，并伴有血管壁损害。

80. A 源自神经上皮的肿瘤统称为脑胶质瘤，占颅脑肿瘤的 40%～50%，是最常见的原发性颅内肿瘤。胶质瘤治疗方法：①肿瘤大部切除及外减压加放疗（或化疗），替莫唑胺是治疗胶质瘤唯一有明确

疗效的化疗药物。②首次发现的胶质瘤，一般采用局部放疗；对于复发胶质瘤患者，采用立体定向放疗。③手术切除：手术可迅速去除大部分的肿瘤细胞，缓解患者症状。手术的尽可能完整切除，可以使患者得到长期存活。

81. ACDH 化疗及靶向治疗在胶质瘤的治疗中逐渐发挥重要作用。胶质瘤常用化疗途径包括：①静脉用药；②超选导管注药（导入肿瘤供血动脉）；③动脉给药（经颈动脉）；④口服化疗药物。目前，替莫唑胺是治疗胶质瘤唯一有明确疗效的化疗药物。

82. AC 患者 2 小时前出现眩晕伴恶心、呕吐；查体有眼震，四肢肌力正常，右侧肢体共济运动差。考虑右侧小脑病变，如右侧小脑出血或右侧小脑梗死。小脑在维持机体平衡和协调随意运动方面有重要作用：①维持身体的平衡；②协调随意运动和维持肌张力的稳定。小脑对运动进行整合，通过传出纤维调整和纠正各有关肌肉的运动，使随意运动保持协调。一侧小脑病变，可发生同侧小脑性共济失调、眼震，步态不稳、走路摇摆，出现头痛、眩晕、恶心、呕吐等症状。因此结合患者临床症状和查体，考虑患者右侧小脑出血或右侧小脑梗死。

83. ABF 缺血性脑卒中是指由于脑的供血动脉（颈动脉和椎动脉）狭窄或闭塞、脑供血不足导致的脑组织坏死的总称。临床主要有四种类型的缺血性脑卒中：短暂性脑缺血发作（TIA）；可逆性缺血性神经功能障碍（RIND）；进展性卒中（PS）；完全性卒中（CS）。

84. C 患者出现右侧 Horner 综合征，右侧面部及左侧肢体感觉障碍，伴呕吐、眩晕、眼震，考虑阻塞的血管是小脑后下动脉。该动脉闭塞可出现延髓背外侧综合

征，出现眩晕、呕吐、眼球震颤、交叉性感觉障碍、同侧 Horner 综合征、饮水呛咳、吞咽困难和声音嘶哑、同侧小脑性共济失调。

85. A 对该患者可考虑进一步采用的辅助检查方法为 MRI，MRI 弥散加权成像是广义的功能性 MRI 技术，是在常规基础上施加一对强度相等、方向相反的弥散敏感梯度，利用回波平面等快速扫描技术产生图像。DWI 多数在缺血 2 小时内（最早在缺血数分钟后）即可出现异常信号，是最精确诊断急性脑梗死病灶的技术，对超急性期脑梗死的诊断价值远优于 CT。

86. C 头颅 CT 检查示右侧枕叶、颞底、丘脑区低密度灶，则考虑阻塞的血管是大脑后动脉。大脑后动脉为基底动脉的终末支，皮质支供应颞叶内侧面和底面及枕叶，中央支供应丘脑、内外侧膝状体、下丘脑和底丘脑等。

87. EF 如果是大脑后动脉供血分布区梗死，因大脑后动脉为基底动脉的终末支，皮质支供应颞叶内侧面和底面及枕叶，中央支供应丘脑、内外侧膝状体、丘脑下部和底丘脑等。损害时出现视力障碍、视野障碍，眼底一般正常；出现双眼同向性偏盲，对侧分离性感觉障碍。

88. F 原发性三叉神经痛是最常见的脑神经疾病，以一侧面部三叉神经分布区内反复发作的阵发性剧烈锐痛为主要表现。多发生于中老年人，右侧多于左侧。由于是病变局限于三叉神经根以下的周围神经末梢部位，因此不出现神经系统异常体征。"洋葱皮"型感觉障碍是三叉神经脊束核损害表现，常见于延髓空洞症、延髓背外侧综合征及脑干肿瘤。听力下降考虑听神经以及感音过程病变，三叉神经痛不会引起听力下降。

89. B 三叉神经由眼支（第Ⅰ支）、

上颌支（第Ⅱ支）和下颌支（第Ⅲ支）汇合而成，分别支配眼裂以上、眼裂和口裂之间、口裂以下的感觉和咀嚼肌收缩。根据题意，"右侧眼裂以下、鼻旁至右侧口裂以上"，说明为第Ⅱ支。

90. E 根据题意，怀疑为三叉神经痛。首要的检查主要是确认诊断和排除其他继发疾病引起者。三叉神经痛是周围神经病变，可用 MRI 检查确认。三叉神经处或耳旁肿瘤等可压迫三叉神经产生类似症状，可用 MRI 排除。

91. C 典型三叉神经痛主要表现为三叉神经分布区域内的剧烈疼痛。疼痛呈电击样、刀割样、撕裂样或烧灼样剧痛；大多数有"触发点"或称"扳机点"，这些区域特别敏感，稍加触碰就可引起疼痛发作。根据题意，"反复多次出现右侧面部疼痛""范围在右侧眼裂以下、鼻旁至右侧口裂以上，为骤发性闪电样锐痛，程度剧烈"，"刷牙、洗脸、进食均可诱发疼痛，发作间歇期无特殊症状"，考虑为三叉神经痛。

92. C 原发性三叉神经痛药物治疗首选卡马西平，次选苯妥英钠、加巴喷丁、普瑞巴林等。

93. ACD 依题意，"颅脑 MRI 显示松果体区占位性病变，直径约 4cm，病变部分明显强化、部分囊变"，说明肿瘤发生在松果体区；"双眼上视受限"，怀疑肿瘤侵袭至动眼神经。大脑大静脉瘤为大脑大静脉的瘤样扩张而非真正意义上的动脉瘤，本质为血管畸形，病变位于中线部位的静脉，不在松果体区；脑膜瘤一般附着于脑膜，不会累及松果体部位；脑转移瘤的主要转移途径是血行转移，大多数发生在脑实质，大脑中动脉供血区的灰质与白质交界处，以大脑中动脉供血末端颞顶枕交界区最常见。松果体区易发的肿瘤包括生殖

细胞瘤、松果体细胞瘤和松果体母细胞瘤；松果体区肿瘤的临床症状主要有颅内压增高，表现为恶心、呕吐，双侧视神经乳头水肿；若邻近脑受压，可表现相应症状，如患者表现为眼球向上运动障碍等。由于 MRI 检测到"囊变"，说明脑囊虫病可作为考虑的诊断之一。

94. ABCDEF 依题意，"双侧瞳孔散大，对光反射消失"，为颅内高压造成的生命危象，需要立即处理。抢救措施包括：①急救处理，疑有脑疝危险时需做气管插管，保持呼吸道通畅；快速静脉注入 20% 甘露醇，有脑疝表现时每 2 小时给药 1 次。有脑干受压表现者，行颅骨钻孔减压术，或脑室内或脑膜下穿刺引流以降低颅压。②降低颅压，使用高渗脱水剂，首选 20% 甘露醇；重症或脑疝者可合并使用利尿剂；适当应用糖皮质激素。复查 CT 是为了排除有否出血，出血者可确定出血部位及出血情况。颅内高压不可腰穿放脑脊液减压，补液会增高颅内压，加重病情，排除 G、H 两项。

95. C 根据题干中颅脑 MRI 影像表现"显示松果体区占位性病变，直径约 4cm，病变部分明显强化、部分囊变"，可确认病变为松果体区。松果体区肿瘤病程长短不一，其临床表现主要取决于肿瘤的组织学类型、位置和体积大小。肿瘤的发展过程所产生的临床症状主要有三个方面：一是颅内压增高，表现为嗜睡、恶心、呕吐，双侧视神经乳头水肿；二是邻近脑受压症状，患者表现为眼球向上运动障碍、瞳孔散大等；三是内分泌异常症状，表现为性征发育不良和尿崩症。

96. C 97. A 依题意，发热反复发作，至今中等度热未退，同时伴随心瓣膜关闭不全与全身感染中毒症状（感染性心内膜炎），怀疑为细菌感染性动脉瘤。颅

内动脉瘤的形成病因目前尚不十分清楚，动脉壁本身的先天性缺陷和（或）后天性损伤与血流动力学因素应是动脉瘤形成、发展和破裂的主要因素。此外，全身的感染性病灶如细菌性心内膜炎，栓子脱落流至脑动脉侵蚀动脉壁，形成细菌性动脉瘤并非颅内感染所致，。

98. B 细菌性动脉瘤已经出现了 SAH 的并发症，需要先处理并发症，即进行对症治疗；同时处理原发病灶，解决病因。本例患者的神经系统查体说明出血没有扩大，没必要紧急开颅夹闭动脉瘤；待清除原发病灶之后，观察动脉瘤是否得到控制，若仍然存在则需要尽早进行动脉瘤颈夹闭手术。

99. B DSA 针对脑血管疾病，尤其是动脉瘤，有良好的诊断能力。其特点是图像清晰、分辨率高，对观察血管病变、血管狭窄的定位测量、诊断及介入治疗提供了真实的立体图像，为各种介入治疗提供了必备的信息条件。

100. A 本例患者怀疑为细菌感染性动脉瘤。一般动脉瘤在破裂出血前无症状，少数病例可因瘤体的体积大→压迫周围神经结构而出现相应的神经症状。动脉瘤最常见的症状是出血，其次是脑血管痉挛、癫痫；局灶症状取决于动脉瘤的部位及动脉瘤大小，如颈内动脉－后交通动脉瘤常出现同侧动眼神经麻痹。

全真模拟试卷（六）答案解析

一、单选题

1. C 颅顶各骨由外板、内板以及两板之间的板障构成，外板较厚，对外力承受性大；内板较薄，质地较脆弱（又称玻璃样板），抗外伤的耐受性小，故外伤时内板较外板易于骨折。

2. C 视神经乳头水肿是颅压增高的一个可靠的客观征象，具有良好的特异性。另外 CT 有阳性发现，说明已有导致颅压增高的颅内病变，可能危及生命，需立即手术减压。

3. B 颅骨骨膜下血肿，除婴儿因产伤或胎头吸引助产所致外，一般都伴有颅骨线形骨折。处理原则为早期仍以冷敷为宜；但忌用强力加压包扎，以防血液经骨折缝流向颅内，引起硬脑膜外血肿，因此 B 项不符合题意。

4. D 颈动脉狭窄内膜切除术是一种预防性的手术，可以去除动脉粥样硬化斑块、重建正常管腔和血流、降低脑卒中发生风险。手术绝对指征：有症状性颈动脉狭窄，且无创检查颈动脉狭窄度≥70% 或血管造影发现狭窄超过 50%。斑块多发生于颈总动脉分叉处和颈内动脉起始段。双侧狭窄时，应先解除有症状的一侧，恢复颅内灌流，因此 D 项不符合题意。

5. D 小脑扁桃体下疝畸形，又称 Arnold‑Chiari 畸形，是因颅后窝中线脑结构在胚胎期的发育异常，小脑扁桃体向下延伸，可连同延髓下部甚至第四脑室，经枕骨大孔突入颈椎管的一种先天性发育异常。最主要的临床表现是枕骨大孔综合征、头痛、脊髓首端和小脑功能障碍的症状与

体征。约有 50% 的本型畸形患者合并有颅底和枕骨大孔区域的骨性异常，包括有枕上和枕外发育不全、颈部变短、斜坡变短、枕骨大孔增大。脑干和脑神经功能障碍症状包括头痛、眼球震颤、复视、锥体束征阳性、感觉与运动障碍、共济失调、构音困难和吞咽困难。据题意，"双侧 $C_4 \sim T_3$ 节段性分离性感觉障碍"，怀疑为脊髓空洞症；"颈肩痛，双手鱼际肌萎缩"，说明颈段脊髓受压；选项中的所有疾病都有这些特征。而题中最重要的是"言语不利、吟诗样语言"，说明病变位于小脑和延髓，只有 D 项符合题意。

6. D 腰麻（蛛网膜下腔阻滞）后头痛的原因主要系脑脊液经穿刺孔漏出引起颅内压降低和颅内血管扩张所致。严重头痛时可行硬膜外间隙充填疗法，即硬膜外间隙注入生理盐水或 5% 葡萄糖溶液。静脉注入高渗葡萄糖会导致脑脊液压力下降，利尿脱水，加重头痛。

7. A 血管压迫造成三叉神经痛是目前普遍认同的一种假说。三叉神经痛约 85% 是动脉性，如小脑上动脉（主要责任血管）、小脑前下动脉、基底动脉等；少数为静脉性的压迫，如脑桥横静脉、脑桥外侧静脉等。亦有动脉和静脉共同压迫。

8. C 神经根性疼痛由于部位明确而固定，对椎管内神经鞘瘤的定位有很大的参考价值。

9. B 脊髓后角固有核接受大量的感觉神经后根传入，是躯体感受外界刺激的传入纤维终末的主要接受区，其功能是作为"中继器"将躯体感觉经过换元以后上

传至大脑皮层处理。

10. C 此图为左侧大脑前（中）动脉 DSA 正位片影像图，由图可见颈内动脉分叉以后，其中一支大脑前动脉向前延续的过程中，发出前交通动脉；延续的交界处有高密度的圆球状阴影，怀疑是动脉瘤。

11. C 现在临床上的扁平颅底是指枕骨斜坡与前颅底构成的基底角异常扩大，一般不引起临床症状，排除 B 项。颅底凹陷导致斜坡及枕骨大孔周围骨组织向颅后窝陷入，从腹侧对脑桥、延髓或颈髓－延髓连接部位产生压迫，从而产生压迫的神经症状，无大脑功能障碍，排除 D 项，C 项正确。有 25% ~30% 的颅底凹陷患者可发生常见的神经系统发育畸形，如小脑扁桃体下疝畸形和脊髓空洞症；颅底凹陷腹侧型可出现枕骨基底变短，造成枕骨斜坡变短、变平，表现为短颈，排除 A 项。

12. E 脑震荡是指头部遭受外力打击后，即刻发生短暂的脑神经功能障碍。临床表现：①可无任何神经功能缺失表现。②昏迷短至数秒钟或数分钟，不超过 30 分钟。③可有近事遗忘，清醒后对受伤当时情况及受伤经过不能回忆，但对受伤前的事情能清楚地回忆。④多无需特殊治疗。⑤严重者，有头痛、头晕、恶心、厌食、呕吐等症状，不会导致死亡。

13. B 爪形手是尺神经损伤时，大部分手内收肌麻痹，造成握力减弱、持物不稳、动作不灵活等，其典型表现为手指的精细动作消失。猿形手见于正中神经麻痹，其具体表现为手的两个横弓消失，大鱼际肌萎缩，掌心扁平，拇指伸直与其他手指在同一水平面上，且不能对掌，示指与中指常伸直而不能弯曲，形如猿手。受贿手、宣誓手为先天性畸形，与神经损伤无关。

14. D 脑肿瘤是小儿时期最常见的肿瘤，在恶性疾病中的发病率仅次于白血病。

从好发部位来看，小儿脑肿瘤发生在天幕下（颅后窝），小脑即位于颅后窝。

15. E 脑桥小脑角（CPA）肿瘤主要有：①听神经瘤（占 CPA 肿瘤 80% ~90%）；②脑膜瘤（占 5% ~10%）；③外胚层源性肿瘤，包括表皮样囊肿（胆脂瘤，占 5% ~7%）和皮样囊肿；④转移瘤；⑤其他脑神经来源的肿瘤，包括三叉神经鞘瘤、面神经鞘瘤和后组脑神经鞘瘤；⑥蛛网膜囊肿；⑦神经管肠源性囊肿；⑧胆固醇肉芽肿；⑨动脉瘤；⑩基底动脉扩张；⑪其他肿瘤累及 CPA，包括脑干或小脑肿瘤、垂体瘤、颅咽管瘤、脊索瘤或其他颅底肿瘤、第四脑室肿瘤、脉络丛乳头状瘤、颈静脉球瘤和骨源性肿瘤。

16. D 麦氏线也称基底线，是由硬腭后缘至枕骨鳞部最低点连线。正常齿状突不应高出此线达 6mm，若超过即为颅底凹陷症。

17. A 脑脓肿的治疗方法已经非常成熟，抗菌药物、脓肿腔穿刺、开颅手术切除是治疗的主要手段。但脑脓肿的治疗不能用统一的标准，需要对患者采取灵活的个体化治疗。脓肿腔穿刺因创伤损害小，已经成为现如今的主流治疗方法，尤其是对于脑深部或功能区脓肿尤为适用。故不是所有部位的脑脓肿都应积极开颅手术切除病灶。

18. C 蛛网膜下腔出血最常见的病因为颅内动脉瘤，故发病后原本神志清醒者突然出现意识障碍，需高度警惕动脉瘤再次破裂出血。

19. B 小脑幕下发生急性颅内血肿时，出血量大于 10ml，多数表现突然起病的眩晕、频繁呕吐，枕部头痛，一侧上、下肢共济失调而无明显瘫痪，可有眼球震颤，一侧周围性面瘫。少数呈亚急性进行性，类似小脑占位性病变。重症大量出血者呈迅速进行性颅内压增高，很快进入昏迷，常可在 48 小时内引发枕骨大孔疝而死亡。

20. B 脑深部核团毁损术及以丘脑腹侧中央核为治疗靶点的超微创手术被认为是帕金森病的神经外科治疗策略之一。使用实时 MRI 扫描进行高度精确的靶点结构定位，目前最常用的技术是温控射频。毁损术是用射频电极的方式破坏脑内功能异常的兴奋性神经核团，以达到消除特发性震颤症状的目的。

21. A 脑水肿常见病理类型有以下几种。

（1）血管源性脑水肿：主因血-脑屏障受损、破坏，致毛细血管通透性增加，水分渗出增多而积存于血管周围及细胞间质所致。此时，由于一些蛋白质随水分经血管壁通透到细胞外液中，使细胞外液渗透压升高，水分由血管壁渗出增多，致使脑水肿继续发展。脑外伤所导致的外伤性脑水肿早期主要为血管源性脑水肿。

（2）细胞性脑水肿：由于不同的致病因素而使细胞内、外环境改变，脑组织缺氧，影响神经细胞代谢，细胞膜系统功能障碍，线粒体三磷酸腺苷生成减少，神经细胞膜的钠-钾泵、钙-镁泵等活性降低，使神经细胞内外的钠、钾、钙等离子交换障碍。这些因素均可导致细胞内水肿。此类水肿时，血-脑屏障可不受影响，血管周围间隙及细胞外间隙无明显扩大，细胞内水肿液不含蛋白质，钠、氯离子水平增高。细胞性水肿常见于中毒、重度低温、脑缺血与缺氧等。

（3）渗透性脑水肿：是由于细胞内、外液及血液中电解质与渗透压改变引起的细胞内水肿。正常情况下，细胞内、外电解质和渗透压保持平衡及稳定状态，上述生理过程受下丘脑与垂体功能调节和制约。在病理状态下，如脑损伤影响于下丘脑下部-垂体轴功能，促肾上腺皮质激素分泌减少、抗利尿激素释放增多，则血液渗透压降低，引起渗透性脑水肿。

（4）脑积水性脑水肿：又称间质性脑水肿，常见于梗阻性脑积水。不同病因引起的梗阻性脑积水使脑室系统扩大，尤以侧脑室扩大为甚，致使脑室内压力显著高于脑组织内的压力。产生脑室内-脑组织内压力梯度，这种压力梯度的显著差别，使脑室内液体可以透过脑室室管膜而至脑室周围脑组织中，形成脑室周围白质脑水肿。

22. D von Hippel-Lindau 综合征简称 VHL 综合征，又称 VHL 病，是 VHL 抑癌基因突变所致常染色体显性遗传病。VHL 病患者表现为多器官肿瘤综合征，包括中枢神经系统血管母细胞瘤、视网膜血管母细胞瘤、肾细胞癌或肾囊肿、胰腺肿瘤或胰腺囊肿、嗜铬细胞瘤、内耳淋巴囊肿瘤和生殖系统囊肿等病变。

23. B 颅内生殖细胞瘤是临床上比较少见的一种恶性肿瘤，发病率在 3.5% 左右，多见于青少年群体。临床表现：①主要症状为头痛、多饮、多尿。②肿瘤位置特殊，发生于第三脑室后部（松果体区）。患者症状"头痛 1 年余，CT 检查提示第三脑室后部肿瘤"，符合颅内生殖细胞瘤临床特征，最可能的诊断是生殖细胞瘤。

24. D 脑室-腹腔分流术后常见的并发症有：分流管阻塞（最常见），感染，分流过度或不足，分流管移位、断裂、脱出，分流管依赖而致拔管困难，癫痫发作，腹腔端并发症等。

25. D 颅骨修补成形术手术指征中颅骨缺损直径应大于 3cm，故 D 选项错误。而其他选项都是该手术的指征。

二、多选题

26. BCDE 颅内压增高时，脑血流量会自我调节并压缩自身容量，减少血流量；失代偿时调节失效，血管压力增大，脑血管破裂出血。对于眼底动脉，急性颅压增高会导致破裂出血，临床上可观察到眼底出现散在的出血点；在这个过程中静脉扩张、增粗，但是动脉不发生此类改变。

27. ACDE 视交叉正中部损伤的典型体征是双眼周边视野出现颞侧偏盲和黄斑分裂（视野的边缘垂直通过注视点），或一眼全盲、一眼颞侧偏盲，严重者双眼全盲；不会出现同向性偏盲。外侧膝状体接受来自同侧视网膜的周围性不交叉纤维及对侧交叉纤维形成的视束，并将其投射到内囊后肢的豆状核后部和下部；其投射细胞轴突以扇形呈有顺序的排列方式，形成视辐射（视放射）；经过豆状核以后沿侧脑室的外侧面继续后行，最后终止于视皮质。因此当左侧外侧膝状体损伤时，会出现右眼颞侧和左眼鼻侧同向性盲视；视束、视放射和枕叶皮质同理。

28. AC 红核位于中脑的被盖部，自上丘延至间脑的尾部。小脑发出的结合臂交叉后进入红核，其中一部分止于红核，另一部分继续上行止于丘脑。红核及其联系神经受损时，可引起小脑性动作性震颤或小脑性共济失调。展神经核位于脑桥下部，面神经丘的深面；轴突组成展神经，经眶上裂入眶，支配眼外直肌。外侧丘系由双侧蜗神经核和双侧上橄榄核发出的第二、三级听觉纤维组成。

29. DE 枕骨大孔疝又称小脑扁桃体疝，临床表现为剧烈头痛，反复呕吐，生命体征紊乱（血压短暂上升后逐渐下降，脉搏变细缓，最后循环衰竭）和颈项强直、疼痛，意识改变出现较晚，呼吸骤停发生较早。

30. DE 下丘脑位于丘脑下沟以下，形成第三脑室下部的侧壁和底部，是间脑的重要组成部分，主要包括乳头体和结节部、视上部，小部分视交叉从此处穿过。下丘位于中脑；顶盖前区位于中脑和丘脑连接的区域内；外侧膝状体位于间脑上，属于后丘脑。

31. CDE 小脑幕切迹疝是由于幕上一侧的病变，使颞叶内侧的海马钩回向下移位，挤入小脑幕裂孔，压迫小脑幕切迹内的中脑、动眼神经、大脑后动脉和中脑导水管，可因血液回流障碍发生充血、水肿以致引起嵌顿、出血、水肿和坏死，更严重压迫脑干，影响到丘脑下部，由此产生一系列临床症状、体征，即小脑幕切迹疝或颞叶钩回疝。大脑前动脉自颈内动脉发出后，水平向前内进入大脑纵裂，沿半球内侧面胼胝体背侧向后行。小脑幕切迹疝时极少影响到该动脉。滑车神经自中脑背侧下丘下方出脑，向前绕过大脑脚，于后床突后方穿硬脑膜，入海绵窦的外侧壁，最后经眶上裂入眶，在眶内进入上斜肌的眶面，并支配该肌，使眼球向外下方转动，小脑幕切迹疝时极少影响到该神经。

32. ABCD 脉络膜出血的病因可有多种，其中脉络膜新生血管是重要原因；其他的基础疾病如高血压、动脉硬化、血液病、糖尿病等均可能发生脉络膜出血。但蛛网膜下腔出血一般是急性的，不会造成脉络膜出血，因此可排除 E 项。

33. ABCD 脑水肿和脑萎缩都是继发性病理改变。脑损伤、脑肿瘤、颅内炎症、脑血管疾病都会引起脑水肿改变。

34. ABCE 烟雾病又称 moyamoya 病，是一种病因不明的、以双侧颈内动脉末端及大脑前动脉、大脑中动脉起始部慢性进行性狭窄或闭塞为特征，并继发颅底异常血管网形成的一种脑血管疾病。由于这种颅底异常血管网在脑血管造影图像上形似"烟雾"，故称为"烟雾病"，发病机制尚不明了，目前认为可能与免疫性炎症反应有关。确诊有待于脑血管造影检查。临床表现中儿童以缺血表现为主，成人以出血表现为主。该病以外科治疗为主，多采用颅内外血管吻合术，疗效确切。

35. AC 脑的血液供应由颈内动脉系统和椎-基底动脉系统两大系统供血。颈内动脉系统：分为大脑前动脉和大脑中动脉。椎-基底动脉系统：左、右椎动脉在脑桥下缘处合为一条基底动脉，故统称为椎-基底动脉系统。

36. ABCD 压迫三叉神经产生疼痛的血管称之为"责任血管"。常见的责任血管有：①小脑上动脉（75%），小脑上动脉可形成一向尾侧延伸的血管袢，与三叉神经入脑干处接触，主要未压迫神经根的上方或上内方。②小脑前下动脉（10%），一般小脑前下动脉从下方压迫三叉神经，也可与小脑上动脉一起对三叉神经形成夹持压迫。③基底动脉，随年龄增长及血流动力学的影响，基底动脉可向两侧弯曲而压迫三叉神经根，一般多弯向较细小的椎动脉一侧。④其他少见的责任血管还有小脑后下动脉、变异血管（如永存性三叉动脉）、脑桥横静脉、脑桥外侧静脉及基底静脉丛等。责任血管可以是一支也可以是多支，既可以是动脉也可以是静脉。

37. CE SAH Fisher 分级主要是用来预测 SAH 后脑血管痉挛的可能性。其中，Ⅲ级的 CT 表现为蛛网膜下腔有较厚血凝块（C 选项正确），垂直层血肿（大脑纵裂；岛池；环池）>1mm 厚度或水平面（侧裂池；脚间池）长×宽>5mm×3mm（E 选项正确）。A 选项为Ⅳ级。D 选项为Ⅱ级。B 选项不作为 Fisher 分级中的判断标准。

38. ABCD 钻孔冲洗引流术手术步骤：①于血肿的后上方与前下方各钻一孔，若血肿较大可于额部加钻一孔。②切开硬脑膜后，用 2 支导管分别置于血肿腔中，用生理盐水反复冲洗，直至流出的液体清亮、无色、透明为止。③然后将前方导管拔出缝合切口，保留后方导管，接脑室引流装置，做闭式引流 2~3 天。若使脑脊液参与冲洗，则可能使脑脊液丢失过多，从而使颅内压大幅下降，故 E 选项错误。

39. AB 患者以月经不调及泌乳为主诉，影像学提示鞍区肿物，故诊断为 PRL 腺瘤可能性大。此外，由于肿物直径未超过 1cm，故可以选择保守治疗；且患者有生育要求，故怀孕后还须继续服药治疗。

40. ABC 2007 年 WHO 根据脑膜瘤复发倾向和侵袭性对其进行分级和分型，分为 3 级 15 种病理亚型。WHO Ⅰ级为良性脑膜瘤，包括脑膜上皮型、纤维型、血管瘤型、砂粒体型、过渡型、微囊型、淋巴细胞丰富型、分泌型；WHO Ⅱ级性质介于良、恶性之间，包括非典型性、透明细胞型及脊索样型；WHO Ⅲ级为恶性脑膜瘤，包括间变型、横纹肌样型及乳头样型。

41. ABCDE 脑面血管瘤病又称 Sturge-Weber 综合征或脑三叉神经血管瘤病，是神经系统遗传性疾病。以一侧面部三叉神经分布区内有不规则血管斑痣，对侧偏瘫、视神经萎缩、青光眼、癫痫发作和智力减退为特征。本综合征总体表现为同时累及一侧面部皮肤和颅内软脑膜的神经斑痣血管瘤病，面部病变为毛细血管瘤，其壁近似胚胎型毛细血管壁，缺少弹力层和基层；颅内则为大脑皮层表面的软脑膜血管瘤，病灶区脑实质有胶质增生及脱髓鞘改变，发生皮层钙化及局部脑萎缩。软脑膜血管病淤血引起的血管通透性异常和皮层缺氧，导致钙质沉积，其周围的退行性变引起脑萎缩；病变还可以引起病变附近的软脑膜反应性增厚。现如今，对脑面血管瘤病，控制癫痫是主要治疗目的，往往癫痫是顽固性的，药物很难控制，手术治疗是唯一有效的方法。

42. BE 脊髓第 8 胸节属于中胸段。顶盖脊髓束起于中脑的上丘和下丘，纤维发出后立即交叉，下行止于上胸段前角细胞，第 8 胸节无法见到。红核脊髓束起自中脑红核，投射至上 3 个颈髓段，第 8 胸节无法见到。薄束起自同侧第 5 胸节及以下的脊神经节细胞，楔束起自同侧第 4 胸节及以上的脊神经节细胞，第 8 胸节可见到薄束而不能见到楔束。皮质脊髓侧束起始于大脑皮质中央前回和皮质旁中央小叶的前部，经内囊、中脑和脑桥降入延髓锥体，在脊髓侧索内下行，直达骶髓，第 8 胸节可见到。

43. ABCDE 边缘叶在大脑半球内侧面，围绕脑干上端和胼胝体周围，呈环状。由隔区、扣带回、海马旁回、海马、齿状回、岛叶前部和颞极构成。其主要功能是调节内脏活动、情绪反应、性活动等，海马与学习、记忆等高级神经活动有关。

44. ACDE 生殖细胞起源肿瘤包括：生殖细胞瘤，胚胎性癌，卵黄囊瘤（内胚窦瘤），绒毛膜上皮癌，畸胎瘤，混合性生殖细胞肿瘤。松果体实质起源肿瘤：松果体细胞瘤，松果体母细胞瘤，中间分化的松果体实质肿瘤

三、共用题干单选题

45. A 海绵窦内段颈内动脉位于海绵窦内脑神经的内侧。

46. B CT 影像学表现为右颞新月形高密度影，即硬膜下血肿之征象。

47. E 脑水肿是指脑内水分增加而导致脑容积增大的病理现象，是脑组织对各种致病因素的反应。①脑损害症状：局限性脑水肿多发生在局部脑挫裂伤灶或脑肿瘤等占位病变及血管病的周围。②颅内压

增高症状：表现为头痛、呕吐加重，躁动不安，嗜睡甚至昏迷。③其他症状：脑水肿影响额叶、颞叶、丘脑前部可以引起精神障碍，严重者神志不清、去脑强直发作。

48. B 肿瘤导致的三叉神经痛为继发性。原发性三叉神经痛发病原因尚未明确，但目前有三叉神经颅内段受到异位血管压迫，引起神经脱髓鞘等病变而导致原发性三叉神经痛的解释，被普遍接受。

49. B 海绵窦解剖中的 Parkinson 三角上界为动眼神经和滑车神经，下界为三叉神经眼支，后界为后床突 – 岩尖韧带。

50. E 毛细血管瘤多见于婴幼儿时期，由增生的毛细血管组成，其中最常见的就是草莓状血管瘤。草莓状血管瘤不高出或略高出于皮肤表面，瘤体表面粗糙，颜色为鲜红色或紫红色，边界清楚，压之可褪色，因外观类似"草莓"而得名。根据题干，E 项符合题意。

51. A 毛细血管瘤是一种血管畸形。没有临床症状时，无需任何治疗，70% 的病例会在数月至数年内自发消退。考虑到患儿年幼，等成长以后若有必要（如影响美容），再进行手术。

52. C 毛细血管瘤是由增生的毛细血管组成，表现为血管内皮细胞的错构瘤性增生。病理学表现：增生的毛细血管内皮细胞呈分叶状或结节状条索样排列，小叶间为纤维结缔组织，小叶内和小叶间可见较大的营养性血管。

53. C 肾盂、肾盏内充盈缺损，肾下盏拉长、移位是肾盂肿瘤静脉造影的特征性表现。边缘不整，如虫蚀状提示肾结核。肾实质不显影常见于肾积水。肾实质显影浅淡、延迟常见于肾功能减退。

54. D 本病例临床诊断为肾癌（肾细胞癌），肾癌患者行尿脱落细胞检查是没有肿瘤细胞的。

55. B 据题意，"肉眼血尿2个月余，肾脏B超提示右肾中下极直径5cm低回声肿物，向肾外侧突出"，可诊断为肾盂癌。题中肿物向肾外侧突出，说明已经开始突破肾盂外周和肾周组织而发生周围转移，属于肾盂癌Ⅳ期。Ⅳ期肾盂癌的手术治疗是切除肿瘤及转移灶，并清扫已转移的淋巴组织；所以要进行右侧肾脏、肾周脂肪囊、肾周筋膜及部分输尿管的切除。

56. E "CT检查高密度影"怀疑出血。蛛网膜下腔在脑沟、裂等处扩大，形成蛛网膜下池或脑池；而左侧裂池（即大脑外侧裂池）是其中的一个组成部分，位于大脑外侧裂内。综上所述，诊断为蛛网膜下腔出血。

57. C 蛛网膜下腔出血首要病因是颅内动脉瘤破裂，占75%~80%。其他中枢神经系统疾病也可造成蛛网膜下腔出血，包括脑、脊髓动静脉畸形、动静脉瘘、动脉粥样硬化、脑底异常血管网症（烟雾病）、脑干前非动脉瘤性蛛网膜下腔出血、颅内肿瘤性卒中、硬脑膜静脉窦血栓及动脉炎等。

58. C 蛛网膜下腔出血治疗中最重要的是去除病因：在病情允许下，应尽早行脑血管造影或CTA检查，明确出血原因，从而为进一步的病因治疗提供时机，如开颅动脉瘤夹闭术或血管内介入栓塞术。

59. A 结合患者头颅MRA，考虑脑血管异常，下一步的检查为DSA全脑血管造影，对于脑出血、蛛网膜下腔出血，可进一步查明导致出血的病因，如动脉瘤、动静脉畸形、动静脉瘘等。DSA不但能清楚地显示颈内动脉、椎－基底动脉、颅内大血管及大脑半球的血管图像，还可测定动脉的血流量；所以目前已被应用于脑血管病检查，特别是对于动脉瘤、动静脉畸形等的定性、定位诊断；其不但能提供病变的确切部位，而且对病变的范围及严重程度亦可清楚地了解，为手术方案决策提供较可靠的客观依据。另外，其对于缺血性脑血管病也有较高的诊断价值；DSA可清楚地显示动脉管腔狭窄、闭塞和侧支循环建立情况等。

60. B 结合患者病史、查体及辅助检查，最可能的诊断是硬脑膜动静脉瘘。硬脑膜动静脉瘘（DAVF）是较少见的颅内血管性疾病，是海绵窦、侧窦、矢状窦等硬脑膜窦及其附近动静脉间的异常交通，占颅内动静脉畸形的10%~15%。可发生在硬脑膜的任何部位，以横窦－乙状窦区发生率最高，其次为海绵窦区、上矢状窦区等亦多见。临床表现：①搏动性耳鸣及颅内血管杂音，约70%患者有搏动性颅内血管杂音，杂音可在病变部位，也可遍及整个头部；杂音高低取决于动静脉短路情况，若血流量大、瘘口小，则可闻及高调杂音，反之则杂音较小或无杂音。②头痛，约50%患者出现头痛，可在病变局部，也可遍及整个头部，可呈持续性、搏动性剧烈头痛，活动、体位变化或血压高时加重。③颅内出血。④颅内压增高。⑤中枢神经系统症状。磁共振成像（MRI）显示瘘口紧邻硬膜窦，并有"流空"现象，可高度提示本病。

61. B 患者高处坠落伤，鼻部出血，可见"熊猫眼"征，CT提示颅前窝区出血，故诊断为颅前窝骨折。

62. A 患者为颅底骨折，应使用抗生素治疗2周，预防颅内感染。因患者无明显颅内压增高表现，无需进行脱水及激素治疗。此时应避免进行腰穿持续引流，防止脑脊液漏发生及逆行性颅内感染。高压氧治疗无必要。应取头高位卧床。

63. C 若此时患者鼻腔血性液体流出，需警惕是否为脑脊液漏，进行糖定量可明确是否为脑脊液。进行红细胞计数以及细菌培养并不能诊断为脑脊液。此时若进行腰穿，可能加重脑脊液漏，并使颅内压进一步下降。头颅 CT 骨窗相检查并不能观察到脑脊液漏。

64. B 若脑脊液漏超过 1 个月以上，才需要考虑内镜须鼻入路或开颅修补硬脑膜，1 周以上尚可以继续观察。对于迟发性鼻漏、有感染可能的脑脊液漏、复发性鼻漏都需要进行手术治疗。

四、案例分析题

65. BC 经鼻 – 蝶窦入路手术的术后并发症包括术区局部血肿、脑脊液鼻漏、尿崩症、鼻出血、脑膜炎、静脉血栓形成、低钠血症、感染和垂体功能低下。据题意，"术后第 2 天鼻腔不断有无色清凉液体流出"怀疑脑脊液鼻漏，抽出鼻腔液进行检测可验证是否为脑脊液鼻漏抑或鼻出血。CT 用来检查是否为局部血肿由鼻腔渗出，同时明确漏口位置。血管造影、腰椎穿刺脑脊液检查对并发症确诊无帮助，MRI 对血肿排除无 CT 快速、有效。

66. ABC 一般情况下脑脊液鼻漏的患者均应先保守治疗，尤其是外伤性脑脊液鼻漏。保守治疗的处理措施：卧床休息；保证鼻腔洁净；预防颅内压增高；应用抗生素；腰大池置管引流等。疗程可根据病情而定，一般为 2~4 周，治疗期间应密切观察。若保守治疗无效，方可选择手术修补，如选项 D 和 E。脑室 – 腹腔分流手术主要用于脑积水。

67. ABCD 垂体腺瘤切除术后处理措施是在密切观察的基础上包括以下几点：卧床休息；保证鼻腔洁净；预防颅内压增高；应用抗生素；腰大池置管引流。其中预防颅内压升高可使用脱水药物，前提是已有颅压增高的症状。扩血管药物亦无使用指征。

68. ABCDE FDG – PET（氟代脱氧葡萄糖示踪 PET）检查以基础代谢反映肿瘤特征，一般适用于针对分期与分级、确定肿瘤边界及判断肿瘤复发与放射性坏死等方面，主要针对某一器官或组织；而题意是在确定原发病灶，可排除选项 F。为排除是否颅内转移肿瘤，需要进行其他部位的肿瘤检查。"近 2 周头痛且逐渐加重，近 1 周言语笨拙、右侧肢体无力"，"不完全运动性失语"，"CT 示左额中央前回前方占位、左颞占位"，为进一步确定颅内病变位置与性质，可选用颅脑 MRI 检查、增强 MRI 检查。一般颅内转移瘤由大血管进行血循播散，要检查肺部、腹部及骨盆有无原发病灶。

69. AB 由题意，"患者肺部 CT 显示左肺下叶靠近肺门处占位"，怀疑为肺癌。肺癌确诊时可做穿刺活检或切除病变进行病理学检查。确定组织病理类型，是确认肺癌的金标准。确诊之后才能选择进一步的治疗方法，若颅内转移瘤由肺癌引起，则需要首先处理原发肺癌病灶，接下来对脑部转移肿瘤进行治疗。

70. BCDEF 肺部鳞癌的脑转移，切除肺部原发病灶以后，脑内转移灶采用联合治疗方案，综合对症治疗、手术切除、全脑放射治疗（WBRT）、立体定向放射外科（SRS）及化疗等；不符合手术指征而无法进行手术的病例选择放疗与化疗等手段。

71. ABD DSA（数字减影血管造影）主要用于介入检查血管疾病。PET – CT 用于肿瘤。据题意，怀疑出血（CT 示高密度影），因此选用 MRI。发作性意识不清、肢体抽搐，怀疑癫痫，可用脑磁图；脑磁图主要用于癫痫病灶、脑部功能区定位。血常规，肝、肾功能，生化指标检查可排除出血是否为血液系统本身病变引起。

72. AEF MRI 血管流空低信号影，怀疑血管异常，可能为血管狭窄或阻塞。PET－CT、病变穿刺活检用于肿瘤；脑磁图主要用于癫痫病灶、脑部功能区定位；均与此处题意不符，可排除。DSA 针对血管疾病，主要用于观察血管病变、血管狭窄的定位测量；磁共振血管造影（MRA）用于脑组织、血管组织病变判断。据此处题意，可怀疑"发作性意识不清、肢体抽搐"的癫痫样表现应该是由血管病变引起的继发病变，继发性癫痫在治好原发性病因之后会解除。

73. CDFG 明确诊断为动静脉畸形，已出现出血、癫痫、头痛的表现。手术的指征是：出血威胁生命则应立即手术，可能时应连同动静脉畸形一并切除，如不能切除应择期手术；Spetzler－Martin 分级1～2级的动静脉畸形建议手术切除，3级的病例选择综合治疗，而没有症状的4～5级的病例建议不治疗。可采用立体定向放射外科治疗，但不是全脑放射治疗。出血不多，尚无显著颅内高压征象，因此不用脱水治疗。非手术治疗包括处理原发症状以及并发症状：原发症状可伽玛刀放射治疗或血管内介入治疗，或两者联合；并发癫痫症状可采取抗癫痫治疗。

74. D 患者右眼及右半侧头部突发性剧痛，右上眼睑下垂伴呕吐。体检：视物模糊，右眼睑下垂，右侧瞳孔散大，对光反射消失，右眼球向上方和鼻侧运动受限，外展位固定，鼻侧视物时有复视，颈项强直，克氏征阳性，病理征阴性，体温低热，眼底未见异常。应考虑有颅内动脉瘤破裂的可能，颅内动脉瘤破裂常见的局部定位症状有脑神经症状、视觉症状、偏头痛等。全脑血管造影是确诊颅内动脉瘤的"金标准"，能够明确判断动脉瘤的部位、形态、大小、数目，是否存在血管痉挛以及最终手术方案的确定。

75. CG 目前患者诊断明确，为右颈内动脉－后交通动脉瘤，下一步需手术治疗。颅内动脉瘤的手术治疗包括脑动脉瘤夹闭术和放射介入动脉瘤栓塞术。脑动脉瘤夹闭术：手术目的在于阻断动脉瘤的血液供应，避免发生再出血；保持载瘤及供血动脉继续通畅，维持脑组织正常血运。放射介入动脉瘤栓塞术：对于动脉瘤患者施行开颅手术极其高危或开颅手术失败，或因全身情况及局部情况不适宜开颅手术等，可用血管内栓塞治疗；对于动脉瘤没有上述情况者，也可以先选择栓塞治疗。血管内介入治疗的手术目的在于：利用股动脉穿刺，将纤细的微导管放置于动脉瘤囊内或瘤颈部位，再经过微导管将柔软的钛合金弹簧圈送入动脉瘤囊内并将其充满，使得动脉瘤囊内血流消失，从而消除再次破裂出血的风险。

76. F 患者 TCD 提示右侧大脑中动脉及右侧大脑前动脉血流速度增快，结合上述病史、查体及检查情况，考虑脑动脉瘤破裂出血可能性大。右颈内动脉－后交通动脉瘤破裂出血可引起颅内血管痉挛，使右侧大脑中动脉及右侧大脑前动脉血流速度增快。

77. ABC 该患者颅内动脉瘤破裂时，颅内压升高，立即给予 20% 甘露醇 250ml 脱水降颅压，同时给予止血药物对症治疗。患者剧烈头痛，易引起血压升高，导致病情加重而使动脉瘤再次破裂，应适当给予止痛药物缓解头痛。

78. A 患者脑脊液常规：RBC 3.9 万 $\times 10^6$/L，WBC 100×10^6/L；CT 示：右外侧裂条状高密度影，两侧额底散在低密度影，脑室狭小，中线结构无明显移位。考虑蛛网膜下腔出血可能性大。脑脊液常规示均匀血性脑脊液，是蛛网膜下腔出血的特征性表现，且示新鲜出血；如 CSF 黄变或者发现吞噬红细胞、含铁血黄素或胆红素结晶的吞噬细胞等，则提示已存在不同时间的 SAH。头颅 CT 是诊断 SAH 的首选方法，CT 显示蛛网膜下腔内高密度影可以确诊 SAH。根据 CT 结果可以初步判断或提示颅内动脉瘤的位置：如位于颈内动脉段常是鞍上池不对称积血；大脑中动脉段多见外侧裂积血；前交通动脉段则是前间裂基底部积血；而出血在脚间池和环池，一般无动脉瘤。动态 CT 检查还有助于了解出血的吸收情况，有无再出血、有否继发脑梗死、脑积水及其程度等。CT 对于蛛网膜下腔出血诊断的敏感性在发病 24 小时内为 90% ~ 95%，3 天为 80%，1 周为 50%。

79. BG 该患者进一步的检查是经颅多普勒超声（TCD）动态检测颅内主要动脉流速，是及时发现脑血管痉挛倾向和痉挛程度的最灵敏的方法。头颅 MRI：当病后数天 CT 的敏感性降低时，MRI 可发挥较大作用，4 天后 T_1 像能清楚地显示外渗的血液，血液高信号可持续至少 2 周，在 FLAIR 像则持续更长时间；因此，当病后 1 ~ 2 周，CT 不能提供蛛网膜下腔出血的证据时，MRI 可作为诊断蛛网膜下腔出血和了解破裂动脉瘤部位的一种重要方法。

80. AFGHJ SAH 患者应立即检查头颅 CT（头颅 CT 是诊断 SAH 的首选方法，CT 显示蛛网膜下腔内高密度影可以确诊 SAH）。腰穿、脑脊液常规（出血量少或者起病时间较长，CT 检查可无阳性发现，而临床可疑 SAH 需要行腰穿检查 CSF。最好于发病 12 小时后进行腰椎穿刺，以便与穿刺误伤鉴别。均匀血性脑脊液是蛛网膜下腔出血的特征性表现，且示新鲜出血；如 CSF 黄变或者发现吞噬红细胞、含铁血黄素或胆红素结晶的吞噬细胞等，则提示

已存在不同时间的 SAH）。血常规、出凝血时间（有助于寻找出血的其他原因）。心电图（约半数蛛网膜下腔出血患者有心电图改变，伴有心律失常）。

81. DG 结合患者病史、查体及检查情况，考虑颅内动脉瘤、脑血管畸形可能性大。颅内动脉瘤、脑血管畸形破裂时均可出现记忆力障碍、颅内压增高、意识障碍，CT 提示蛛网膜下腔出血。

82. CD 为明确该病例病变性质，可进一步检查脑血管造影、头部 MRI 或 MRA。脑血管造影（DSA）是诊断颅内动脉瘤最有价值的方法，阳性率达 95%，可以清楚显示动脉瘤的位置、大小及其与载瘤动脉的关系、有无血管痉挛等，血管畸形和烟雾病也能清楚显示。头部 MRI：当病后数天 CT 的敏感性降低时，MRI 可发挥较大作用；MR 血管成像（MRA）：MRA 是无创性的脑血管显影方法，但敏感性、准确性不如 DSA，主要用于蛛网膜下腔出血患者的随访以及急性期不能耐受 DSA 检查的患者。

83. AEHI 全脑血管造影术是检查脑血管病的最有效方法之一。它是通过将含碘对比剂注入到颈内动脉（右颈内动脉、左颈内动脉）或椎动脉（右椎动脉、左椎动脉），使脑血管显影，来了解脑血管本身的形态和病变，以及病变的性质和范围。

84. AD 颅内动脉瘤的手术治疗包括动脉瘤夹闭术和血管内栓塞治疗。动脉瘤夹闭术：手术目的在于阻断动脉瘤的血液供应，避免发生再出血；保持载瘤及供血动脉继续通畅，维持脑组织正常血运。血管内栓塞治疗：对于动脉瘤患者施行开颅手术极其高危或开颅手术失败，或因全身情况及局部情况不适宜开颅手术等，可用血管内栓塞治疗；对于动脉瘤没有上述情况者，也可以先选择栓塞治疗。血管内栓

塞治疗目的在于：利用股动脉穿刺，将纤细的微导管放置于动脉瘤囊内或瘤颈部位，再经过微导管将柔软的钛合金弹簧圈送入动脉瘤囊内并将其充满，使得动脉瘤囊内血流消失，从而消除再次破裂出血的风险。

85. D 脑血管痉挛是颅内动脉瘤夹闭术后最容易出现的并发症。若患者出现一过性神经功能障碍，如头痛、血压下降、短暂的意识障碍及肢体瘫痪，可能是脑血管痉挛所致。

86. E 按照动脉瘤大小进行分类的方法：最大外径 < 3mm 为微小动脉瘤，3 ~ 10mm 为小型动脉瘤，10 ~ 25mm 为大型动脉瘤，25mm 以上为巨大型动脉瘤。

87. C 根据患者病史、查体及辅助检查，考虑颅咽管瘤可能性大。颅咽管瘤通常是生长缓慢的肿瘤，起病隐匿，往往在症状出现后 1 ~ 2 年才被诊断。常见的症状表现包括内分泌功能障碍、视觉障碍和颅高压等症状。①内分泌功能障碍：颅咽管瘤常导致内分泌功能低下，如甲状腺功能减退、直立性低血压、身材矮小、尿崩症、勃起功能障碍、闭经等；但少数情况下也可能出现部分内分泌功能的亢进，如儿童性早熟、成人肥胖等。②视觉障碍：经典的双颞侧偏盲是由于肿瘤压迫视交叉引起，但也有可能出现同向性偏盲、盲点和伴有视神经萎缩的视神经乳头水肿。③颅高压症状：当肿瘤体积增大到一定程度产生的占位效应阻塞了室间孔、第三脑室或导水管后可引起继发性脑积水，患者可出现头痛、恶心和呕吐等颅高压的症状。CT 示鞍区囊性病变，有钙化。磁共振示实质部分（包括钙化组织）和肿瘤囊壁，尤其造釉型颅咽管瘤，在 T_1 像上可呈现从低信号到高信号各种信号；在 T_2 像上，由于钙化部分布不均匀，通常也呈现高低不同的多种信号。

88. ACDEF 颅咽管瘤最好的治疗效果是使长期并发症达到最小。治疗方法包括单纯手术、单纯放疗，更常见的是联合手术及放疗的方法。首次单纯手术的方法是在不损伤神经、血管和视神经的前提下尽力全切除肿瘤，肿瘤与颈内动脉、视神经、下丘脑紧密粘连时勿勉强切除；全切除肿瘤有可能导致严重并发症时则采取次全或大部切除肿瘤，目的是缩小肿瘤体积，减轻对视神经的压迫和重建脑脊液循环通路，同时术后辅以放射治疗。对无症状但影像学诊断为颅咽管瘤的病例也应积极手术。不能耐受开颅手术者可行囊腔穿刺抽吸囊液，缓解肿瘤压迫。颅咽管瘤是容易复发的肿瘤，要严格定期随访。术后放疗有可能降低残留肿瘤的复发率。对于复发体积较小的肿瘤，或术后观察期间残存肿瘤有进展时，可单纯采用放疗的方法。

89. ABCD 颅咽管瘤切除术后易发生的并发症有尿崩症，大多数较轻，可于 2 周内自行恢复，轻者给予氢氯噻嗪，重者给予垂体后叶素。电解质紊乱，注意水、电解质平衡，防止钠潴留，限钠补钾。体温失衡：由于下丘脑严重损伤，术后常有高热，在 39℃ ~ 41℃ 之间，应给予退热剂等降温措施；有的体温不升，可在 32℃ 以下，应予保温。意识障碍（昏迷）：有体温失调者多伴有昏迷，少数可在数周后恢复，多数死亡。

90. BEF 颅咽管瘤术后出现尿崩时，应立即应用抗利尿激素，再了解血钠水平，首选短效尿崩停（加压素）。高钠提示尿崩未有效控制，低钠的原因是脑性耗盐综合征或抗利尿激素分泌不当综合征。抗利尿激素分泌不当综合征应补钠，脑性耗盐综合征应增加饮水量。

91. DEF 颅咽管瘤的血供主要来自大脑前动脉、前交通动脉、后交通动脉。鞍内肿瘤主要接受海绵窦内两侧颈内动脉的分支供血；鞍外肿瘤在前面接受来自前交通动脉的小分支和邻近的大脑前动脉供血，侧面为后交通动脉的分支供血。

92. AB 据题意，诊断为儿童脑积水和脑膜膨出。儿童脑积水的手术指征为：新生儿和儿童脑积水，脑室扩大并有颅内压增高、脑功能损害的临床表现；无症状且脑室大小稳定，不再增大的儿童脑积水，要考虑儿童认知功能有无损害，积极手术治疗对改善儿童神经功能有明显益处。禁忌证是颅内出血急性期；颅内感染；头皮、颈部、胸部、腹部有感染；腹腔内有感染。由此，只有 A、B 两项符合题意。

93. BF 据题意，诊断为儿童脑积水和脑膜膨出。CT 的原理是依据人体组织密度进行扫描，骨骼（钙化灶）、气体、血肿与周围软组织的组织密度差异大，在图像上可以清楚辨识。常规 MRI 因其成像序列多样、对脑组织分辨率相对较高，适用于检查软组织病变。因此骨折、脑积水、感染、先天性畸形的诊断，CT 有优势；而血管与脑组织更适合用 MRI 检查。

94. ACH 由题意，"枕部颅骨缺损，囊性肿块由此向外膨出，接近脑脊液密度，脑室大小正常"，说明未有脑内组织、脑室膨出，排除 D、E 两项。头皮肿瘤、颅骨肿瘤会导致局部受压，引发水肿，但几乎不可能出现直径约 4cm 大小的膨出性包块，并且很少见脑脊液渗出，可排除 F、G 两项。颅裂是颅骨的先天性缺损，分隐性颅裂和囊性颅裂：隐性颅裂只有简单的颅骨缺失，面积很小，分布在从鼻根点至枕外隆凸的矢状线上，极少见，是没有颅腔内容物突出的，本例排除 B 项；囊性颅裂有颅腔内容物自颅骨缺损处呈囊样膨出，符合题意。通过题干叙述，只有充满脑脊液的包囊突出，未发现脑内容物突出，因

此只是脑膜突出。婴幼儿脑积水的颅骨缝和前囟未闭有关，临床表现为骨缝裂开、前囟饱满、头皮变薄、头皮静脉清晰可见并有怒张，用强灯照射头部时有头颅透光现象，符合题意。因此诊断为小儿脑积水并伴随囊性颅裂和脑膜膨出。

95. B 脑脊液分流术后感染的根本原因是：邻近部位存在与颅腔相通的感染灶或颅内本身存在轻度感染；脑脊液与外界连通，细菌通过脑脊液逆行感染。由此 B 项符合题意。

96. AE 母亲妊娠期间弓形虫感染是胎儿脑积水常见病因，了解妊娠期有无感染有助于帮助诊断，A 项正确。研究发现部分先天性脑积水是由于隐性遗传性 X 染色体基因缺失产生的中脑导水管狭窄或阻塞，属于 X 染色体隐性遗传性疾病，携带者通常不显现症状，因此 C、D 两项对诊断无帮助。B 项与 F 项在题干中未体现，对诊断意义不大。检查包块是否破溃、感染情况有助于病情的评估，确定下一步的治疗方法，E 项正确。

97. C 婴幼童在 1 岁半以内，大脑发育是快速时期。因此要在 1～1.5 岁以内，待其体质稍强能够承受手术时尽早治疗，这样不影响甚至能促进大脑的发育，使患儿达到正常的智力。因此对于婴幼儿脑积水的最佳治疗时间是生后 6～12 个月，体质能够承受时，尽早手术。

98. ABCDE 依题意，是三叉神经的病变，因此不需要进行三叉神经核摘除术、丘脑破坏术、扣带回切断术，这些部位承担神经系统重要功能，一旦损伤会造成严重后果，对三叉神经痛而言是过度治疗。开颅颞肌下减压术常用于：已清除了颅内血肿，但水肿或脑肿胀严重，无法或不宜予长期应用脱水疗法解除的严重颅脑损伤；小脑幕上肿瘤或颅内恶性肿瘤。颅后窝减

压手术一般情况下用于大面积小脑梗死以及相应部位的肿瘤生长。三叉神经痛的外科治疗方法主要包括 5 种类型，包括显微血管减压术、神经周围支撑脱术、三叉神经根部环切术、经皮药物注射封闭术、经皮穿刺射频温控热凝治疗。脑深部刺激术可用于治疗神经病理性疼痛，但不是治疗三叉神经痛的常规方法。

99. AB　神经软组织病变用 MRI 或 MRA 即可。DSA、TCD（脑多普勒超声）是针对脑血管病变。脑电图用于检查癫痫及精神疾病。CT 未见异常可排除颅骨、肿瘤的病变，但不适用于神经软组织病变，更不需要再做增强 CT 检查。

100. ABCE　单纯疱疹好发于皮肤黏膜交界处，最常见于口角、唇缘周围，亦可见于鼻翼、眼周、面颊、前额、外阴等；初起局部皮肤发痒、灼热或刺痛，进而充血、红晕，后出现针头或米粒大小簇集水疱群，基底微红，水疱彼此并不融合，但可同时出现多簇水疱群。牙龈炎是局限于牙龈组织的病变，主要位于游离龈和龈乳头，仅局限于牙龈组织而不损于牙龈深层的组织也不包括其他疾病在牙龈的表征。D、F 项与题意不相关，因此排除。三叉神经鞘瘤、胆脂瘤、听神经瘤等可压迫三叉神经产生本病例的类似症状，要进行排除。面肌痉挛表现为一侧面部不自主抽搐，抽搐呈阵发性且不规则，程度不等，与三叉神经痛有类似症状，要与不典型的三叉神经痛区分。